EßER

PFORTADERHOCHDRUCK UND EIWEIßSTOFFWECHSEL

Pfortaderhochdruck und Eiweißstoffwechsel

Indikation und metabolische Konsequenzen porto-kavaler Anastomosen bei Leberzirrhosekranken

von

Priv.-Doz. Dr. G. Eßer

Aus der Chirurgischen Universitäts-Klinik und Poliklinik Bonn
(Direktor: o. Prof. Dr. A. Gütgemann)

Mit 49 Abbildungen

Walter de Gruyter & Co.

vormals G. J. Göschen'sche Verlagshandlung · J. Guttentag, Verlagsbuchhandlung
Georg Reimer · Karl J. Trübner · Veit & Comp.

Berlin 1969

Meinem verehrten Lehrer,
Herrn Professor Dr. Alfred Gütgemann,
zum 60. Geburtstage
gewidmet

Archiv-Nr. 5632681 — Printed in Germany. — Satz und Druck: Europe Printing.
Einband: U. Hanisch, Berlin-Zehlendorf

Vorwort

In der ganzen Welt steigen die Krankheiten der Leber an. Die Hepatitis steht mit an der Spitze der Infektionskrankheiten. In der Bundesrepublik übertreffen Leberschäden die Frequenz der Tuberkulosefälle. Die Anzahl der Leberkranken entspricht annähernd der der Zuckerkranken. – Bei dieser Entwicklung haben wir mit einer weiteren Zunahme der jetzt schon häufigen Leberzirrhose und im Gefolge der oft vergesellschafteten portalen Hypertension mit einer Mehrung des Auftretens lebensbedrohlicher Varizenblutungen zu rechnen. Die Leberzirrhose und ihre Folgeerscheinungen werden damit zwangsläufig auch zu einem chirurgischen Problem.

Die vorliegende Arbeit wurde in der Absicht geschrieben, anhand der Erfahrungen an einem einheitlichen großen Krankengut sowie aufgrund tierexperimenteller Studien eine allgemeine sowie spezielle Orientierung über Indikationsgrenzen und Behandlungsprobleme der porto-kavalen Anastomose bei Leberzirrhosekranken mit Pfortaderhochdruck zu geben. Es war mein Bestreben, sowohl dem am Problemkreis der portalen Hypertension besonders interessierten Kliniker und Wissenschaftler als auch dem Allgemeinpraktiker einen Einblick in die Pathophysiologie des Pfortaderhochdrucks und der Pfortaderchirurgie zu vermitteln. Gleichzeitig aber sollte diese Arbeit den in der Praxis tätigen Hausärzten und Fachärzten eine Hilfe sein für die Auslese operativ zu behandelnder blutungsgefährdeter Leberzirrhosekranker und in der postoperativen Weiterbehandlung dieser Patienten.

Für die freundliche Beratung bei den klinischen und experimentellen Arbeiten danke ich sehr herzlich meinem verehrten Chef, Herrn Professor Dr. A. Gütgemann, Herrn Professor Dr. H. W. Schreiber, Hamburg, und Herrn Professor Dr. H. Breuer, Bonn. Herrn Dozent Dr. G. Oberhoffer, Bonn, gilt mein Dank für die Beratung und Hilfe bei der statistischen Erfassung der registrierten Verlaufskontrollen der operativ behandelten Leberzirrhosekranken. Die klinischen, klinisch-chemischen und experimentellen Vorarbeiten erforderten den jahrelangen

Einsatz einer großen Zahl wissenschaftlicher und klinisch tätiger Mitarbeiter. Für die freundliche Unterstützung schulde ich besonderen Dank Herrn Professor Dr. H. Egli, Bonn, Herrn Dr. J. Breuer, Frau Dr. H. Kalinke, Fräulein M. Müller, Fräulein A. Wedel, Fräulein G. Käse und Fräulein M. Natschke, Bonn.

Bei der sehr umfangreichen Literatur war es nicht möglich, alle Schriften im Verzeichnis zu berücksichtigen. Es wurde nur eine begrenzte Auslese getroffen.

Bonn, Früjahr 1968 G. Eßer

Inhaltsübersicht

A. Einfuhrung 1

B. Zur Geschichte der Leber- und Pfortaderphysiologie 4

C Zur Physiologie und Pathophysiologie des Eiweißstoffwechsels 6

D. Problemstellung 9

E. Klinische und klinisch-experimentelle Untersuchungen 12

- a) Krankengut und Untersuchungsumfang 12
- b) Untersuchungen zur Ermittlung der Eiweißveränderungen bei der Leberzirrhose mit Pfortaderhochdruck und nach Anlegung porto-kavaler Anastomosen 13
  - 1. Das Verhalten der Serumeiweiß-Fraktionen 14
    - a) Gesamteiweiß 16
    - b) Serumalbumin 19
    - c) Gamma-Globulin 21
    - d) Albumin-Globulin-Quotient 23
    - e) Alpha$_1$- und Alpha$_2$-Globulin 24
    - f) Beta-Globulin 27
  - 2. Das Verhalten der Serumlibilitätsreaktionen 28
    - a) Blutsenkungsreaktion 28
    - b) Takata-Reaktion 30
    - c) Weltmann-Koagulationsband 31
    - d) Thymol-Trubungstest 34
    - e) Bilirubin 36
  - 3. Das Verhalten der Blutgerinnungsfaktoren 37
    - a) Zur Physiologie und Pathophysiologie der Blutgerinnung 37
    - b) Prothrombin 43
    - c) Faktor VII 46
    - d) Faktor V 47
    - e) Stuart-Prower-Faktor 48
    - f) Serum-Komplex 50
    - g) Thrombozyten 51
  - 4. Diskussion der Ergebnisse 53
- c) Untersuchungen uber den Ammoniakgehalt im Blut und uber den Aminosaurenstoffwechsel bei Leberzirrhosekranken mit Pfortaderhochdruck 57

1. Das Verhalten des Blutammoniaks 58
a) Zur Pathophysiologie des Ammoniakgehaltes im Blut 59
b) Der Ammoniakgehalt im Blut der Gefäßperipherie 71
c) Der Ammoniakgehalt im Blut zentraler Gefäße 72
d) Das Verhalten des Blutammoniakspiegels im Therapieversuch 75
2. Diskussion der Ergebnisse 80
3. Das Verhalten der freien Aminosauren im Blutserum 82
a) Zur Physiologie des Aminosäurenstoffwechsels 82
b) Die freien Aminosauren im Blut Leberzirrhosekranker 88
c) Die freien Aminosauren im Blutserum beim Pfortaderhochdruck und nach Anlegung porto-kavaler Anastomosen 94
4. Diskussion der Ergebnisse 128
F. Tierexperimentelle Untersuchungen 132
a) Beobachtungen nach Anlegung porto-kavaler Anastomosen 132
b) Das Verhalten der Serumproteine 133
c) Das Verhalten des Blutammoniaks 134
d) Das Verhalten der freien Aminosäuren im Blutserum 137
e) Diskussion der Ergebnisse
G. Zusammenfassung der Untersuchungsergebnisse 144
H. Folgerungen 147
a) Die Indikationsstellung zur porto-kavalen Anastomose 147
b) Stoffwechselbelastung und Enzephalopathie 148
c) Therapiemöglichkeiten bei Stoffwechselentgleisungen 150
I. Zusammenfassung 157
K. Literaturverzeichnis 159
L. Sachverzeichnis 177

A. Einführung

Als der Chirurg Nikolaus *Eck* 1877, angeregt durch die Frage des Physiologen *Lautenbach* (1877) nach den Folgen einer plötzlichen Unterbindung des Pfortaderstammes, die ersten direkten porto-kavalen "Fisteln" beim Hund anlegte, lagen sowohl physiologische als auch operativ-therapeutische Fragestellungen dem Tierexperiment zugrunde. Diese enge Verflechtung zwischen Chirurgie und Pathophysiologie sowie Biochemie blieb ein charakteristisches Merkmal der Pfortaderchirurgie. Mit dem Gelingen dieser Operationen wurde der Beweis geliefert, daß die Pfortaderumleitung mit dem Leben vereinbar ist. *Schiff* beobachtete 1881 nach allmählich zunehmender Einengung der Pfortaderlichtung eine ausgedehnte Kollateralgefäßbildung zwischen Pfortadersystem und den Zuflußgebieten der Vena cava. Die aus früheren Experimenten bekannte tödliche "Intoxikation" der unmittelbaren Unterbindung des Pfortaderstammes wurde hierdurch vermieden. *Eck* wie auch *Stolnikow* (1882) sahen jedoch mehr oder minder schwere Intoxikationserscheinungen nach der Fisteloperation bei vielen Hunden. Aufgrund vergleichender Untersuchungen wurde bereits in den siebziger Jahren des 19. Jahrhunderts die fehlende Entgiftung von Stoffwechselprodukten des Pfortaderblutes in der Leber als Grund für die häufig beobachteten 'Intoxikationen" angenommen.

Den möglichen Folgen einer porto-kavalen Anastomose für die verschiedenen Funktionen der Leber gingen erstmalig systematische Untersuchungen einer aus verschiedenen Disziplinen der Medizin gebildeten Forschergruppe nach. *Hahn, Massen, Nenzki, Pawlow* und *Uskov* (1892) kontrollierten 20 Hunde mit einer *Eck*schen Fistel, die nach Anlegung einer porto-kavalen Seit-zu-Seit Anastomose bis zu drei Monaten überlebt hatten. Sie beobachteten, daß einige der operierten Hunde nach Verabreichung von Fleischnahrung schwere allgemeine Krankheitserscheinungen entwickelten. Bei der Obduktion der operierten Versuchstiere fand *Uskov* morphologische Veränderungen der Leber wie eine Atrophie und Verfettung. Diese Feststellungen mußten die Indikationsstellung und Durchführung der Anastomosenoperation in der Klinik belasten, und tatsächlich standen sie für die Dauer von etwa 60 Jahren der therapeutischen Anwendung der Operationsmethode beim Menschen entgegen.

Die seinerzeit bekannteste Komplikation des Pfortaderhochdruckes war der Aszites. So galt auch dem Aszites der erste therapeutische Versuch der Anlegung einer porto-kavalen Anastomose in der Klinik. *Lenoir* in Frankreich legte 1901 eine porto-kavale Anastomose bei einem Kranken mit dekompensierter Leberzirrhose an. Der Patient verstarb nach 48 Stunden infolge eines Nierenversagens mit Anurie.

Die übliche Operationsmethode war die Anlegung einer laterolateralen Anastomose zwischen Pfortader und unterer Körperhohlvene mit sekundärer lebernaher Unterbindung des Pfortaderstammes. 1902 schlug der Italiener *Tansini* die primäre End-zu-Seit-Anastomose zwischen Vena portae und Vena cava vor. *D'Angelo* erweiterte die Anastomosenlichtung durch Excision eines ovalären Gefäßstückes aus der Vena cava. *Vidal* empfahl auf dem 16. Französischen Chirurgenkongress 1903 erstmalig die Anwendung der termino-lateralen porto-kavalen Anastomose zur Behandlung der Blutung aus Oesophagusvarizen. Er führte diese Operation 1904 bei einer Patientin mit Aszites durch. Dieser schwand zunächst, bildete sich aber nach 6 Wochen erneut.

1911 wurde das neue operative Verfahren erstmals auf einem deutschen Chirurgenkongress erörtert und seine klinische Bedeutung erkannt. Bereits im nächsten Jahre verbesserten *Franke* und *Jerusalem* die Anastomosentechnik soweit, daß der praktischen Anwendung keine wesentlichen operativ-technischen Probleme mehr im Wege standen. Sie empfahlen, Pfortader und untere Hohlvene Seit-zu-Seit zu verbinden und den früher lebernah ligierten Pfortaderstamm offenzulassen.

Rosenstein operierte 1912 nach der von *Franke* und *Jerusalem* angegebenen Methode eine 60-jährige Frau mit Leberzirrhose und Aszites. Die Operation war erstmals erfolgreich und die Patientin überlebte mit einer deutlichen Besserung ihrer Bauchwassersucht.

In den folgenden Jahrzehnten wurden nur noch vereinzelt Anastomosenoperationen mit wechselndem Erfolg durchgeführt (*Kleinschmidt* 1935, *Jusbasic* 1939). Erst 1945 wurde die Methode wieder aufgegriffen. Zur Beseitigung des Pfortaderhochdruckes mit Varizenblutungen legten *Whipple* (1945) und *Blakemore* und *Lord* (1945) porto-kavale Anastomosen an. Durch die Erfolge dieser Arbeitsgruppen angeregt folgten *Blalock* (1947), *Linton, Hardy* und *Volwiller* (1948), *Rousselot* (1949) u.a., und es begann ein systematische Entwicklung der Operation, ihrer Anzeigestellung, der Vor- und Nachbehandlung sowie die Sammlung chirurgischer Erfahrungen.

Bereits nach den ersten erfolgreichen Operationen wurden von den o.a. Autoren Indikationsgrenzen gezeichnet. Sie fanden einen engen Zusammenhang zwischen morphologischem und vor allem funktionellem Ausgangsstatus und den Operationserfolgen sowie auch der Fernprognose. Sie forderten für die Durchführung von Shuntoperationen Mindestwerte einiger Leberpartialfunktionen und sahen eine Gegenanzeige bei progredienten Leberzirrhosen.

1953 wurden in der Chirurgischen Universitätsklinik Bonn durch *Gütgemann* die ersten spleno-renalen, 1954 die ersten porto-kavalen Anastomosen wegen rezidivierender Varizenblutungen bei Leberzirrhose mit Pfortaderhochdruck erfolgreich durchgeführt. In den folgenden Jahren stieg die Einweisungsquote von Patienten mit portaler Hypertension und parallel die Anzahl der Anastomosenoperationen relativ rasch an. Die Entwicklung einer besonderen Operationstechnik durch *Gütgemann* (1960), einer die Anastomosenlichtung erweiternden Läppchenplastik, brachte eine weitgehende Sicherung gegen das postoperative Auftreten eines thrombotischen Verschlusses der porto-kavalen Anastomose. Die Quote der Rezidivblutungen wird noch heute im Weltschrifttum mit 3,4 bis 20 % angegeben (Tab. 1), sie liegt im eigenen Krankengut jetzt unter 3 %.

Tab. 1
Blutungsrezidive aus Varizen nach Anlegung porto-kavaler Anastomosen

	Anzahl der Operierten	Blutungsrezidive Anzahl	Blutungsrezidive Prozent
Senn u. Blakemore (1958)	201	31	15,4
Linton (1958)	51	3	6
Partington (1958)	12	2	17
Walker (1960)	81	4	5
McDermott u. Mitarb. (1961)	57	6	11
Ekman (1963)	114	4	3,4
Hallenbeck u. Mitarb. (1963)	51	10	20
Schreiber u. Mitarb. (1964)	150	7	4,7

Die Behandlung von Leberzirrhosekranken mit Pfortaderhochdruck wurde zu einem wesentlichen Arbeitsgebiet unserer Klinik. Es wurden bisher insgesamt 315 porto-kavale Anastomosen zur Beseitigung der Gefahr der Verblutung aus Varizen und der Entwicklung eines blutungsbedingten Leberversagens durchgeführt. In allen Fällen gaben stattgehabte, akute oder drohende Varizenblutungen den Anlaß zur Operation. Die Pfortaderchirurgie ist heute begrenzt auf die Beseitigung der Blutungsgefahr bei der portalen Hypertension.

Zur Einführung in den Problemkreis der Pfortaderchirurgie sei ein kurzer historischer Abriß über die Leber- und Pfortaderphysiologie vorangestellt.

B. Zur Geschichte der Leber- und Pfortaderphysiologie

Aristoteles (384 - 329 v. Chr.) kannte bereits die Pfortader. Er vermutete aber den Ursprung in der Vena cava.

Herophilos von *Chalkedon* (um 300 - 250 v. Chr.) gab die erste klassische Beschreibung der menschlichen Leber und wies auf die Bedeutung des Pfortadersystems als Einzugsgebiet aller resorbierenden Darmvenen und die Überleitung auf die Leber hin. *Erasistratos* (etwa 300 - 250 v. Chr.) führte die Bezeichnung "Parenchym" für die Lebersubstanz ein. Er beschrieb als erster die intrahepatischen Durchblutungsverhältnisse und deutete den Aszites als Folge einer Einengung der Pfortader bei verhärteter Leber.

Ruphus von *Ephesos* (1. - 2. nachchristl. Jahrhundert) fand wie die alexandrinischen Anatomen, daß die resorbierte Nahrung über die Pfortader zur Leber gelangte.

Aretaios von *Capadonien* erkannte im 2. Jahrhundert n.Chr. die physiologisch-anatomische Bedeutung der Pfortader. Er stellte fest, daß alle Nahrung, die im Darm resorbiert werde, die Leber passieren müsse, bevor sie an den Körper abgegeben werde. Er fand die intrahepatischen Aufzweigungen der Pfortader und den Abfluß des Blutes in die Vena cava caudalis. *Aretaios* beschrieb außerdem eingehend den Verschlußikterus in anatomisch und physiologisch richtiger Deutung, und er unterschied einen hepatischen vom extrahepatischen Ikterus.

Galenos von *Pergamon* (130 - 200 n.Chr.) erforschte den foetalen Kreislauf. Er trennte Anatomie und Physiologie in seinen Schriften. *Galen* erkannte in der Leberkapsel den Bauchfellüberzug, fand die Verzweigungen von Pfortader, Arterie und Gallengängen im Leberinneren und nahm eine Überleitung des Pfortaderblutes über Kapillaren in die Vena cava an. Er vermutete in der Leber ein blutbildendes Organ.

Galen betrieb als erster eine experimentelle Leberforschung. Er schädigte die Leber mechanisch durch Kompression oder unterband die "Venen" der Leber. Die Deutung der Veränderungen, die mit dem Ausfall der Leberfunktionen einhergingen, sollte Einblick in die Physiologie des Organs gewähren. Er fand, daß das Versagen der Leberfunktionen nicht so eindeutig sei, wie das anderer Organe und nicht in unmittelbarer Folge beobachtet werden könnte.

Erst im 17. Jahrhundert lebte die experimentelle Leberforschung wieder auf. *Zambeccari* beobachtete Tiere nach operativer Entfernung der Leber. *Malpighi* unterband die Leberarterie und den Ductus choledochus, um den Mechanismus der Gallenexkretion zu erfoschen, *Glisson* unternahm Injektionsversuche. – *J. Müller* (1844), *Kunde* (1850) und *Molichot* (1852) werteten Methodik und Folgen der Leberexstirpation nach chemisch-physiologischen Gesichtspunkten aus.

Galen beschrieb bereits die Leber als Zentralorgan der Ernährung und erkannte die physiologische Bedeutung der Pfortader. Neue Erkenntnisse vermittelten *Wepfer* (1664) und *Malpighi* (1666), mit der Entdeckung der Läppchenstruktur, *Purkinje* (1837), *Dujardin* (1838) und *Henle* (1838) mit dem Auffinden der Leberzellen und *Claude Bernard* (1883) mit Studien des Chemismus des Leberparenchyms und der Feststellung der zuckerbildenden Funktion der Leber. –

Es wäre sicherlich reizvoll, diese Betrachtungen fortzusetzen. Es ging uns hier aber allein um die Darstellung der historischen Wurzel unseres Problems, das in der Stoffwechselleistung der Leber und ihrer chirurgischen Bedeutung liegt. –

Das Verständnis der pathologischen Stoffwechselabläufe bei der Leberzirrhose mit Pfortaderhochdruck möge eine kurze Einführung in das physiologische und pathophysiologische Verhalten des Eiweißstoffwechsels erleichtern.

C. Zur Physiologie und Pathophysiologie des Eiweißstoffwechsels

Die Leber ist das zentrale Stoffwechselorgan im menschlichen und auch tierischen Organismus. Sie bewirkt den Umsatz von Kohlehydraten, Fett, Eiweiß, produziert Galle, bildet Blutgerinnungsfaktoren, Fermente, Blutzellen, speichert Glykogen, Eiweiß, Vitamin A und D und Eisen, entgiftet Stoffwechselprodukte, ist wesentlich beteiligt am Abbau von Blutzellen und Steroiden sowie im Heparinumsatz. Bei Entzündungsprozessen, vor allem aber bei degenerativen und nekrotisierenden Zellveränderungen der Leber treten Funktionsstörungen auf. Sie können so vielseitig sein wie die Aufgaben der Leber. Bei der Leberzirrhose sind uns die Veränderungen des Eiweißstoffwechsels am geläufigsten. Unsere diagnostischen Maßnahmen beruhen vorwiegend auf Registrierung der Störungen im Gefüge des Eiweißstoffwechsels. Diese scheinen auch als Gradmesser für die Schwere der Lebererkrankung verwertbar und geben einen Anhalt für unser therapeutisches Vorgehen.

Die Leber gilt als einzige Bildungsstätte für Albumin, Alpha- und Beta-Globuline. Gamma-Globuline werden in den Plasmazellen und Lymphozyten im gesamten R.E.S. gebildet. Alle in Aminosäuren und Peptide im Darm abgebauten Proteine der Nahrung werden der Leber über die Pfortader zur Verarbeitung zugeführt. Aber auch die meisten Proteine des Organismus unterliegen einem ständigen Umbau. Nach Messungen von *Maurer* (1960) und *Miller* (1960) mit radioaktivem S^{35}-markiertem Methionin werden 400 - 800 g Körpereiweiß pro Tag umgesetzt. Die Leber selbst weist einen Eiweißgehalt bis zu 75 % des Trockengewichtes auf (*Seligson,* 1956). Nach *Sprinson* und *Rittenberg* (1949) erneuert der Mensch die Hälfte seines gesamten Eiweißes in 80 Tagen, die Hälfte des Leber- und Plasmaproteins in 10 Tagen, des Eiweißes von Haut, Knochen, eines Teiles der Muskulatur, von Gehirn und Lunge in 158 Tagen. Der ständige Eiweißabbau erfordert eine quantitativ gleiche Proteinsynthese (*Wipple,* 1955). *Niklas* und *Maurer* (1952) nehmen an, daß die Lebereiweißbildung täglich einem Siebentel des Eiweißgehaltes der Leber entspricht. Die Leber hat neben der Deckung des eigenen Bedarfs die Proteine des Blutplasmas – tägl. 15 - 20 g (*Wuhrmann,* 1960) –, 6 % des Serumeiweisses pro die (*Niklas* und *Maurer,* 1952) – und das Eiweiß des Gesamtorganismus aufzubauen. Ein Drittel der synthetisierten Proteine haben Fermentcharakter (*Müting,* 1958; *Wuhrmann,* 1960).

Die Eiweißsynthese ist energetisch vom Leberstoffwechsel abhängig.

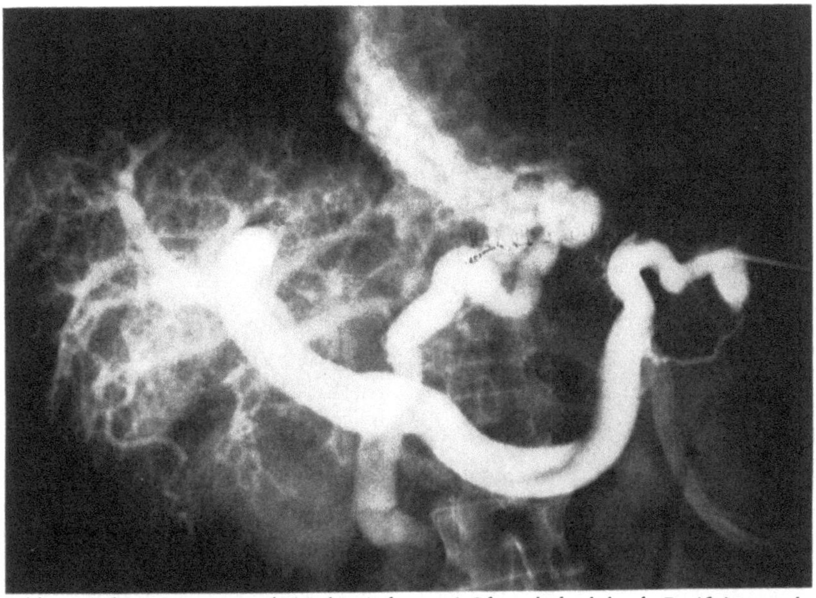

Abb. 1. Splenoportogramm bei Leberzirrhose mit Pfortaderhochdruck. Rarifizierung der intrahepatischen Pfortaderverzweigungen. Kontrastmittelabfluß über die dilatierte V. coronaria ventriculi in Magen- und Speiseröhrenkrampfadern

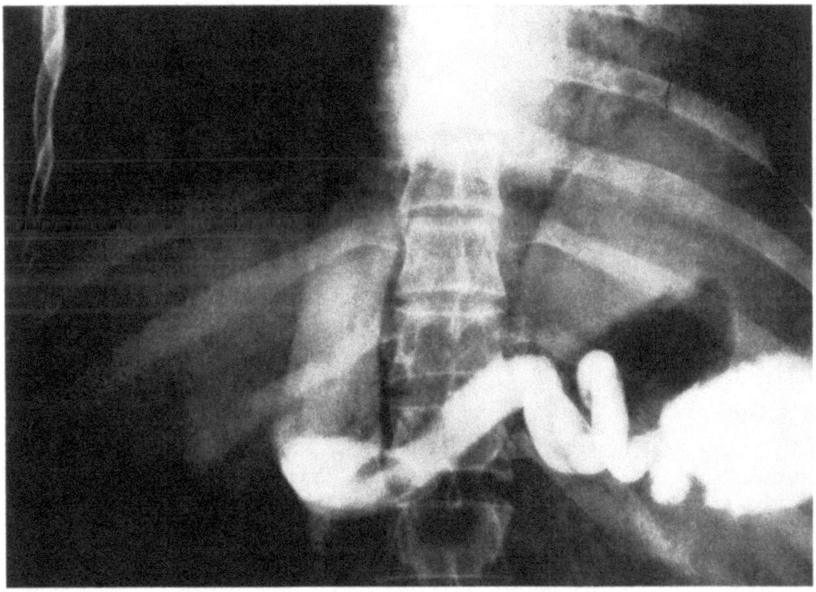

Abb. 2. Splenoportogramm bei Leberzirrhose nach Anlegung einer porto-kavalen End-zu-Seit-Anastomose. Abfluß des Kontrastmittels über die Milzvene und Pfortader direkt in die V. cava caudalis. Keine Varizenfüllung

Fettsäurezyklus, Glykolyse und Trikarbonsäurezyklus sind die Energiequellen (*Müting*, 1963).

Chronische Leberparenchymschäden bedingen allgemeine Störungen der Leberfunktion. Im Eiweißhaushalt ergeben sich Mangelerscheinungen wohl schon infolge Beeinträchtigung des Energiepotentials, vor allem aber als Folge abnehmender Fähigkeit des Leberparenchyms zur Eiweißsynthese. Wo entzündlich-degenerativ veränderte Leberparenchymzellen zugrunde gehen, ersetzt proliferierendes und sklerosierendes Mesenchym Parenchymareale. Es regenerieren Leberparenchymzellen, doch in ungenügender Zahl. Somit tritt ein quantitativer Schwund zur Proteinsynthese fähiger Leberzellen auf.

Bei Fortschreiten einer Leberzirrhose kommt es zunehmend zur Dysproteinose, auch zur Paraproteinose. Im Serumeiweißbild tritt eine Gefügestörung auf: Albumin nimmt ab, Gamma-Globuline werden angereichert. Mit S^{35}-markiertem Methionin konnten *Kinsell* und Mitarbeiter (1950) bei der Leberzirrhose eine verminderte Eiweißsyntheseleistung nachweisen.

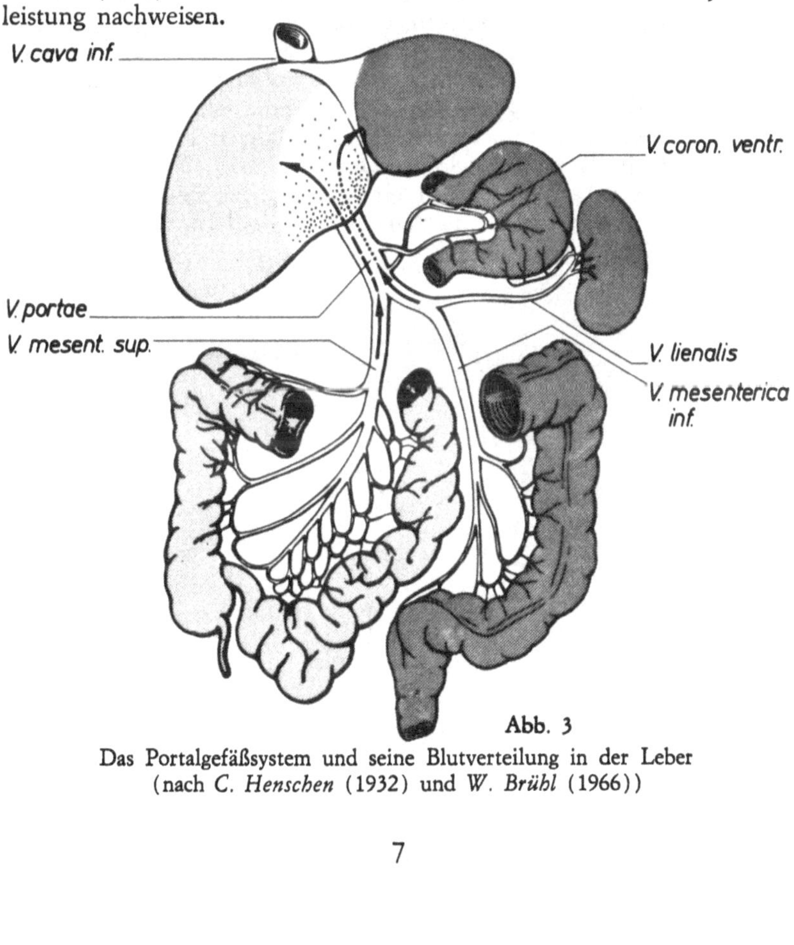

Abb. 3

Das Portalgefäßsystem und seine Blutverteilung in der Leber (nach *C. Henschen* (1932) und *W. Brühl* (1966))

Es wurde bei Zirrhosekranken eine Neigung zur Stickstoffretention gefunden. Bei dekompensierter Leberzirrhose mit Aszites beobachtete *Nöcker* (1955) die Retention von 1/6 bis 1/3 des zugeführten Stickstoffs. *Müting* fand bei 66 Leberzirrhosekranken eine Stickstoff-Harnausscheidung von im Mittel nur 8,3 g täglich (normal 10 - 15g).

Poliwoda und *Blasius* (1960) ermittelten für Serumalbumin eine biologische Halbwertzeit von 20 Tagen für die chronische Hepatitis und biliäre Zirrhose. Bei fortgeschrittener *Laennec*scher Zirrhose registrierten sie eine solche von 32 Tagen. Dieses entprach einem täglichen Umsatz von 2 g (normal 4 - 5 g). – Die Alpha- und Beta-Globuline waren nur bei einer biliären Zirrhose wesentlich in ihrem Umsatz verändert (erhöht). – Wie beim Albumin nimmt bei den Gamma-Globulinen die biologische Halbwertzeit mit der Schwere der Leberzirrhose zu. Für 3 dekompensierte Fälle fanden *Poliwoda* und *Blasius* eine Halbwertzeit von 40 - 50 Tagen (normal 20 - 25 Tagen).

Retinieren zugeführten Eiweißes und Verlängerung der Überlebenszeit von Organ- und Serumproteinen werden als Not- und Sparmaßnahmen des Organismus gedeutet (*Nöcker,* 1955; *Poliwoda* u. *Blasius,* 1960; *Müting,* 1963). Dennoch kommt es bei der Leberzirrhose zu einem Eiweißdefizit. Der Proteingehalt der Organe nimmt mit Fortschreiten der Zirrhose ab (*Broch,* 1951). Auch in der Leber, deren Protein-Halbwertzeit nur bei 8 - 10 Tagen liegt (*Schoenheimer, Ratner* u. *Rittenberg,* 1935; *Sprinson* u. *Rittenberg,* 1949) tritt ein hochgradiger Eiweißverlust auf. *Bürger* (1958) fand einen Eiweißanteil der Schrumpfleber von 90 g gegenüber normal 218 g.

D. Problemstellung

Die Technik der porto-kavalen Anastomose wurde in den letzten Jahren soweit verbessert, daß die Ergebnisse im Hinblick auf Blutungsrezidive kaum mehr eine Besserung erwarten lassen. Auf die kreislaufdynamische und biochemische Gleichwertigkeit der End-zu-Seit- und Seit-zu-Seit-Anastomose wies *Schreiber* (1962) hin. *Schwiegk* (1932), *Dock* (1942), *Taylor* und *Rosenbaum* (1953), *Schwiegk* (1955), *Longmire, Mulder, Makoney* und *Mellinkoff* (1958), *McDermott, Palazzi, Nardi* und *Mondet* (1961), *Hoffmeister* (1963), *Schriefers* (1963, 1966) u.a. befaßten sich eingehend mit den Problemen der Leberdurchblutung und der Auswirkung der Pfortaderumleitung auf den Gesamtkreislauf. Pathologisch-anatomische Untersuchungen wurden vor allem von *Kretz* (1905), *Herrick* (1907), *McIndoe* (1928), *Popper, Elias* und *Petty* (1952), sowie *Mann, Vaking* und *Baggenstoss* (1953), *Fischer* (1959), *Popper* und *Schaffner* (1957) publiziert.

Im letzten Jahrzehnt zeigte sich die an sich sehr erfolgreiche Pfortaderchirurgie durch zwei wesentliche Vorwürfe belastet:

1. Eine relativ hohe Letalität der Eingriffe und
2. die mögliche Entwicklung einer sogenannten hepatoportalen Enzephalopathie.

Die Indikation zur Anlegung porto-kavaler Anastomosen bei Kranken mit einer oder mehreren Varizenblutungen erfuhr eine allgemeingültige Anerkennung. Zur prophylaktischen Anastomose konnten sich aus den genannten Gründen bisher nur wenige Internisten und Chirurgen entschließen. –

Unsere spezielle chirurgische Fragestellung lautet:

1. *Läßt sich eine Möglichkeit zur Senkung der Operationsletalität durch Abgrenzung in der Indikationsstellung finden, und besteht die Möglichkeit zur prophylaktischen Anlegung porto-kavaler Anastomosen mit geringerem Risiko?*
2. *Welche Auswirkung hat die Operation auf den Stoffwechselablauf und die Entwicklung etwaiger Störungen?*
3. *Wie lassen sich in der Operationsfolge auftretende Stoffwechselstörungen therapeutisch beeinflussen?*

Diagnostik und Therapie der Leberparenchymschäden, darunter aber auch die Indikationsstellung zur operativen Behandlung, ihrer Form und ihr Zeitpunkt, werden heute nach Symptomen ausgerichtet, die sich aus der Stoffwechselfunktion der Leber ergeben. Der Fettstoffwechsel bot bisher keine klinisch verwertbaren Anhaltspunkte. Ebensowenig gab die Störung im Zuckerstoffwechsel bislang Hinweise für die Indikationsstellung (*Eßer* u. *Schreiber*, 1965; *Burgmann* u. *Eßer*, 1965). –

de Filippi fand 1907 beim Fistelhund eine Glykogenverarmung der Leber. Wir stellten die Zunahme der Diabetesquote bei fortschreitendem Leberparenchymschaden fest (*Burgmann* und *Eßer*), konnten aber keine negative Auswirkung der Shuntoperation auf den klinisch erfaßbaren Zuckerstoffwechsel beim Zirrhosekranken registrieren (*Eßer* und *Schreiber*). —

Tab. 2
Operationsletalität porto-kavaler Anastomosen bei Leberzirrhosekranken

Autor		Operationsart	Anzahl der Kranken	verstorben	Prozent
Welch	1950	PKA und SRA	?	?	31
Large u. Mitarb.	1952	PKA	12	2	16,6
Ripstein	1953	PKA und SRA	20	2	10
Hamilton	1955	PKA und SRA	8	2	25
Blakemore *	1955	PKA und SRA	203	40	19,7
Senn u. Mitarb.*	1955	PKA	152	33	21,7
Hunt	1955	PKA	77	6	8
Child	1955	PKA	56	8	14,3
Ellis u. Mitarb.	1956	PKA und SRA	125	14	11
Sandblom **	1956	PKA	19	3	16
Herrlyn	1957	PKA	41	9	22
Kalk u. Mitarb.	1958	PKA	20	2	10
Sedgwick	1959	PKA und SRA	41	4	10
Gütgemann u. Mitarb.****	1961	PKA	105	17	16,5
McDermott u. Mitarb.	1961	PKA	57	8	14
Koncz ***	1962	PKA und SRA	101	15	15
Ekman **	1963	PKA und SRA	154	24	15,6
Hallenbeck u. Mitarb.	1963	PKA	51	9	17,6
Schreiber u. Mitarb.****	1964	PKA	150	29	19,3
Brenner u. Mitarb.***	1966	PKA	158	13	8,2
Hamelmann u. Nitschke	1966	PKA und SRA	76	18	23,7

/ = gleiches Krankengut

PKA = porto-kavale Anastomose
SRA = splenó-renale Anastomose

Aus dem Verhalten der Fermente konnten Aktivitätsmerkmale des Entzündungsprozesses abgeleitet werden. Die Belastungsfähigkeit der Leber für Eingriffe am Organ selbst mit Änderung der Durchblutungsverhältnisse und unmittelbarer Auswirkung auf den Stoffwechselablauf läßt sich nach unseren langjährigen Erfahrungen am besten aus dem Verhalten des Eiweißstoffwechsels ableiten und beurteilen. Postoperative Störungen werden großenteils durch toxische Metaboliten des Eiweißstoffwechsels hervorgerufen oder aber gefördert.

Einen wesentlichen Beitrag zur Lösung des Fragenkomplexes kann die systematisch gesammelte und kritisch analysierte "Erfahrung" heute leisten. Zeitlich und technisch sehr aufwendige regelmäßige und langfristige Kontrollen von 225 Patienten mit direkten porto-kavalen Anastomosen geben die Möglichkeit eines Rückblickes. Hieraus wiederum lassen sich prospektive Hinweise für die Indikationsstellung, den Operationserfolg und die Prognose der operativ zu behandelnden Leberzirrhosekranken mit Pfortaderhochdruck gewinnen. Studien der Eiweißveränderungen im Elektropherogramm, der Serum-Labilitätstests, Auswirkungen der Leberfunktionsstörungen auf die Blutgerinnungsfaktoren, den Aminosäuren-Haushalt und den Harnstoffzyklus liegen unserer Betrachtung zugrunde. Belastungstests bei Patienten mit deren ausdrücklicher Einwilligung und der Versuch therapeutischer Beeinflussung von Stoffwechselveränderungen wurden zur besseren Einsicht in die Fragestellung unternommen. Experimentelle Untersuchungen am lebergesunden Hund dienten dem Vergleich. Die bei der Therapie des operierten Leberzirrhosekranken so notwendigen Untersuchungsmaßnahmen sind derart aufwendig und nicht zuletzt auch belastend, daß sie gesunden Vergleichspersonen im Test nicht zugemutet werden konnten. –

E. Klinische und klinisch-experimentelle Untersuchungen

a) Krankengut und Untersuchungsumfang

Um einen Einblick in die Bedeutung des Eiweißstoffwechsels für die Indikationsstellung zur porto-kavalen Anastomose zu erhalten, stellten wir die präoperativen Werte der Serumeiweißfraktionen, der Serumlabilitätstests und der Gerinnungsfaktoren von 225 Leberzirrhosekranken mit Pfortaderhochdruck zusammen. Bei allen Patienten wurden direkte porto-kavale Anastomosen angelegt. Es handelt sich damit um ein ausgewähltes Krankengut. Hier soll eine Analyse des selektiven Krankengutes weitergehende Aufschlüsse geben und zur Lösung der aufgeworfenen Problematik (S. 9) beitragen.

Zur Klärung der Frage nach einem Therapieschaden durch die Anlegung porto-kavaler Anastomosen im Hinblick auf Stoffwechselbelastungen wurden die Ergebnisse langfristiger Kontrollen der Serumeiweißfraktionen, Serumlabilitätsteste und der Gerinnungsfaktoren kritisch betrachtet. Wir geben die Befunde nur für 3 bzw. 4 Jahre p.op. wieder, da dann infolge Absterbequote, Verzugs der Operierten oder des Nichterscheinens zur Kontrolluntersuchung die Zahl der Werte zu klein und damit in der Aussagefähigkeit zu gering und ungenau wird.

Unseren Studien über das Verhalten des Eiweißstoffwechsels liegen Beobachtungen an einem Kollektiv von 225 Kranken zugrunde, bei denen wegen Leberzirrhose mit Pfortaderhochdruck im Zeitraum von Januar 1954 bis August 1965 eine direkte porto-kavale Anastomose angelegt wurde. In regelmäßigen Zeitabständen erfolgten Kontrolluntersuchungen.

Die Indikation zur Anlegung porto-kavaler Anastomosen war nicht einheitlich. 25 Kranke wurden prophylaktisch operiert, 160 Patienten im Blutungsintervall. Bei 40 Kranken wurde in der Blutung unter Notindikation ein porto-kavaler Shunt angelegt.

Die Letalität wurde für den gesamten Zeitraum der Hospitalisierung errechnet. Im Regelfall betrug dieser post operationem 4 Wochen. Vom Gesamtkollektiv verstarben 49 (21,7 %), darunter allein 20 von 40 in akuter Blutung operierten Kranken.

Für die Verstorbenen wurden Mittelwerte der Funktionsproben errechnet und dem Gesamtkollektiv gegenübergestellt. Die Verteilung der Einzelwerte der postoperativen Todesfälle wird in Abbildungen wiedergegeben.

Die Laboratoriumsbefunde wurden für die einzelnen Zeitabschnitte summarisch erfaßt und graphisch dargestellt. Wir sind uns der Bedingtheit der Aussagemöglichkeit bei der summarischen Betrachtung bewußt, glauben aber, durch die relativ große Zahl der Untersuchungen zu nutzbaren Rückschlüssen berechtigt zu sein.

Von den in regelmäßigen Zeitabständen ermittelten Laboratoriumsbefunden wurden Mittelwerte, die Standardabweichung, Maximum und Minimum der Einzelwerte festgestellt. Diese Berechnungen erfolgten nach Übertragung auf Lochkarten im Rechenzentrum des Institutes für instrumentelle Mathematik an der Universität Bonn (Direktoren: Prof. Dr. *H. Unger* und Prof. Dr. *E. Peschl*). Sie wurden ausgeführt auf einer IBM 7090/1410 — Anlage nach einem von Herrn Doz. Dr. *G. Oberhoffer* (Medizinische Univ.-Klinik Bonn) modifizierten Programm der BIMED-Serie des Rechenzentrums der Universität Los Angeles.

Der besseren Übersicht wegen wurden alle ermittelten Werte überwiegend in einheitlicher graphischer Darstellungsform aufgezeichnet. Maximum und Minimum, sowie die prozentuale Verteilung der Normwerte werden tabellarisch aufgeführt.

In der graphischen Darstellung wurde der Mittelwert als kräftige Linie gezeichnet, in senkrechter Linienführung die Standardabweichung um den Mittelwert. Der Normbereich wurde durch schraffierte Felder skizziert.

Zur Erfassung des Ammoniakverhaltens im Blut und des Aminosäurenstoffwechsels wurden spezielle Untersuchungen an differenten Patientengruppen durchgeführt. Die Erläuterungen hierzu finden sich in den entsprechenden Abschnitten.

b) Untersuchungen zur Ermittlung der Eiweißveränderungen bei der Leberzirrhose mit Pfortaderhochdruck und nach Anlegung porto-kavaler Anastomosen

Aus dem besonderen Verhalten des Serumeiweißspiegels sind eine Vielzahl von Leberfunktionstesten abgeleitet. Es ergeben sich hieraus diagnostische Hinweise, Möglichkeiten der Verlaufsbeurteilung und auch therapeutische Richtlinien. Klinische Beobachtungen ließen auf die Bedeutung des Eiweißgehaltes und der Eiweißzusammensetzung des Blutserums Leberzirrhosekranker bei der Indikationsstellung zur porto-kavalen Anastomose schließen.

Sorgfältige präoperative diagnostische Maßnahmen und Verlaufskontrollen in regelmäßigen Zeitabständen ermöglichen eine Zusammenstellung größerer Datengruppen für die Serumeiweißfraktionen, die Serumlabilitätsteste und die Blutgerinnungsfaktoren. Folgende Fragestellung liegt diesen Erhebungen zugrunde:

1. Verändert sich die Eiweißsyntheseleistung der Leber infolge der Umleitung des Pfortaderblutes?

2. Tritt postoperativ eine Dysproteinämie infolge verminderter Syntheseleistung der Leber und damit als Therapieschaden eine Verschlimmerung der Leberkrankheit auf?

3. Ergeben sich rückblickend Hinweise für die Indikationsstellung und lassen sich hieraus Möglichkeiten eines risikoärmeren Vorgehens ableiten?

1. Das Verhalten der Serumeiweiß-Fraktionen

Hewson (1771) gelang die Trennung von Fibrin und Plasma. Der Franzose *Denis* beobachtete 1840 die Abtrennung eines Eiweißkörpers aus dem Blutplasma bei Verdünnung. Hierdurch angeregt führte *Scherer* Fraktionierungsversuche des Bluteiweisses durch und erstellte 1841 die erste hierüber bekannte Publikation.

Erste erfolgversprechende Serumeiweißtrennungen führte *Hardy* 1905 durch. *Tiselius* gelang bei seiner Doktorarbeit 1930 aus verdünntem Blutserum unter Anwendung von Strom verschiedene Eiweißfraktionen

Tab. 3
Physiologische Bedeutung der wichtigsten elektrophoretisch nachweisbaren Proteine (nach Hallmann, 1966)

Fraktion	Immunelektrophoretisch nachweisbare Proteine Antikörper	Gerinnungs-Faktoren	Enzyme Inhibitoren	Vehikel für
α_1	α_1-Lipoprotein α_1-Glykoprotein α_1-thyroxingeb. Globulin	Prothrombin (Thrombin)	Antitrypsin Anti-Chymotrypsin Anti-Plasmin	
	Gc-Globulin Coeruloplasmin	Proakzelerin (V) Stuartfakt. (X)	alkal. Phosphatase Lactatdehydrogenase	fett-lösliche Vitamine, Kupfer
α_2	α_2-Lipoprotein, Haptoglobin α_2-HS-Glykoprotein α_2-M-Globulin α_2-Neuramino-Glykoprotein	Christmasfaktor (IX)	Cholinesterase Anti-Plasmin	
β	β-Lipoprotein, Transferrin, Hämopexin, β_1A-Globulin, β_1C, β_1E-Globulin, β_2-Glykoprotein,	Prokonvertin (VII) Antihämophiles Globulin (VIII)	Plasminogen (Plasmin) Lipase Komplement	Eisen, Phospho-lipoide, Vitamine, Hormone
φ	Fibrinogen C-reaktives Protein	Faktor XI Hagemanfaktor (XII) Fibrinase (XIII)	--	--
γ_1	γ_1-Markroglobulin, γ_1A-Globulin, Isoagglutinine, Immunglobuline gegen Typhus H und O, Paraty. B,	Properdin	--	Lacto-flavin
γ_2	7S γ-Globuline Zahlreiche Immunglobuline, Allergene, Auto-Antikörper	--	Amylase Lysozym Ribonuklease	
Albumine	Sie dienen zur Erhaltung des Plasmavolumens und des kolloid-osmotischen Drucks, ferner als Vehikel für Bilirubin, Calcium, Sulfonamide u.a.			

aufzuspalten. 1937 konnte er die technische einwandfreie Fraktionierung der Serumeiweißkörper beschreiben. Seine Nomenklatur der einzelnen Serumproteine blieb bis heute verbindlich.

1944 entwickelten *Consden* und Mitarbeiter die Papierchromatographie. Fast gleichzeitig beschrieben amerikanische, schwedische und deutsche Forscher (1948-1950) Methoden zur Papierchromatographie von biologischen Substanzen. *Wiland* und *Fischer* (1948), *Haugaard* und *Kroner* (1948) ließen Aminosäuren über mit Phosphatpufferlösung getränkte Filterpapierstreifen unter Stromeinwirkung laufen. *Durrum* (1951) dehnte diese Methode auf die Proteine aus und schuf damit die Basis für die weitere Entwicklung. Die Papierelektrophorese fand sehr bald Eingang in die Klinik. Die elektrophoretische Analyse ist bislang die genaueste klinische Methode zur Bestimmung der qualitativen Serumeiweißformel (*Riva*, 1957).

Die Zusammensetzung und physiologische Bedeutung der elektrophoretisch nachweisbaren Proteine erhellt aus einer Übersicht von *Hallmann* (1966) in Tabelle 3. *Wuhrmann* und *Märki* (1962) gaben die Verteilung der einzelnen Proteine auf die Fraktionen an (Tab. 4).

Tab. 4
Zusammensetzung der Serumproteine (nach *Wuhrmann* und *Märki*, 1962)

	Molekulargewicht	Konzentration im Serum (g %)	Anteil in der entsprechenden elektrophoretischen Fraktion
Albumin	69 000	4,00	
α_1-Globuline			
Seromukoid	44 100		
Lipoproteide	200 000	0,21	55 % der α_1-Globuline
α_2-Globuline			
Coeruloplasmin	151 000	0,03	5 % der α_2-Globuline
Makroglobuline	820 000	0,36	55 % der α_2-Globuline
Haptoglobin	85 000	0,11	15 % der α_2-Globuline
Lipoproteide	3 400 000	0,16	25 % der α_2-Globuline
β-Globuline			
Lipoproteide	1 300 000	0,30	35 % der β-Globuline
Transferrin	88 000	0,37	45 % der β-Globuline
γ-Globuline			
γ_1 A-Globuline	160 000	0,11	5 % der γ-Globuline
γ_1 M-Globuline	1 000 000	0,08	5 % der γ-Globuline
γ_2-Globuline	156 000	1,23	90 % der γ-Globuline

Das Elektropherogramm gibt bei der Leberzirrhose den genauesten

Aufschluß über die Schwere der Erkrankung und den Grad der Funktionsstörung (*Riva*, 1957; *Emmrich*, 1957; *Wuhrmann* u. *Märki*, 1963; *Müting*, 1963) und bietet einen Anhalt für die Beurteilung des Krankheitsverlaufs und den Erfolg therapeutischer Maßnahmen (*Emmrich*, 1957). Auf die Bedeutung der Bluteiweißwerte für die Indikationsstellung zur porto-kavalen Anastomose wiesen bereits *Linton* (1951), *Blakemore* (1952) u.a. hin (s.Tab. 5).

Tab. 5
Letalitätsverhalten bei Anlegung porto-kavaler Anastomosen in Bezug zum Serum–Albumingehalt

Autor	Albumin >3 g %			Albumin <3 g %		
	Anzahl	verstorben	Prozent	Anzahl	verstorben	Prozent
Linton (1951)	69	6	9	6	5	83
Jahnke u. Mitarb. (1953)	27	1	4	10	1	10
Ebeling u. Mitarb. (1956)	?	?	?	6	3	50
Wantz u. Payne (1961)	?	?	?	?	?	47
Bockus (1965)	94	4	4	34	18	53
eigenes Krankengut	179	41	28	23	8	35

Wir untersuchten die Seren unserer Kranken bis 1965 papierelektrophoretisch. Die Gesamteiweißbestimmung erfolgte nach der Methode von *Kjeldahl*.

a) Gesamteiweiß

Das Gesamteiweiß kann bei der kompensierten Leberzirrhose infolge Globulinvermehrung erhöht sein (*Wuhrmann* u. *Märki*, 1963; *Müting*, 1963). Bei Fortschreiten der Leberzirrhose kommt es infolge der gestörten Synthese zum Abfall der Albumine im Serum. *Wuhrmann* (1963) sieht eine Relation zwischen dem Absinken des Gesamteiweißes und der Abnahme der Albuminfraktion. *Müting* (1963) fand für 100 Normalpersonen einen mittleren Gesamteiweißwert von 7,47 g %, für 60 kompensierte Zirrhosen von 7,35 g %, bei 55 dekompensierten Zirrhosen in Höhe von 7,02 g % (s. Tab. 6).

Gütgemann (1959), *Schreiber* (1963), *Übermuth* (1964) u.a. bewerten 6 g % Gesamteiweiß als Indikationsgrenze zur Shuntoperation.

Im Kollektiv lagen bei 202 Kranken präoperative Gesamteiweißbestimmungen vor. Der Durchschnittsausgangswert betrug 7,03 g %. 68 Werte (33,7 %) lagen unterhalb des Grenzwertes von 6 g % (Tab. 7).

Wie aus der Abbildung 4 ersichtlich, sank unmittelbar nach der Operation der Gesamteiweißwert ab. Er erreichte nach 4 Wochen wieder den unteren Normbereich und zeigte dann nur noch geringe Schwankungen.

Tab. 6
Serumeiweiß und Serumelektrophorese-Fraktionen bei Leberzirrhosen unterschiedlicher Stadien (in Grammprozent)

Autor	Diagnose		Gesamt-eiweiß	Albumin	Globulin alpha$_1$	Globulin alpha$_2$	Globulin beta	Globulin gamma	Anzahl der Untersuchten
	Normal	x̄	7,47	4,37	0,37	0,67	0,94	1,12	100
		s	0,47	0,38	0,12	0,15	0,17	0,31	
Muting (1963)	Kompensierte Zirrhose	x̄	7,35	2,90	0,45	0,79	1,07	2,14	60
		s	0,56	0,42	0,15	0,24	0,20	0,75	
	Dekompensierte Zirrhose	x̄	7,02	1,87	0,46	0,60	0,97	3,44	55
		s	0,86	0,50	0,15	0,18	0,25	1,00	
eigenes Krankengut	Zirrhose mit Pfortaderhochdruck	x̄	7,03	3,69	0,25	0,46	0,79	1,83	197
		s	0,85	0,60	0,10	0,15	0,23	0,61	

x̄ = Mittelwert, s = Standardabweichung

Tab. 7
Anteil der Normbereichswerte (obere Zahl) einiger Serumeiweiß-Fraktionen und der pathologisch veränderten Werte (untere Zahl) in Prozenten

	Albumin	Gamma-Globulin	Gesamt-eiweiß	Albumin-Globulin-Quotient
ante op.	38,1	67,0	66,3	27,1
	61,9	33,0	33,7	72,9
3 Tage p. op.	18,8	87,0	27,2	25,0
	81,2	13,0	72,8	75,0
10 Tage p. op.	3,9	56,6	29,6	11,5
	96,1	43,4	70,4	88,5
28 Tage p. op.	6,5	40,2	55,1	7,7
	93,5	59,8	44,9	92,3
6 Monate p. op.	25,0	62,5	53,1	41,4
	75,0	37,5	46,9	58,6
1 Jahr p. op.	19,4	59,4	57,1	15,6
	80,6	40,6	42,9	84,4
2 Jahre p. op.	20,8	68,0	38,5	20,0
	79,2	32,0	61,5	80,0
3 Jahre p. op.	14,3	52,4	47,6	26,3
	85,7	47,6	52,4	73,7

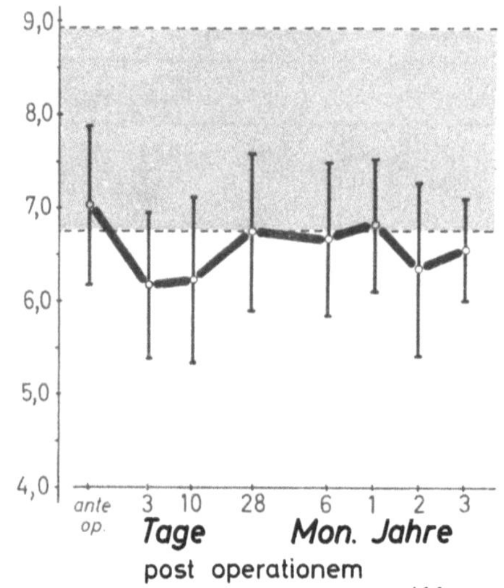

Zeit	Mittel-wert	± s	Anzahl d. Fälle
ante op.	7,03	0,85	202
3 Tage	6,17	0,78	81
10 Tage	6,26	0,88	81
28 Tage	6,75	0,85	109
6 Mon.	6,68	0,83	32
1 Jahr	6,83	0,72	35
2 Jahre	6,36	0,93	26
3 Jahre	6,56	0,56	21

Abb. 4

Gesamt-Eiweiß

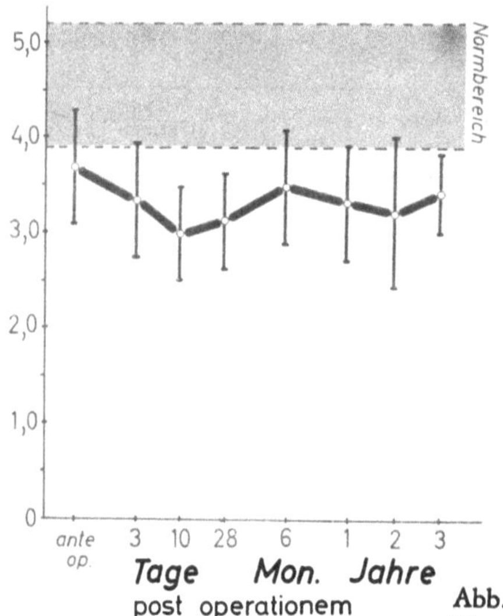

Zeit	Mittel-wert	± s	Anzahl d. Fälle
ante op.	3,69	0,60	197
3 Tage	3,34	0,60	69
10 Tage	3,01	0,49	76
28 Tage	3,14	0,51	107
6 Mon.	3,51	0,61	32
1 Jahr	3,33	0,62	31
2 Jahre	3,24	0,81	24
3 Jahre	3,43	0,43	21

Abb. 5

Albumin

Abb. 4 und 5 Verhalten der Laboratoriumsbefunde Leberzirrhosekranker mit Pfortaderhochdruck vor und nach Anlegung porto-kavaler Anastomosen (Mittelwerte und Standardabweichung).

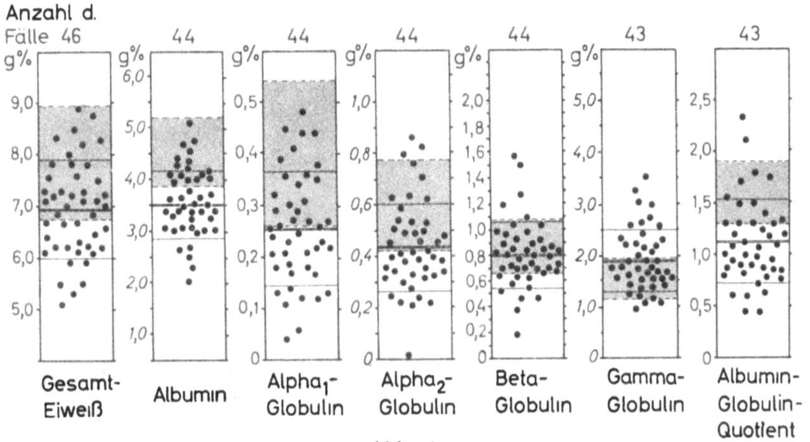

Abb. 6

Todesfälle

Verteilung der Ausgangswerte der postoperativ Verstorbenen

Unterstellen wir, daß die postoperativ Verstorbenen wohl der ungünstigeren Gruppe zuzurechnen sind, so läßt sich dieses bei der Überprüfung nicht bestätigen. Der Ausgangswert dieser Gruppe ist dem des Gesamtkollektivs annähernd gleich (Abb. 6). In der postoperativen Phase ist das Gesamteiweiß jedoch stärker erniedrigt und fällt weiter ab.

b) S e r u m a l b u m i n

Es gelang bei vielen Tierarten der Nachweis der Albuminsynthese in der Leber (*Wuhrmann* u. *Märki,* 1963 u.v.a.). Für den Menschen folgert man aus diesen Untersuchungsergebnissen, daß auch in seinem Organismus die Synthese ausschließlich in der Leber erfolgt. *Steffinelli* (1961) nimmt an, daß der Synthesevorgang mit dem Aufbau der von uns auch als Indikationskriterium für die Anlegung porto-kavaler Anastomosen stets mitbestimmten Serumcholinesterase in Beziehung steht. *Göggel* (1958) sieht im Verhalten der Serumcholinesterase sogar ein Maß für die Albuminsynthese.

Das Serumalbumin stellt wohl das wichtigste Transportsystem des Organismus dar (*Wuhrmann* u. *Wunderly,* 1957; *Müting,* 1963). Bilirubin, Urobilin, Haematin, Penizillin, Farbstoffe und die meisten Sulfonamide werden fast nur an Albumin gebunden.

Wuhrmann und *Märki* (1963) geben die mittlere Halbwertzeit für das Serumalbumin mit 22 Tagen an. *Poliwoda* und *Blasius* (1960) ermittelten für Kranke mit chronischer Hepatitis und biliärer Zirrhose eine Halbwertzeit des Serumalbumins von 20 Tagen, für fortgeschrittene *Laennec*-Zirrhosen eine solche von 32 Tagen.

Tab. 8
Niedrigst- und Höchstwerte der Serumeiweiß-Fraktionen in den verschiedenen Zeitabschnitten

	Albumin g %	Alpha$_1$-Globulin g %	Alpha$_2$-Globulin g %	Beta-Globulin g %	Gamma-Globulin g %	Gesamt-Eiweiß g %	Albumin-Globulin-Quotient
ante op.	2,02 5,24	0,04 0,50	0,04 0,86	0,12 1,71	0,48 3,54	5,12 9,60	0,47 4,21
3 Tage p. op.	2,01 4,69	0,04 0,94	0,06 1,16	0,21 1,16	0,38 2,96	4,62 8,10	0,51 3,46
10 Tage p. op.	1,49 4,23	0,05 0,78	0,15 0,97	0,11 1,12	0,47 3,49	4,00 9,30	0,34 2,25
28 Tage p. op.	1,78 4,74	0,05 0,78	0,08 0,91	0,22 1,38	0,76 4,48	4,62 9,10	0,39 2,06
6 Monate p. op.	1,47 4,63	0,06 0,58	0,07 0,59	0,13 1,12	0,48 3,16	4,63 8,00	0,59 3,72
1 Jahr p. op.	2,14 4,28	0,10 0,50	0,16 0,73	0,11 1,34	0,93 3,04	5,30 8,20	0,53 7,30
2 Jahre p. op.	1,71 4,82	0,06 0,46	0,12 0,87	0,13 1,20	0,71 2,96	4,30 8,60	0,50 3,00
3 Jahre p. op.	2,68 4,17	0,10 0,82	0,23 0,82	0,38 0,90	0,81 2,82	5,50 7,60	0,78 7,60

Niedrigster Wert oben, höchster unten

Bei der Leberzirrhose kommt es infolge gestörter Syntheseleistung der Leber zum Absinken des Albuminspiegels. *Müting* (1963) berechnete für 100 Normalpersonen einen Albuminmittelwert von 4,37 g %, für 60 kompensierte Zirrhosen ein Mittel von 2,90 g % und für 55 Kranke mit dekompensierter Leberzirrhose von 1,87 g %.

Dem Serumalbuminspiegel wird für die Prognose einer porto-kavalen Anastomose bei der Leberzirrhose die wesentlichste Bedeutung zugesprochen. (*Linton*, 1951; *Blakemore*, 1952; *Jahnke*, 1953; *Kalk*, 1954, 1955; *Gütgemann* u. Mitarb., 1955, 1959; *Hegemann*, 1956; *Ebeling* u. Mitarb., 1956; *Koncz*, 1957; *Hallenbeck* u. *Shocket*, 1957; *Vannotti*, 1958; *Kalk* u. Mitarb., 1958; *Zenker* u. *Berchtold*, 1958, 1960; *Wantz* u. *Payne*, 1961; *Leger* u. Mitarb., 1961, 1962, 1963; *Lindemuth* u. *Eisenberg*, 1963; *Schreiber*, 1963; *Übermuth*, 1964; *Bockus*, 1965; *Brunner* u. Mitarb., 1966; *Hamelmann* u. *Nitschke*, 1966).

Es ließ sich eine auffällige Relation zwischen Serumalbuminwerten und der Letalitätsquote porto-kavaler Anastomosen feststellen (s.Tab. 5). Bei einem Ausgangswert von unter 39 % ist nach den Angaben im Schrifttum mit einer Letalität von etwa 50 % zu rechnen. Bei einem Ausgangsstatus von über 3 g % Serumalbumin wird eine Letalitätsquote von 10 - 20 % angegeben.

nähernd wieder den Ausgangswert Abb. 5).

Der mittlere Ausgangswert des Serumalbumins der postoperativ verstorbenen Kranken lag bei 3,56 g % (Abb. 6), war am 3. Tage p. op. nur wenig niedriger, aber am 10. Tage stark abgesunken.

Ein Serumalbuminspiegel unter 3 g % wurde bei 23 Patienten vor der Operation registriert. Es starben 8 Kranke (34,8 %) dieser Gruppe. Von den Operierten mit Albuminausgangswerten von über 3 g % verstarben 41 (20,3 %). 71 Kranke hatten einen Serumalbuminspiegel ante operationem von unter 50 Relationsprozent, von ihnen verstarben 21 (29,6 %), (Abb. 29, Tab. 17).

Tab. 9

"Normalbereich" der Serumweißfraktionen der Papierelektrophorese und des Gesamteiweißgehaltes des Blutserums (25 Probanden) in Grammprozent

	Mittelwert	Bereich		
		Minimum		Maximum
Gesamteiweiß	7,82	6,75	–	8,95
Albumin	4,47	3,89	–	5,22
$Alpha_1$-Globulin	0,41	0,26	–	0,54
$Alpha_2$-Globulin	0,56	0,42	–	0,77
Beta-Globulin	0,91	0,66	–	1,08
Gamma-Globulin	1,50	1,14	–	1,96

Das Mittel der Ausgangswerte unserer 202 registrierten Kranken lag bei 3,69 g % und damit unterhalb der Grenze des für unsere Laboratorien verbindlichen Normbereiches (Tab. 9). – Nach der Shuntoperation sank der Albuminspiegel ab, war am tiefsten etwa am 10. Tage p. op. (3,01 g %), stieg allmählich wieder an und erreichte nach 6 Monaten an-

c) Gamma-Globulin

Die Gamma-Globuline werden als einzige Eiweißfraktion nicht in der Leber gebildet, sondern in den Plasmazellen und Lymphozyten (*Miller*, 1960 u.a.). Schon *Aschoff* (1928) hielt das "aktive Mesenchym" für die Bildungsstätte von Eiweißanteilen. *Maurer* (1960) konnte im Tierversuch bei Verfütterung radioaktiv markierten Albumins feststellen, daß ein Teil des Albumins in Globulin umgewandelt wurde.

Die Gamma-Globuline sind von besonderer Bedeutung im Abwehrmechanismus des Körpers. Antigen-Antikörper-Reaktion und das Immunitätsverhalten sind weitgehend von der Gamma-Globulin-Bildung abhängig. Im Tierversuch ließ sich eine Speicherung von Antigenen in der Leber nachweisen (*Wuhrmann* u. *Märki*, 1963).

Die mittlere Lebensdauer der Gamma-Globuline im menschlichen Organismus wurde von *Wuhrmann* und *Märki* (1963) mit etwa 20 Tagen angegeben. Mit dem Fortschreiten der Leberzirrhose nimmt auch die biologische Halbwertzeit des Gamma-Globulins zu. *Poliwoda* und *Blasius* (1960) ermittelten für 3 Kranke mit dekompensierten Zirrhosen eine Halbwertzeit von 40 - 45 Tagen (für Normalpersonen 20 - 25 Tage).

Bei Leberparenchymerkrankungen – Hepatitis, posthepatitischen Zuständen und Leberzirrhose – ist stets eine starke Gamma-Globulin-Vermehrung zu beobachten (*Wewalka,* 1961; *Spengler* u. *Riva,* 1963; *Müting,* 1963 u.a.).

Popper und *Schaffner* (1957) registrierten bei Normalpersonen einen mittleren Gamma-Globulin-Gehalt des Blutserums von 0,91 g %, bei 219 Kranken mit Leberzirrhose ohne Ikterus von 1,91 g % und bei 312 Leberzirrhosekranken mit Ikterus ein Gamma-Globulin-Mittel von 2,05 g %. *Müting* (1963) ermittelte einen Normalwert von 1,12 g % unter 100 gesunden Probanden, eine Erhöhung auf 2,14 g % unter 60 Kranken mit kompensierten Leberzirrhosen und einen weiteren Anstieg auf 3,44 g % bei 55 Leberzirrhosekranken mit Dekompensationserscheinungen. Nach *Bockus* (1965) ist bei der *Laennec*schen Leberzirrhose ein Globulinanstieg auf das fünf- bis siebenfache des Normwertes möglich. Die Vermehrung der Gamma-Globuline geht der Schwere der Paren-

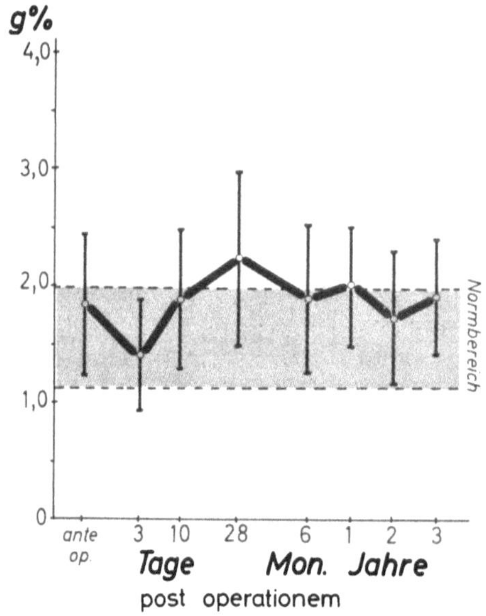

Zeit	Mittel-wert	± s	Anzahl d Fälle
ante op	1,83	0,61	197
3 Tage	1,40	0,48	69
10 Tage	1,87	0,60	76
28 Tage	2,24	0,75	107
6 Mon	1,89	0,63	32
1 Jahr	1,98	0,52	32
2 Jahre	1,72	0,58	25
3 Jahre	1,90	0,50	21

Abb. 7

Gamma-Globulin

chymschädigung der Leber parallel (*Wuhrmann*, 1959). Bei starker Progredienz des Verlaufs einer Leberzirrhose tritt präfinal eine Reduktion des Körpereiweißes ein, die auch die Gamma-Globuline betrifft (*Wewalka*, 1961).

In der Indikationsstellung zur porto-kavalen Anastomose setzte *Übermuth* (1964) eine Grenze bei 30 Rel. % Gamma-Globulin.

Präoperativ registrierten wir von 197 Patienten Gamma-Globulinwerte. Nur in 33 % der Fälle lag der Wert dieser Eiweißfraktion im Bereich der Norm. Der Mittelwert aller Patienten betrug 1,83 g %. Unmittelbar nach der Operation kam es zu einem Absinken auf 1,4 g %, dann wieder zu einem schnellen Anstieg mit Erreichen des Ausgangswertes am 10. postoperativen Tage. Vier Wochen nach der Operation war ein Anstieg auf ein Mittel von 2,24 g % zu verzeichnen. Dann trat eine Nivellierung bei 1,9 g % ein (Abb. 7).

Die präoperativen Gamma-Globulinwerte der Verstorbenen waren im Mittel auf 1,94 g % erhöht (Abb. 6). Auch hier fiel nach der Operation der Wert zunächst ab, stieg dann jedoch stärker an auf 2,33 g % am 10. Tage.

Wir prüften das Letalitätsverhalten unter der Grenzsetzung von 30 Rel. % Gamma-Globulin als Ausgangswert. Von 49 Kranken, die einen Gamma-Globulingehalt oberhalb dieses Limes hatten, starben 15 (30,6 %), von 148 Kranken mit Werten unter 30 Rel. % 30 (20,3 %). Bei der entsprechenden Grenzsetzung in g % wurden willkürlich 2,1 g % als Grenze angenommen. Von 51 Kranken mit Werten über 2,1 g % verstarben 17 (33,3 %), von 147 mit weniger als 2,1 g % 28 (19 %), (Abb. 29).

d) Albumin-Globulin-Quotient

Eine Veränderung des Albumin-Globulin-Quotienten wird bei der Leberzirrhose stets durch das Absinken des Serumalbumins und die Vermehrung der Gamma-Globuline im Serum bewirkt. *Bockus* (1965) mißt dem Albumin-Globulin-Quotienten eine nur geringe Aussagekraft bei, dagegen sieht *Riva* (1961) wie auch schon *Ceschka* und Mitarbeiter (1956) gerade im Albumin-Globulin-Quotienten einen Gradmesser der Dysproteinämie.

Bei genügend hohem Albuminspiegel sah *Walker* (1957) selbst in der Umkehr des Albumin-Globulin-Verhältnisses keine Kontraindikation zur Anlegung einer porto-kavalen Anastomose.

In unserem Krankengut lag bei 192 Kranken in 42,9 % (146 Pat.) der Albumin-Globulin-Quotient im pathologischen Bereich. Der Mittelwert aller Kranken betrug 1,19. In der Operationsfolge kam es zu einem Anstieg auf 1,32, dann bis zur 4. Woche zu einem Abfall auf 0,93. Bei den Kontrollen in Jahresabständen war ein leichter Anstieg der Mittelwerte zunächst auf 1,22, dann bis auf 1,5 festzustellen. Jedoch wurde ent-

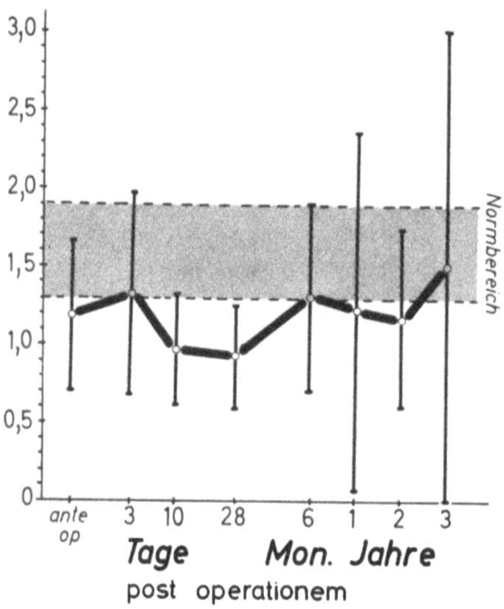

Zeit	Mittelwert	± s	Anzahl d. Fälle
ante op.	1,19	0,48	192
3 Tage	1,32	0,65	68
10 Tage	0,97	0,37	78
28 Tage	0,93	0,33	104
6 Mon	1,31	0,60	29
1 Jahr	1,23	1,15	32
2 Jahre	1,17	0,57	25
3 Jahre	1,51	1,51	19

Abb. 8

Albumin-Globulin-Quotient

sprechend der unterschiedlichen Entwicklung der Zirrhosen die Streubreite wesentlich größer. Sie war nach 3 Jahren dreifach so groß wie beim Ausgangswert (Abb. 8).

Unter den Verstorbenen war der Durchschnittsausgangswert der Albumin-Globulin-Quotienten nur wenig niedriger als der aller Patienten (1,12), (Abb. 6). Er stieg post operationem stärker an, sank später aber auch erheblich tiefer ab.

e) Alpha$_1$- und Alpha$_2$-Globulin

Alpha- und Beta-Globuline werden in der Leber gebildet. In Perfusionsversuchen konnte *Anker* (1960, 1961) die Synthese dieser Eiweißfraktionen in der Leber in vitro nachweisen.

Die biologische Halbwertzeit für Alpha- und Beta-Globulin bestimmten *Poliwoda* und *Blasius* (1960) bei gesunden Probanden mit 7 Tagen. Eine Veränderung fanden sie lediglich in einem Falle. Bei einer biliären Leberzirrhose waren Alpha$_2$ - und Beta-Globulin auf eine Halbwertzeit von 3,9 Tagen verkürzt, bei einer Erhöhung der Umsatzrate auf 17,2 g pro die (normal 6 g).

Zwischen dem Verhalten der Alpha$_1$- und Alpha$_2$-Globuline bei der Leberzirrhose besteht kein wesentlicher Unterschied. Während die beginnende Zirrhose eine Alpha-Globulin-Zunahme aufweisen kann (*Mar-*

koff u. *Kaiser*, 1962), ist ein Absinken des Alpha-Globulins bei schwereren Zirrhoseformen zu beobachten (*Wuhrmann* u. *Märki*, 1963). Meist findet man bei der Leberzirrhose die Alpha-Globulinwerte an der unteren Normgrenze oder im Normbereich (*Wewalka*, 1961). *Hess* (1961) wies bei einem Fünftel der untersuchten Zirrhosekranken eine Erhöhung der Alpha$_2$-Globuline nach. Er hielt ihre Aussagekraft für gering. *Aron* und Mitarbeider (1962) fanden bei 50 % der Zirrhosekranken erniedrigte Alpha-Globulinwerte. *Bockus* (1965) beobachtete sowohl eine Zunahme als auch eine Abnahme der Serum-Alpha-Globuline. *Müting* (1963) sah bei kompensierter Leberzirrhose eine Erhöhung des Alpha$_1$-Globulins und des Alpha$_2$-Globulins. Bei 55 dekompensierten Leberzirrhosekranken registrierte er eine Erhöhung der Alpha$_1$-Fraktion und eine Erniedrigung des Alpha$_2$- Globulins gegenüber den Mittelwerten von 100 gesunden Probanden.

Bei 198 präoperativ untersuchten Kranken betrug die Alpha$_1$-Fraktion durchschnittlich 0,25 g % und lag damit an der unteren Grenze des Normbereiches. Postoperativ trat zunächst ein Anstieg auf 0,3 g % auf, dann wieder ein Absinken zum Ausgangswert nach 4 Wochen. Im späteren Verlauf war keine wesentliche Änderung mehr festzustellen (Abb. 9).

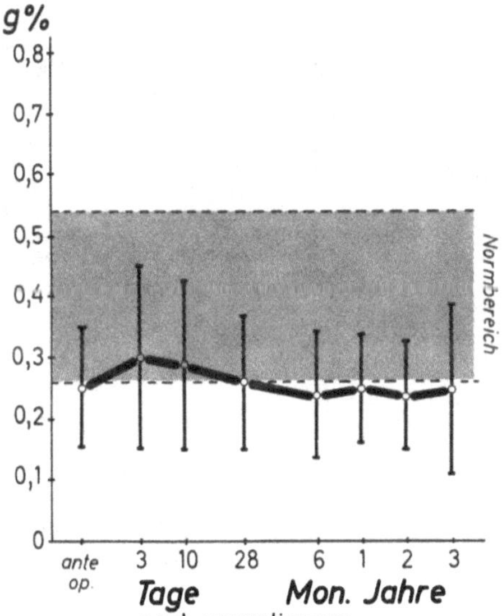

Zeit	Mittel-wert	± s	Anzahl d. Fälle
ante op.	0,25	0,10	198
3 Tage	0,30	0,15	69
10 Tage	0,29	0,14	76
28 Tage	0,26	0,11	107
6 Mon	0,24	0,11	33
1 Jahr	0,25	0,09	32
2 Jahre	0,24	0,09	23
3 Jahre	0,25	0,14	21

Abb. 9

Alpha$_1$-Gobulin

Der mittlere Ausgangswert der postoperativ Verstorbenen unterschied sich vom Gesamtkollektiv kaum (0,26 g %), (Abb. 6). Am 3. Tage nach der Operation war eine unwesentliche Verringerung vorhanden, am 10. Tage jedoch ein Anstieg auf 0,35 g %. Diesem Wert kann aber keine Verbindlichkeit beigemessen werden, da er sich lediglich aus 4 Einzelbestimmungen ergibt, von denen die höchste mit 0,78 g % extrem hoch lag.

Der Mittelwert des Alpha$_2$-Globulins lag bei 191 Kranken vor der Operation im unteren Normbereich bei 0,46 g %. Bis zum 10. postoperativen Tage war ein Anstieg auf 0,5 g % feststellbar, dann wieder ein Absinken auf 0,4 g % am 28. Tage (Abb. 10).

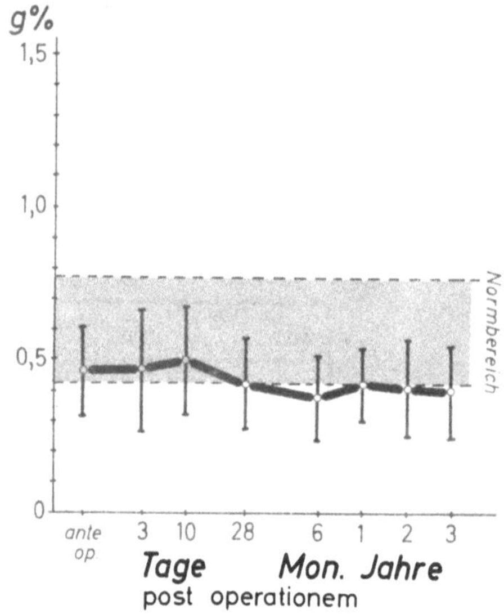

Zeit	Mittel=wert	± s	Anzahl d Fälle
ante op.	0,46	0,15	198
3 Tage	0,47	0,20	69
10 Tage	0,50	0,18	76
28 Tage	0,42	0,15	108
6 Mon	0,38	0,14	31
1 Jahr	0,42	0,12	32
2 Jahre	0,41	0,16	25
3 Jahre	0,40	0,15	20

Abb. 10

Alpha$_2$-Gobulin

Der Ausgangswert der in der Operationsfolge Verstorbenen betrug 0,43 g % Alpha$_2$-Globulin (Abb. 6). Am 3. Tage p. op. war bereits ein stärkerer Abfall auf 0,37 g % zu registrieren. –

Ein vorübergehender Anstieg des Mittelwertes war nach der Anlegung einer porto-kavalen Anastomose im Gesamtkollektiv nur bei den Alpha$_1$- und bei den Alpha$_2$-Globulin-Fraktionen zu verzeichnen. Alle anderen Serumeiweiß-Fraktionen sanken zunächst ab. –

f) Beta-Globulin

Bei der von uns angewandten papierelektrophoretischen Untersuchungstechnik ist kaum eine saubere Trennung von Beta- und Gamma-Globulinen möglich (*Frei*, 1957; *Wewalka*, 1961). Eine leichte Dysproteinämie vom Betatypus mit isolierter Beta-Globulin-Vermehrung ist nach *Riva* (1961) sehr selten. In der Regel trete bei Leberparenchymerkrankungen eine kombinierte Gamma-Beta-Globulin-Vermehrung auf.

Wewalka (1961) fand bei Untersuchungen von Zirrhosekranken die Beta-Globuline nicht wesentlich verändert. *Hess* (1961) erhielt dagegen allgemein erhöhte Werte, *Spengler* und *Riva* (1963) bei 76 % der Leberzirrhosekranken. *Müting* (1963) registrierte sowohl bei 60 Patienten mit kompensierter als auch bei 55 Kranken mit dekompensierter Leberzirrhose angedeutet höhere Beta-Globulinwerte als bei Lebergesunden. *Markoff* und *Kaiser* (1962) beobachteten eine Beta-Globulin-Vermehrung auch schon bei beginnender Leberzirrhose.

Wir fanden im Mittel 0,78 g % Beta-Globulin bei 198 präoperativ untersuchten Kranken. Postoperativ waren die Werte am 3. und 10. Tage erniedrigt und blieben danach zwischen 0,6 und 0,7 g % (Abb. 11).

Bei den in der Operationsfolge Verstorbenen lag der mittlere Aus-

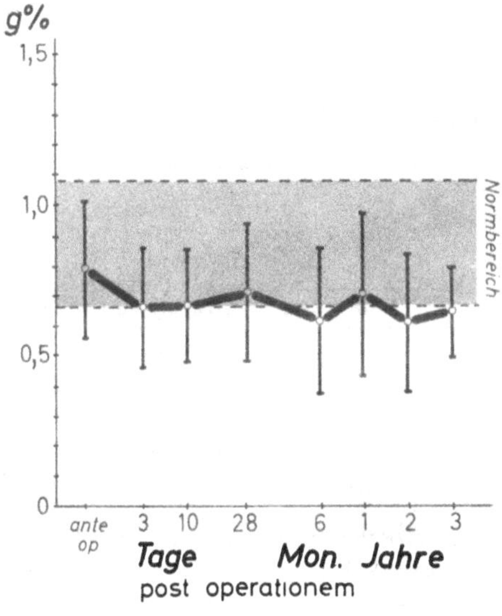

Zeit	Mittelwert	± s	Anzahl d. Fälle
ante op.	0,79	0,23	198
3 Tage	0,66	0,20	68
10 Tage	0,67	0,19	76
28 Tage	0,71	0,23	106
6 Mon.	0,62	0,24	32
1 Jahr	0,71	0,27	31
2 Jahre	0,61	0,23	24
3 Jahre	0,65	0,15	22

Abb. 11

Beta-Globulin

gangswert bei 0,8 g % (Abb. 6). Er fiel jedoch am 3. Tag auf 0,61 g %, am 10. auf 0,39 g % ab.

2. Das Verhalten der Serumlabilitätsreaktionen

Trotz der Möglichkeit der quantitativen Analyse der Serumproteine werden auch heute noch eine Reihe einfacherer Reaktionen durchgeführt, die nur grobe Aufschlüsse über das Verhalten der Serumeiweißkörper unter normalen oder pathologischen Bedingungen geben. Sie sind klinisch neben der Elektrophorese verwertbar, da sie offenbar auf Unterschiede in der Qualität der Proteine ansprechen (*Sandkühler,* 1962). Die Labilitätsreaktionen entsprechen durchaus nicht immer den quantitativen Werten im Elektrophoresediagramm (*Wuhrmann,* 1959; *Sandkühler,* 1962). – Die Beziehungen zwischen Bluteiweißbild und einigen Serumlabilitätstesten sind in der Tabelle 10 dargestellt. – Für die Serumlabilitätsreaktionen fehlt bisher die wissenschaftlich fundierte Basis (*Berg* u. Mitarb., 1966). Die Reaktionsweise wird empirisch ausgewertet. Die vorwiegend als Lebertests angewandten Serumlabilitätsproben sind keinesfalls leberspezifisch. Aus dem Reaktionsablauf lassen sich jedoch Rückschlüsse auf Entzündungsvorgänge (BSR) oder auf eine Funktionsbeeinträchtigung von Organen ziehen.

Tab. 10

Beziehungen zwischen Bluteiweißbild und Reaktionsausfall einiger Serumlabilitätsteste (nach *v. Kress,* 1962)

	Förderung von Trübung		Hemmung
Thymol	γ, β, Lipoproteide, Phospholipide		Albumin
Takata	γ, β, (α)		Albumin
	Verkürzung	Verlängerung	Verschleierung
Weltmann-KB	α, β_1	γ	α, β oder α+β bei gleichzeitiger γ-Globulin-Vermehrung

a) Blutsenkungsreaktion (BSR)

Schon im Altertum wurde eine Abscheidung des aus der Ader gelassenen Blutes beschrieben. Der Serum-Aufsatz, die "Crusta phlogistica", wurde als normaler Blutbestandteil gewertet. – 1917 berichtete *Fahraeus* auf einer Chirurgen- und Gynaekologentagung in Stockholm über seine Beobachtung des beschleunigten Absetzens von roten Blutkörperchen in aus Blutgefäßen entnommenem und stehengelassenen Blut bei Schwangeren. Er publizierte diese Feststellung 1918 und berichtete ausführlich in einer 1923 erschienenen monographischen Bearbeitung. 1924 veröffentlichte *Westergren* in einer Monographie sein Verfahren der Blutsenkungsbestimmung, wie sie noch heute als verbreitetste Methode angewandt wird. – Im mit Zitrat ungerinnbar gemachten Blut wird die Trennung von Blutkörperchen und Plasma in Zeitabständen von 1 und 2 Stunden gemessen. – Die BSR ist abhängig von der bereits 1836 von *Hermann Nasse* beschriebenen Fähigkeit der Erythrozyten zur Agglomeration und von dem Milieu, in dem die Blutzellen schweben. Volumen der Erythrozyten, elektrischer Ladungszustand, Oberflächenspannung, Zellgröße und Zusammensetzung des Blutplasmas sind Faktoren des komplexen Geschehens (*Berg* u. Mitarz., 1966). Eine Beschleunigung der BRS ist nach heute übereinstimmender Meinung Ausdruck einer Vermehrung des Fibrinogens oder der Globuline oder von beiden, bzw. des Auftretens pathologischer Proteine im Blutplasma (*Riva,* 1957). Als Normalwerte werden in der Literatur für die BSR nach *Westergren* für den 1-Stundenwert der Frau bis 20 mm, für den Mann bis 10 mm angegeben (*Wuhrmann* u. *Märki,* 1963). Allgemein gilt heute der 1-Stundenwert als der wichtigste, der nach *Riva* (1957) in der Regel auch genüge.

Bei Leberparenchymerkrankungen ist die BSR meist beschleunigt (*v. Kress,* 1962). Häufig sehen wir aber auch bei fortgeschrittenen Zirrhosen normale Blutsenkungsreaktionen. Eine Gamma-Globulin-Vermehrung wirkt stark senkend. Noch stärkere Senkungsbeschleunigungen bedingt eine Vermehrung des Fibrinogens. Da bei der Leberzirrhose das erstere vermehrt, das letztere aber erniedrigt ist, bleibt die Senkungsreaktion oft im Normalbereich.

Markoff und *Kaiser* (1962) beobachteten fast regelmäßig eine Beschleunigung der Senkungsreaktion bei Leberzirrhosekranken. *Spengler* und *Riva* (1963) konnten entgegen der Beobachtung von *Stary* und Mitarbeitern (1951) zwischen der Gamma-Dysproteinämie bei schweren Leberschäden und dem Ausfall der Senkungsreaktion keine Korrelation feststellen. Jedoch hielten auch *Stary* und Mitarbeiter die Senkungsreaktion in der Leberdiagnostik für unbedeutend, da sie als Ursache der Senkungsbeschleunigung nicht selten Nebenerkrankungen registrieren mußten.

Um einen Anhalt für den prognostischen Wert der Blutkörperchensenkungsreaktion für die Anlegung porto-kavaler Anastomosen zu gewinnen, setzten wir eine willkürliche Grenze für den 1-Stundenwert bei 50 (Abb. 29). Von 12 Patienten mit höheren Erststundenwerten als 50 verstarben 3 (25 %), von 193 Kranken mit niedrigeren Erststundenwerten 43 (22,3 %). Unter den Verstorbenen waren die beiden einzigen Patienten mit 1-Stundenwerten über 100.

Der 1-Stundenwert aller Operierten betrug im Mittel 17, der der postoperativ Verstorbenen 20.

b) Takata-Reaktion

Der japanische Internist *Takata* beschrieb diesen Serumlabilitätstest 1925 zur Unterscheidung zwischen lobärer und lobulärer Pneumonie. Sie erwies sich hierfür jedoch als unbrauchbar. *Staub und Jezler* prüften die Methode nach und führten sie 1928 als Leberfunktionstest in die Klinik ein. Sie fand in Europa auf breiter Basis Anwendung. – Aus einer Sublimatlösung bei Alkoholzusatz entstehendes kolloidales Quecksilberoxyd wird durch normales Serum stabilisiert. Bei Zunahme der Globuline, besonders der Gamma-Globuline, kommt es zu einer Ausflockung dieser kolloidalen Lösung. Bei gleichzeitiger stärkerer Alpha$_2$-Globulin-Vermehrung wird die Gamma-Globulin-Ausflockung gehemmt (*Hallmann,* 1966). –

Bei fortschreitender Leberzirrhose wird die Takata-Reaktion zunehmend positiv, oder im quantitativen Nachweis nach *Mancke* und *Sommer* (1936) nimmt die Sublimatkonzentration, die noch eine Flockung hervorruft, ab. *Riva* (1957) fand bei über 100 Zirrhosekranken den Takata-Wert stark positiv. *Hallmann* (1966) gibt für kompensierte Zirrhosen eine Grenzkonzentration von 65 mg % an, für dekompensierte Zirrhosen 50 mg %. *v. Kress* 1962) hält 30 - 40 mg % für die mittlere Grenzkonzentration der Sublimatlösung bei Leberzirrhosekranken.

Die Beobachtung von *Gros* (1954), daß nach Varizenblutungen die Takata-Reaktion vorübergehend positiv werde, konnten *Wuhrmann* und *Wunderly* (1957) nicht bestätigen. Nach *Müting* (1963) und auch unseren Beobachtungen (*Schreiber* u. Mitarb., 1963), gehen die Verminderung der Albuminwerte und die Erniedrigung des Takata-Wertes parallel. *Hallmann* (1966) fand eine häufige Übereinstimmung von BSR, Takata-Reaktion und Weltmann-Koagulationsband.

Wuhrmann und *Leuthardt* (1938) nahmen als Ursache der positiven Takata-Reaktion spezielle "Takata-Proteine" an. Bei der Leberzirrhose sind die Abnahme des Plasmaalbumins und die Zunahme der Globuline als Kausalfaktoren der positiven Serumlabilitätsprobe anzusehen (*Müting,* 1963).

In unserem Krankengut fanden wir bei 193 Kranken präoperativ einen Mittelwert von 73,3 mg % für die Takata-Reaktion. In 46,4 % der Fälle lag der Wert im pathologischen Bereich (Tab. 11). Unmittelbar nach der Operation trat ein Anstieg auf 77,8 mg % auf. – Möglicherweise ist dies Folge der Gabe von Blutkonserven während der Operation. – Bis zum 28. Tage p. op. fiel der Takata-Wert dann ab auf 55,3 mg % und nivellierte sich später zwischen 60 und 67 mg % (Abb.12).

Die Ausgangswerte der postoperativ verstorbenen Kranken lagen mit 65,1 mg % im Mittel wenig tiefer (Abb. 14). Auch hier war am 3. Tage nach der Operation ein Anstieg (70 mg %) zu verzeichnen, am 10. Tage ein Abfall auf 64,3 mg % (Abb. 15). Eine wesentliche Differenz zum Gesamtkollektiv ergab sich nicht.

Bei der Grenzsetzung von Takata-Werten trat eine deutliche Abhängigkeit vom Ausgangsstatus zutage. 124 Kranke hatten einen Takata von 70 bis über 100 mg %. Die Letalität betrug 16,1 % (20 Todesfälle). Von 29 Patienten mit einem Takata-Wert von 50 und 60 mg % verstarben 7 (24,1 %). 64 der Leberzirrhosekranken hatten vor der Anlegung einer porto-kavalen Anastomose einen Ausgangswert von 40 bis unter 20 mg %. In dieser Gruppe starben postoperativ 21 Kranke (32,8 %), (Abb. 30, Tab. 18).

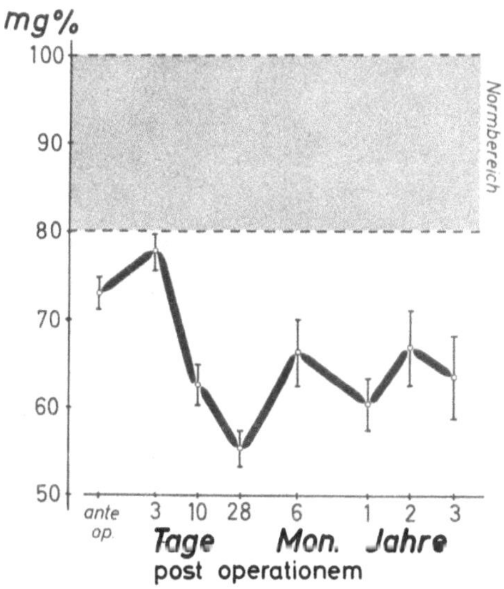

Zeit	Mittelwert	± s	Anzahl d Fälle
ante op	73,3	1,7	193
3 Tage	77,8	2,3	76
10 Tage	62,5	2,3	96
28 Tage	55,3	2,0	102
6 Mon.	66,4	3,8	42
1 Jahr	60,4	3,1	50
2 Jahre	66,8	4,2	34
3 Jahre	63,4	4,8	24

Abb. 12

Takata-Reaktion

c) Weltmann-Koagulationsband

Der Wiener Internist *Weltmann* beschrieb 1930 eine Serumreaktion, die Hinweise auf entzündliche Prozesse und Tumoren sowie für einen Leberparenchymschaden geben kann. — Bestimmt wird in einer arithmetischen Verdünnungsreihe das Röhrchen, dessen Calciumchlorid-Konzentration eine 50-fach verdünnte Serumprobe nach 15 Minuten Kochen noch koaguliert. Es werden 6 - 7 Röhrchen (0,5 - 0,4 ‰ Ca Cl_2) als normal angegeben. — Das Weltmann-KB reagiert unabhängig vom Ge-

Tab. 11
Anteil der Normbereichswerte (obere Zahl) von Serumlabilitäts-Reaktionen und Gesamtbilirubin und der pathologisch veranderten Werte (untere Zahl) in Prozenten. Für das Weltmann-Koagulationsband wurde die Unterteilung in normal, verlängert und verkürzt vorgenommen

	Takata-Reaktion	Thymol-Trübungstest	Weltmann-Koagulationsband	Gesamt-Bilirubin
ante op.	53,6 46,4	39,2 60,8	12,2 86,3 1,5	59,4 40,6
3 Tage p. op.	60,5 39,5	44,6 55,4	34,2 60,3 5,5	4,6 95,4
10 Tage p. op.	28,1 71,9	36,5 63,5	27,0 71,0 2,0	26,9 73,1
28 Tage p. op.	17,0 83,0	36,4 63,6	6,2 92,8 1,0	33,4 66,6
6 Monate p. op.	36,5 64,5	47,0 53,0	6,1 90,9 3,0	19,5 80,5
1 Jahr p. op.	35,5 64,5	37,2 62,8	4,5 93,2 2,3	13,0 87,0
2 Jahre p. op.	35,5 64,5	41,2 58,8	8,6 91,4 0,0	12,8 87,2
3 Jahre p. op.	48,0 52,0	43,5 56,5	12,0 88,0 0,0	7,4 92,6

samteiweiß des Serums, von Bilirubin und Elektrolyten (*Hallmann*, 1966).

Ein verkürztes Weltmann-KB ist zu beobachten bei erhöhter $CaCl_2$-Konzentration des Serums, einer erhöhten Elektrolytschwelle oder gesteigerten Hitzestabilität, ein verlängertes Weltmann-KB bei Erniedrigung dieser Faktoren.

Ein normales Weltmann-Koagulationsband kann auch bei pathologischen Eiweißverschiebungen bei Ausgleich "verkürzender" oder "verlängernder" Einflüsse als sogen. "Verschleiertes Koagulationsband" resultieren.

Eine hohe Koagulationsschwelle (schmales KB, verkürztes KB) spricht für eine Zunahme der Alpha-Globuline, eine erniedrigte Koagulationsschwelle (verbreitertes KB, verlängertes KB) für das vermehrte Vorhandensein von Gamma-Globulinen (*Berg* u. Mitarb., 1966). Eine Verkürzung ist bei Exsudation, Nekrose, Nephrose, malignen Tumoren etc. zu beobachten, eine Verlängerung bei Parenchymschäden der Leber, Fibrose, Zellproliferation, chronisch-entzündlichen Erkrankungen oder Hämolyse der Serumprobe (*Hallmann*, 1966; *Berg* u. Mitarb., 1966).

Riva (1957) fand bei über 100 Leberzirrhosekranken eine Verbreiterung des Weltmann-Koagulationsbandes. Als Ausdruck einer Vermehrung der heterogenen Gamma-Globuline kann die Verlängerung des Weltmann-KB bei der Leberzirrhose extreme Grade erreichen. Etwa die Hälfte der Fälle aber weist ein verschleiertes Koagulationsband auf (*Wuhrmann* u. *Märki*, 1963).

Das Weltmann-Koagulationsband lag bei unseren Leberzirrhosekranken mit Pfortaderhochdruck im Mittel bei 9 (205 Fälle). 86,3 % der Kranken hatten ein verlängertes, 1,5 % ein verkürztes Koagulationsband. Auch nach Anlegung einer porto-kavalen Anastomose blieb das Weltmann-KB im Mittel verlängert. Am 3. Tage p. op. fiel der Wert zum Normalen hin auf 7,6, stabilisierte sich aber vom 28. Tage an bei 9 (Abb. 13).

Die Gruppe der postoperativ Verstorbenen hatte einen Ausgangswert von 9,0 und fiel am 3. Tage nach der Operation auf nur 8,1 ab.

Eine wesentliche Aussagekraft für die Indikationsstellung portokavaler Anastomosen fand sich nicht.

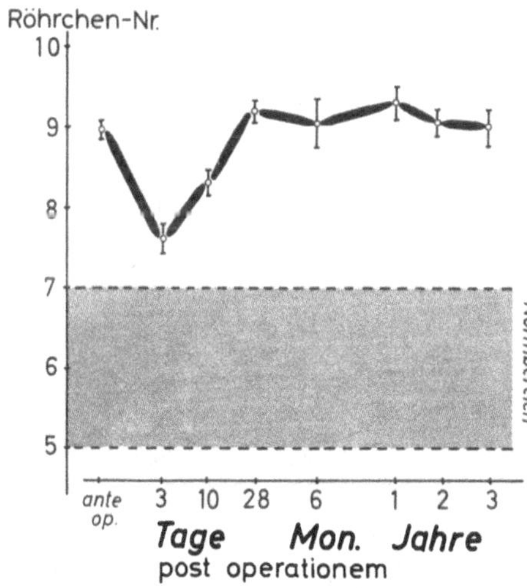

Zeit	Mittelwert	± s	Anzahl d Fälle
ante op	8,99	0,10	205
3 Tage	7,62	0,18	73
10 Tage	8,32	0,17	100
28 Tage	9,21	0,12	112
6 Mon.	9,06	0,29	33
1 Jahr	9,33	0,22	45
2 Jahre	9,06	0,18	35
3 Jahre	9,00	0,23	25

Abb. 13

Weltmann-Koagulationsband

d) Thymol-Trübungstest

Diese Serumlabilitätsreaktion wurde von *MacLagan* 1944 zufällig entdeckt. Er beobachtete, daß bei Zugabe von Thymolkristallen als Antiseptika zu gewissen Seren, vor allem von Leberkranken, eine Trübung auftrat. Es waren Seren, die auch eine positive Goldsol-Reaktion aufwiesen.

Bei der klinischen Prüfung wurden die von *MacLagan* angebenen Merkmale bestätigt. Der Thymol-Trübungstest fand als Leberfunktionstest Verbreitung. – Durch das Thymolreagenz werden vermutlich zwei Globulinfraktionen, Gamma- und Beta-Globuline und auch Lipoproteide der Beta-Fraktion gefällt (*Wuhrmann* u. *Märki,* 1963; *Hallmann,* 1966; *Berg* u. Mitarb., 1966). Ein Nachteil der Methode sei, daß in verschiedenen Laboratorien unterschiedliche Meßwerte registriert würden, da es schwierig sei, einen Puffer mit der pH-Konstanz von 7,8 zu erhalten (*Riva,* 1957). –

Tab. 12

Niedrigst- und Hochstwerte der Serumlabilitätsreaktionen und des Gesamtbilirubin in den verschiedenen Zeitabschnitten

Zeit	Takata	WKB	Thymol	Bilirubin
ante op.	> 100 20	> 10 3	24,8 0,2	9,4 0,2
3 Tage p. op.	> 100 20	10 3	9,2 0,4	18,5 0,8
10 Tage p. op.	> 100 20	> 10 4	8,8 0,1	18,4 0,3
28 Tage p. op	> 100 20	> 10 3	13,6 0,1	9,9 0,3
6 Monate p. op.	100 20	> 10 3	9,2 0,2	7,2 0,3
1 Jahr p. op.	> 100 30	> 10 4	13,1 0,7	23;9 0,2
2 Jahre p. op	> 100 30	10 6	10,4 0,1	13,8 0,4
3 Jahre p. op.	100 30	> 10 7	7,9 0,2	8,5 0,5

Höchster Wert oben, niedrigster unten

Die Thymol-Trübungsreaktion ist die empfindlichste Eiweißlabilitätsprobe (*Richterich,* 1965; *Hallmann,* 1966). *Wuhrmann* und *Märki* (1963) halten sie für umstritten als Lebertest, da sie zu empfindlich sei. *Hallmann* (1966) dagegen wertet die Thymol-Reaktion als hoch leberspezifisch. Sie sei wichtig in der Hepatitisdiagnostik und ermögliche die fast sichere Differenzierung von Verschluß- und Parenchymikterus.

Bei der Leberzirrhose ist die Aussagekraft des Thymol-Trübungstests gering (*Müting*, 1963; *Hallmann*, 1966).

Unter 202 präoperativ erfaßten Leberzirrhosekranken fand sich ein Mittelwert der Thymol-Reaktion von 4,23 *MacLagan*-Einheiten. 60,8 % der Reaktionen lagen im pathologischen Bereich. Postoperativ fiel der Thymolwert am 3. Tage zum Normalen hin auf 3,48 ab, stieg dann wieder an und erreichte einen Gipfel von 4,53 nach einem Jahr. Danach fiel der Wert wiederum ab (Abb. 14).

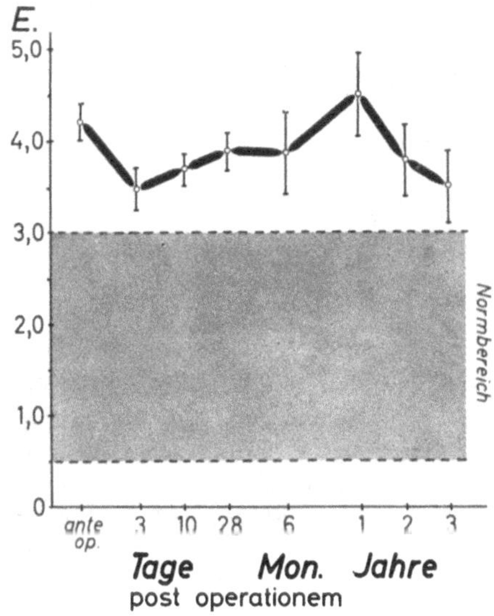

Zeit	Mittel-wert	± s	Anzahl d Falle
ante op.	4,23	0,21	202
3 Tage	3,48	0,24	74
10 Tage	3,69	0,17	101
28 Tage	3,91	0,20	112
6 Mon	3,88	0,45	33
1 Jahr	4,53	0,45	43
2 Jahre	3,81	0,40	34
3 Jahre	3,52	0,39	23

Abb. 14

Thymol-Trübungsreaktion

Die postoperativ verstorbenen Kranken hatten einen höheren mittleren Ausgangswert von 4,93 *MacLagan*-Einheiten. Sie zeigten einen kontinuierlichen Abfall zur Normalgrenze hin auf 3,79 am 3. und 3,56 am 10. Tage (Abb. 16 u. 17).

Wie beim Weltmann-Koagulationsband konnten wir auch aus dem Ausfall der Thymol-Reaktion keine verbindliche Aussage für die Indikationsstellung zur porto-kavalen Anastomose entnehmen.

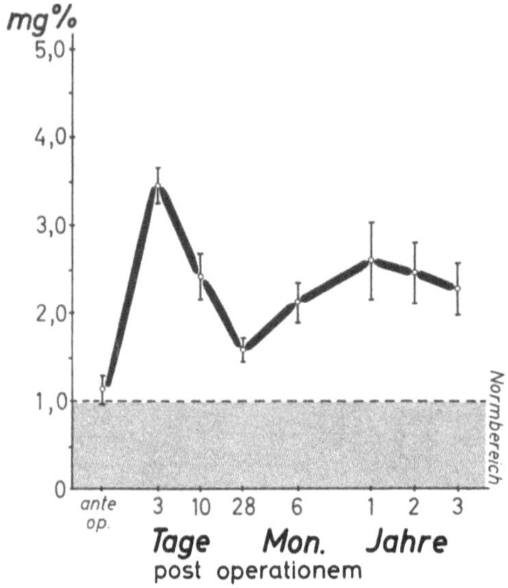

Zeit	Mittel-wert	± s	Anzahl d Fälle
ante op.	1,13	0,16	218
3 Tage	3,49	0,20	174
10 Tage	2,41	0,26	146
28 Tage	1,58	0,12	126
6 Mon.	2,12	0,23	42
1 Jahr	2,60	0,44	54
2 Jahre	2,46	0,34	39
3 Jahre	2,27	0,29	31

Abb. 15

Serumbilirubin

e) Bilirubin

Da die Beurteilung eines Leberkranken ohne Berücksichtigung des Bilirubinwertes kaum möglich ist, haben wir auch das Verhalten des Serumbilirubins vor und nach Anlegung einer porto-kavalen Anastomose registriert und fügen die Ergebnisse ergänzend ein.

Der präoperative Gesamtbilirubinwert, bestimmt nach *Jendrassik*, wurde bei 218 unserer Kranken registriert. Er betrug im Mittel 1,13 mg %. Bei 40,6 % der Kranken lag der Bilirubinwert über 1 mg %. Am 3. postoperativen Tage kam es zu einem Bilirubinanstieg auf 3,49 mg %, dann zu einem kontinuierlichen Abfall auf 1,58 mg % bis zum 28. Tage p. op. (Abb. 15). Die Bilirubinwerte im Zeitraum von 6 Monaten bis zum 3. Jahre nach Anlegung der porto-kavalen Anastomose lagen im Mittel zwischen 2,1 und 2,6 mg %, wobei die Quote der Kranken mit pathologischen Werten kontinuierlich anstieg (Tab. 11).

Die postoperativ verstorbenen Kranken wiesen bei einem Ausgangswert von im Mittel 1,51 mg % nach der Operation einen steilen Anstieg auf. Am 3. Tage p. op. betrug der Bilirubinwert 2,82 mg %, am 10. Tage 5,78 mg % (Abb. 16 u. 17).

Im Letalitätsverhalten ließ sich eine deutliche Abhängigkeit vom Ausgangsstatus konstatieren. 127 Kranke mit einem Bilirubinwert bis zu

1 mg % hatten eine Letalität von 17,3 % (22 Kranke). Von 77 Patienten mit einem Serumbilirubin von 1,1 bis 2 mg % verstarben 19 (24,7 %), von 14 mit einem Bilirubingehalt von über 2 mg % 7 (50 %), (Abb. 30).

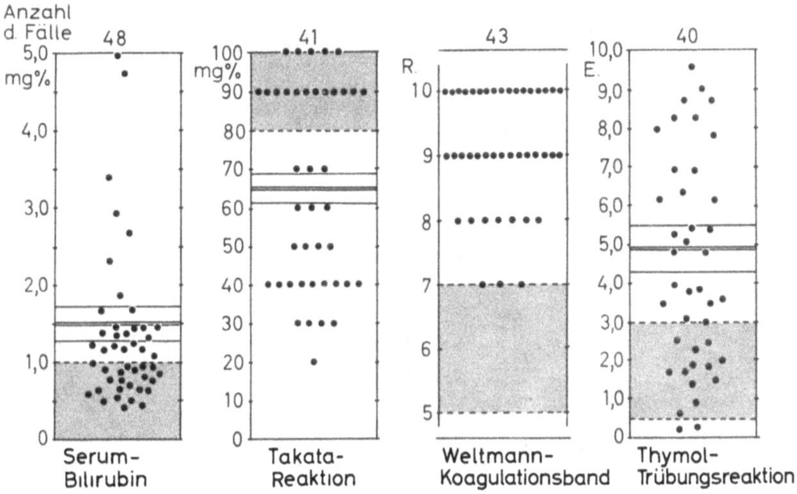

Abb. 16

Todesfälle
Verteilung der Ausgangswerte der postoperativ Verstorbenen

3. Das Verhalten der Blutgerinnungsfaktoren

a) Zur Physiologie und Pathophysiologie der Blutgerinnung

Vor etwa 60 Jahren stellte *Morawitz* (1903) die "klassische Gerinnungslehre" auf. Sie besteht auch heute noch in ihren Grundzügen. Danach wird der Blutgerinnungsvorgang als zweiphasisch angesehen: Zunächst entsteht aus Prothrombin unter Einwirkung von Thrombokinase und Kalzium das Thrombin. In der zweiten Phase bewirkt das Thrombin die Umwandlung von Fibrinogen in Fibrin.

Bis 1947 waren nur 4 Gerinnungsfaktoren bekannt: Fibrinogen, Prothrombin, Thrombokinase (Thromboplastin) und Kalzium. Dann beschrieb *Owren* (1947) den Faktor V, *Ware, Guest* und *Seegers* (1947) fanden das Plasma-Ac-Globulin. Damit begann die Aufklärung des Blutgerinnungsvorganges und gleichzeitig die Ausbildung eines Spezialgebietes. Heute sind 13 gerinnungsfördernde Faktoren bekannt. Sie sind in Tabelle 13 aufgeführt.

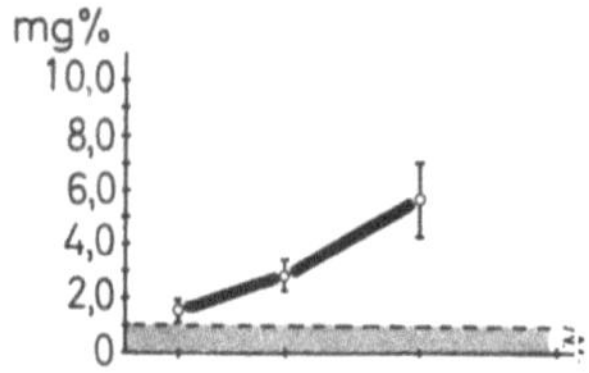

Zeit	Mittelwert	± s	Anzahl d. Fälle
ante op.	1,51	0,22	48
3 Tage	2,82	0,46	38
10 Tage	5,78	1,36	18

Abb. 17 a
Serum-Bilirubin der postoperativ Verstorbenen

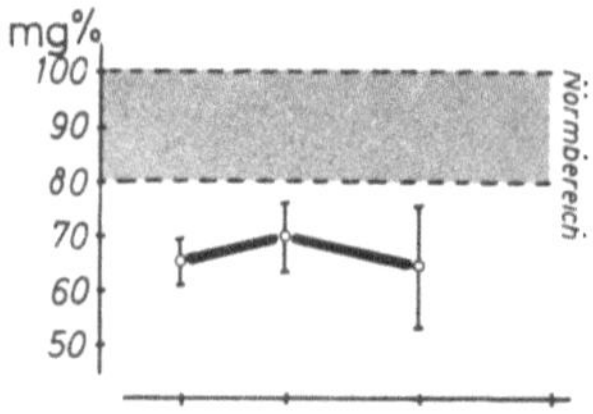

Zeit	Mittelwert	± s	Anzahl d. Fälle
ante op	65,1	4,1	41
3 Tage	70,0	6,3	16
10 Tage	64,3	11,1	7

Abb. 17 b
Takata-Reaktion der postoperativ Verstorbenen

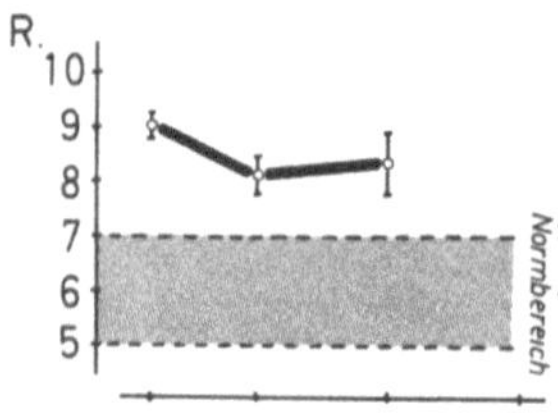

Zeit	Mittelwert	± s	Anzahl d. Fälle
ante op.	9,0	0,23	43
3 Tage	8,1	0,32	15
10 Tage	8,3	0,58	9

Abb. 17 c
Weltmann-Koagulationsband der postoperativ Verstorbenen

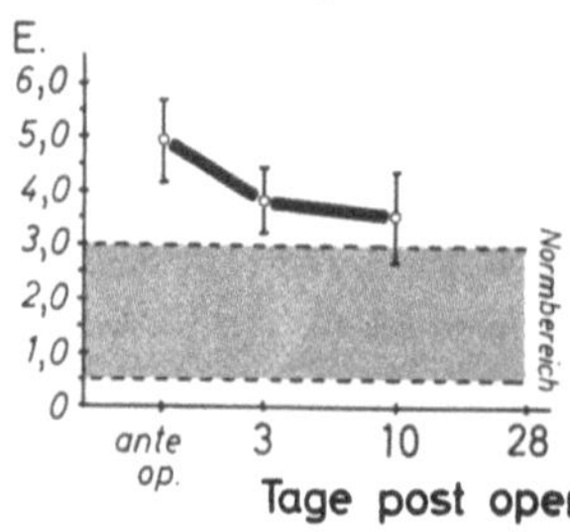

Zeit	Mittelwert	± s	Anzahl d. Fälle
ante op.	4,93	0,75	40
3 Tage	3,79	0,60	15
10 Tage	3,56	0,83	9

Abb. 17 d
Thymol-Trübungsreaktion der postoperativ Verstorbenen

Tab. 13
Bezeichnung der Blutgerinnungsfaktoren

Faktor I	–	Fibrinogen
Faktor II	–	Prothrombin
Faktor III	–	Thrombokinase
Faktor IV	–	Kalzium
Faktor V/VI	–	Proaccelerin
Faktor VII	–	Proconvertin
Faktor VIII	–	Antihaemophiles Globulin
Faktor IX	–	Christmas-Faktor
Faktor X	–	Stuart-Prower-Faktor
Faktor XI	–	Plasma-Thromboplastin-Antecedent
Faktor XII	–	Hageman-Faktor
Faktor XIII	–	Fibrinstabilisierender Faktor

Wir wollen hier nur einen kurzen Überblick über den Gerinnungsvorgang nach der heutigen Vorstellung geben, um das Verständnis der Auswirkung einer Leberfunktionsstörung auf das Gerinnungssystem zu erleichtern. In der Abbildung 18 ist der Blutgerinnungsablauf in seinem Funktionsgefüge schematisch dargestellt.

Die Thrombokinase wurde früher als einheitliche Substanz angesehen, deren Ursprung in Gewebszellen oder Thrombozyten vermutet wurde. Es

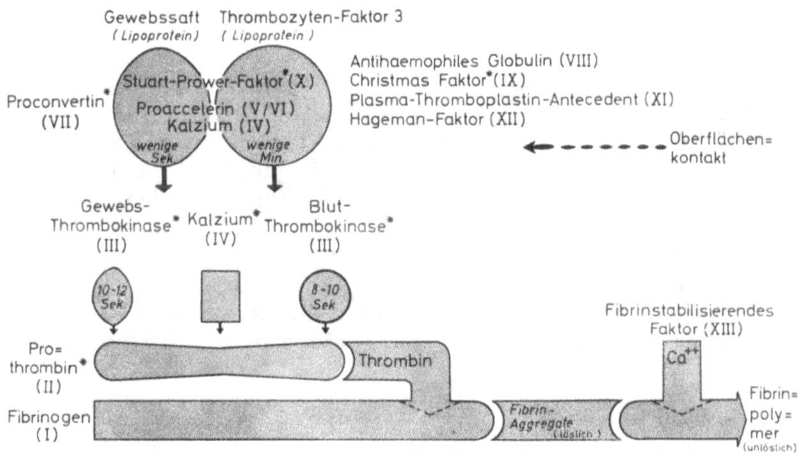

Die mit* gekennzeichneten Faktoren erfordern die Mitwirkung des Vit K

Abb. 18
Blutgerinnungsschema nach *Egli* (1966), modifiziert

finden sich heute immer mehr Hinweise, daß an der Bildung der Gewebs- oder Blutthrombokinase verschiedene Gerinnungsfaktoren beteiligt sind. Die Thrombokinaseentstehung wird als Vorphase der Gerinnung bezeichnet.

Die Bildung der Thrombokinase ist auf zwei Wegen möglich: Ein exogener Mechanismus bewirkt die Bildung der Gewebsthrombokinase. An diesem Vorgang sind ein Gewebssaft (Lipoprotein), der Faktor V, Faktor VII, der Stuart-Prower-Faktor und Kalzium beteiligt. Für die Auslösung des Gerinnungsvorganges durch den Gewebssaft scheint eine benetzbare Oberfläche nicht zwingend erforderlich zu sein. Der inaktive Faktor VII (inaktives Proconvertin) scheint dagegen erst durch Kontakt mit einer Oberfläche oder mit dem Gewebssaft in den aktiven Faktor VII (aktives Proconvertin) umgewandelt zu werden (*Owren,* 1955). Gewebssaft, aktiver Faktor VII, Stuart-Prower-Faktor und Kalzium bilden zunächst ein Intermediärprodukt, das Convertin (*Owren*). Unter Einwirkung des durch Thrombin aktivierten Faktors V (Accelerin, VI) bildet das Convertin die Gewebsthrombokinase (extrinsic Thromboplastin). – Im „endogenen Mechanismus" erfolgt die Bildung der Blutthrombokinase. Dieser Vorgang ist bis heute noch nicht sicher bewiesen. Die Bildung unter der ausschließlichen Beteiligung von Plasma- und Thrombozytenfaktoren wird angenommen. Der Hageman-Faktor wird durch Kontakt mit benetzbarer Oberfläche zum Contact-Factor aktiviert (*Margolis,* 1958). Dieser bildet mit dem Plasma-Thromboplastin-Antecedent (Faktor XI) ein wenig beständiges Aktivierungsprodukt (*Waaler,* 1958). Er wird durch benetzbare Oberflächen absorbiert und dadurch aktiviert. Das Aktivierungsprodukt wird bei Anwesenheit von Kalzium, Faktor IX (Christmas-Faktor) und dem Stuart-Prower-Faktor (Faktor X) zum Intermediärprodukt I. Hierbei wird Faktor VIII verbraucht (*Bersagel* u. *Hougie,* 1956; *Fisch,* 1958; *Koller,* 1958). Zusammen mit Thrombozytenfaktor III bildet dieses Intermediärprodukt I das Intermediärprodukt II und dieses mit durch Thrombin aktiviertem Faktor V die Blutthrombokinase (intrinsic Thromboplastin), (*Bersagel* u. *Hougie,* 1956; *Biggs* u. Mitarb., 1958). – Thrombin wandelt Fibrinogen in Fibrin um.

Neben der ständig ablaufenden "latenten Gerinnung" besteht ein zweiter, stetig aktivierter Funktionsablauf, die Fibrinolyse. Zwischen Blutgerinnung und Fibrinolyse ist beim Gesunden ein Gleichgewicht vorhanden.

Für eine normale Gerinnung sind alle Gerinnungsfaktoren erforderlich, evtl. mit Ausnahme von Faktor XII. Ein Mangel führt zu hämorrhagischen Diathesen. Die Aktivität jedes Faktors ist spezifisch. Die pathologischen Folgen des Mangels eines isolierten Faktors sind nur durch Zufuhr des fehlenden Faktors zu korrigieren (*Duckert,* 1966). Eine Übersicht über einige klinisch wichtige Eigenschaften gibt die Tabelle 14.

Die Gerinnungsfaktoren sind größtenteils Proteine, die in der Leber

Tab. 14
Chemische und physiologische Eigenschaften der Gerinnungsfaktoren
(nach *Duckert*, 1966)

Faktoren	Anwesenheit im Serum	Stabilität in vitro	Halbwert-zeit	Vitamin K-Abhängigkeit	Vermindert durch orale Antikoagulantien	Wirkung auf die Methode nach Quick	Adsorption auf $BaSO_4$
I	–	gut	4 Tage	–	–	±	–
II	1–7 %*)	gut	2- 3 Tage	+	+	+	+
V	–	schlecht	12-15 h	–	–	+	–
VII	+	gut	2- 5 h	+	+	+	+
VIII	–	schlecht	8-14 h	–	–	–	–
IX	+	gut	30 h	+	+	–	+
X	+	sehr gut	30-40 h	+	+	+	+
XI	+	gut		–	–	–	wenig
XII	+	gut		–	–	–	–
XIII	10 %*)	gut	4- 5 Tage	–	–	–	–

*) Werte in % vom normalen Wert im Plasma

aufgebaut werden (*Hoff*, 1962 u.a.). Störungen im Eiweißstoffwechsel der Leber haben eine Beeinträchtigung der Bildung und Aktivität der Gerinnungsfaktoren zur Folge. – Die Leber bildet aber nicht nur Gerinnungsfaktoren und gibt sie ans Blut ab, sondern entnimmt dem Blut ständig aktivierte Akzeleratoren und wandelt sie in inaktiveres Prothrombin um (*Lasch*, 1966).

Die Aktivitätsminderung der Gerinnungsfaktoren gewährt bei Berücksichtigung der Vorgeschichte der Kranken und der klinischen Krankheitserscheinungen neben anderen Lebertesten einen Einblick in den Grad der funktionellen Schädigung der Leber. Hierauf wiesen *Dyckerhoff* und *Marx* (1942), *Volkert* (1942), *Koller* und *Fritschy* (1947), *Owren* (1949), *Griffith* (1952) u.v.a. (s.bei *Broicher* u. Mitarb., 1958) hin. Die Aktivität der Gerinnungsfaktoren ist jedoch kein Maß für die anatomischen Veränderungen'(*Imdahl, Egli, Kesseler* u. *Hennrich*, 1957).

Ein normaler Blutgerinnungsstatus schließt eine chronische Leberparenchymerkrankung nicht aus. Auch wir beobachteten wie *Hennrich* (1957), *Broicher* und Mitarbeiter (1958) ausgeprägte Leberzirrhosen mit unauffälligem Aktivitätsverhalten der Gerinnungsfaktoren.

Die Störung der Leberfunktion wirkt sich auf die Konzentration der Gerinnungsfaktoren aus, da diese Proteine kurzer Lebensdauer sind (Tab. 14). Unterschiedliche Auffassung besteht darin, wie weitgehend die Konzentrationsminderung der einzelnen Gerinnungsfaktoren beim Leberparenchymschaden ist. Nach *Jürgens* (1957) seien Prothrombin, Faktor V und Faktor VII stets wenigstens 50 % unter der Norm. *Hennrich* (1957) u.a. halten eine Minderung der Gerinnungsfaktoren um 15 - 25 % unter den Normbereich für das übliche Maß bei der Leberzirrhose. – Wesentlich dürfte aber hier die Konzentration vom Grad der Funktionsstörung und damit von der Schwere der Zirrhose abhängen. Dieses wiederum ermöglicht Rückschlüsse auf die Leberfunktion aus dem Gerinnungsgefüge.

Witte und *Dirnberger* (1953), *Forell* und *Koller* (1953), *Jürgens* (1953, 1957), *Günther* und *Kiefer* (1955), *Witte* (1960) wie auch *Popper* und *Schaffner* (1961) beobachteten den Abfall von Faktor VII als erstes Zeichen eines Parenchymunterganges der Leber. In der Folge sahen sie eine Prothrombinminderung. Eine Erniedrigung des Faktors V tritt erst bei schwersten Leberparenchymschäden auf. Der Abfall von Faktor V gilt als prognostisch ungünstig (*Forell* u. *Koller,* 1953; *Günther* u. *Kiefer,* 1955, *Hennrich,* 1957; *Broicher* u. Mitarb., 1958; *Witte,* 1960). *Imdahl, Egli, Kesseler* und *Hennrich* (1957) sehen im starken Abfall von Faktor V eine Kontraindikation zur Anlegung einer porto-kavalen Anastomose.

Eine Aktivitätssteigerung der Vitamin K-abhängigen Gerinnungsfaktoren – Prothrombin, Faktor VII, Christmas-Faktor (Faktor IX), Stuart-Prower-Faktor (Faktor X), evtl. PTA-Faktor (Faktor XI) gelingt nach Untersuchungen von *Günther* und *Kiefer* (1955) durch Gabe von Vitamin K_1 nur in der Hälfte der Fälle bei Prothrombin und Faktor VII. In einem Drittel der Fälle bessert sich auch der Vitamin-K-unabhängige Faktor V. Entsprechend dem Stadium der Zirrhose nimmt die Reaktion

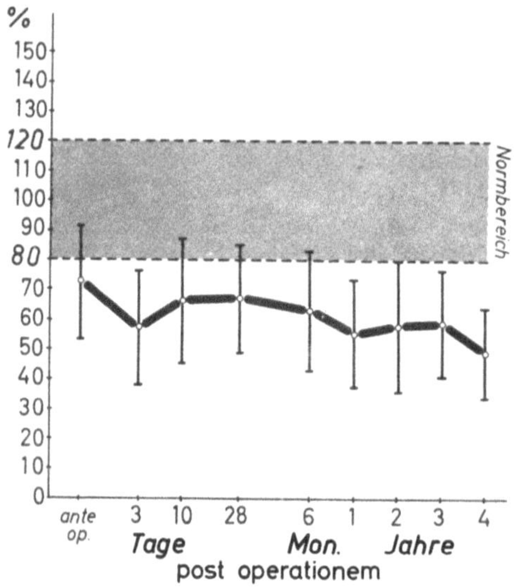

Zeit	Mittelwert	s ±	Anzahl d. Fälle
ante op.	73	19	217
3 Tage	57	19	135
10 Tage	66	21	100
28 Tage	67	18	104
6 Mon	63	20	32
1 Jahr	55	18	34
2 Jahre	58	22	33
3 Jahre	59	18	20
4 Jahre	48	15	12

Abb. 19

Prothrombin

auf Vitamin K_1 ab. *Witte* und *Dirnberger* (1953) erreichten bei Leberkranken durch Vitamin-K-Zufuhr einen Anstieg von Prothrombin, Faktor V und nach längerer Dauer auch von Faktor VII. Wiederholte Vitamin k_1-Medikationen zeigten unterschiedlich positive oder negative Reaktionen. Langdauernde Gaben von Vitamin K_1 bewirkten eine zunehmend stärkere Verminderung der genannten Gerinnungsfaktoren.

b) Prothrombin (Faktor II)

Dieser Gerinnungsfaktor wird nach überwiegender Meinung in den Mitochondrien der Leber gebildet. *Neumaier* und *Schmid* (1947), *Jürgens* und *Studer* (1952) bezweifelten dies. Da Globuline (γ) im retikuloendothelialen System gebildet werden, Prothrombin den Globulinen zuzuordnen ist, nahmen sie als Bildungsstätte für das Prothrombin auch das R.E.S. an. Nach den Untersuchungsergebnissen von *Lasch* und *Roka* (1954) wird jedoch bei Anwesenheit von Sauerstoff, Vitamin K und einem eiweißhaltigen Substrat (evtl. Faktor VII) in vitro das Prothrombin in den Mitochondrien der Leber produziert.

Prothrombin gehört zu den "plasma-spezifischen Enzymen". Es wird aktiv ins Plasma sezerniert und entfaltet erst hier seine Wirkung (*Bücher*).

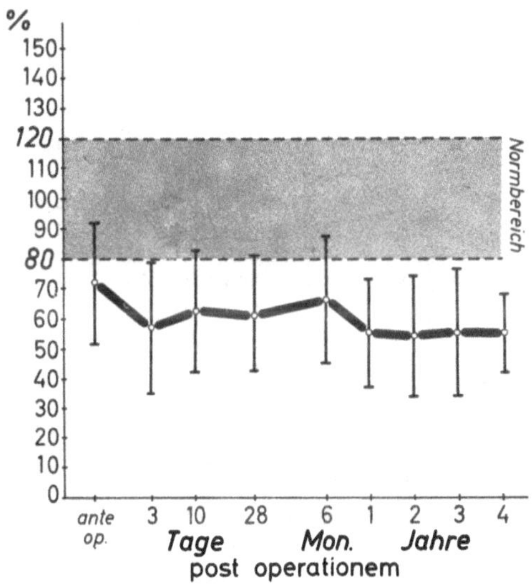

Zeit	Mittelwert	s ±	Anzahl d. Fälle
ante op.	72	20	206
3 Tage	57	22	64
10 Tage	62	20	67
28 Tage	61	19	97
6 Mon	66	21	32
1 Jahr	55	18	33
2 Jahre	54	20	28
3 Jahre	55	21	23
4 Jahre	55	13	12

Abb. 20

Faktor VII

Wir errechneten in unserem Krankengut *) für 217 Patienten einen mittleren Ausgangswert von 73 % für Prothrombin (Abb. 19). 61 % der Patienten hatten einen Prothrombinwert im pathologischen Bereich (Tab. 15). Nach Anlegung porto-kavaler Anastomosen trat ein Abfall des Prothrombinspiegels, im Mittel um 16 %, auf. Einem vorübergehenden Anstieg folgte nach einem Jahr ein nochmaliger stärkerer Abfall. Alle Mittelwerte lagen unterhalb der unteren Normgrenze.

Tab. 15
Anteil der Normbereichswerte (obere Zahl) der Blutgerinnungsfaktoren und der pathologisch veränderten Werte (untere Zahl) in Prozenten

	Faktor II	Faktor V	Faktor VII	Faktor X	Serum-Komplex	Thrombozyten
ante	39,0	29,7	28,8	44,1	45,5	13,7
op.	61,0	70,3	71,2	55,9	54,5	86,3
3 Tage	12,7	25,8	14,1	24,2	33,3	12,7
p. op.	87,3	74,2	85,9	75,8	66,7	87,3
10 Tage	29,9	37,7	21,2	29,2	32,8	25,4
p. op.	70,1	62,3	78,8	70,8	67,2	74,6
28 Tage	24,0	20,6	17,3	12,1	28,0	16,7
p. op.	76,0	79,4	82,7	87,9	72,0	83,3
6 Monate	21,9	25,6	28,1	34,6	17,9	30,4
p. op.	78,1	74,4	71,9	65,4	82,1	69,6
1 Jahr	8,8	13,5	11,8	20,0	22,2	12,5
p. op.	91,2	86,5	88,2	80,0	77,8	87,5
2 Jahre	21,4	18,7	6,9	24,2	31,3	31,8
p. op.	78,6	81,3	93,1	75,8	68,7	68,2
3 Jahre	10,0	15,8	13,6	11,1	5,6	26,7
p. op.	90,0	84,2	86,4	88,9	94,4	73,7

Der mittlere Ausgangswert der postoperativ Verstorbenen war mit 68 % geringer als im Gesamtkollektiv (Abb. 21).

Bei einer Grenzsetzung des Prothrombinspiegels bei 50 % fanden sich 191 Kranke im Ausgangswert über dem Limes (Abb. 31, Tab. 19). Von ihnen verstarben 38 (20 %). 26 Kranke hatten Prothrombinwerte unter 50 %. Von ihnen verstarben 9 (34,6 %).

*) Die Untersuchung der Blutgerinnungsfaktoren erfolgte im Gerinnungslabor des Physiologischen Institutes der Universität Bonn (Direktor: Prof. Dr. J. P. Pichotka).

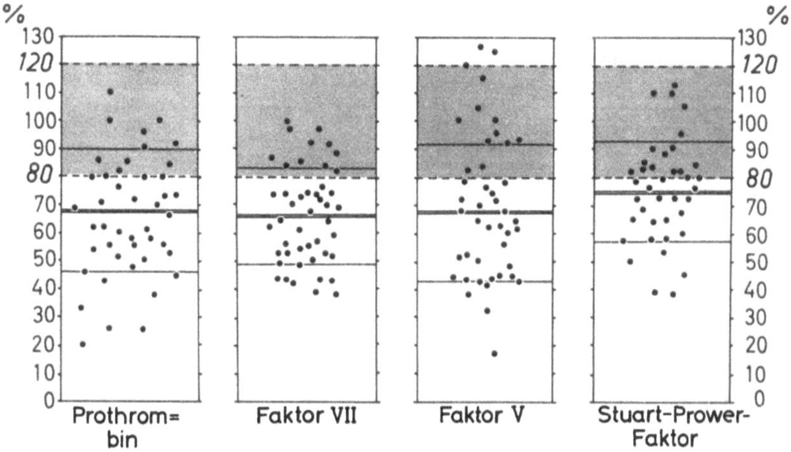

Abb. 21

Todesfälle

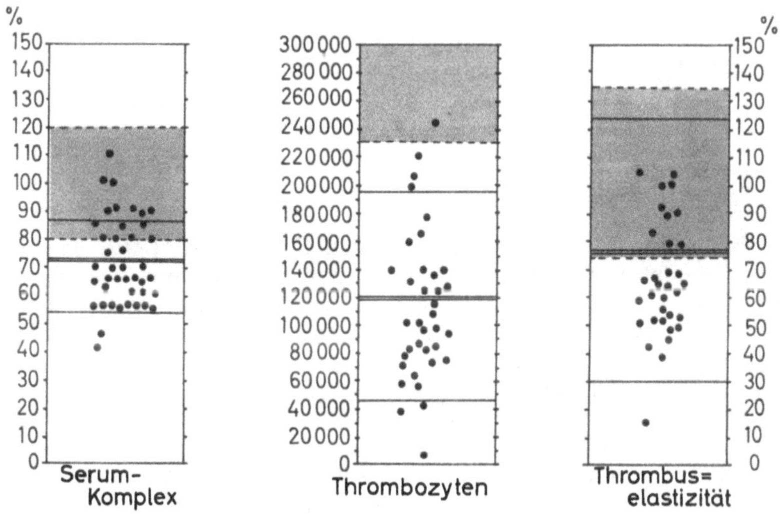

Abb. 22

Todesfälle

Abb. 21 und 22

Verteilung der Ausgangswerte der postoperativ Verstorbenen

Tab. 16
Niedrigst- und Höchstwerte der Blutgerinnungsfaktoren und der Thrombozyten in den verschiedenen Zeitabschnitten

	Prothrombin	Faktor V	Faktor VII	Faktor X	Serum-Komplex	Thrombozyten
ante	21	16	26	31	30	24
op.	130	200	170	140	120	526
3 Tage	9	19	16	19	30	27
p. op.	120	130	105	130	110	353
10 Tage	6	25	29	30	30	44
p. op.	115	140	108	112	110	432
28 Tage	27	18	5	26	25	49
p. op.	118	135	125	125	110	442
6 Monate	26	16	32	44	30	50
p. op.	112	100	112	105	100	328
1 Jahr	17	35	23	35	40	54
p. op.	96	95	98	90	100	330
2 Jahre	25	23	25	27	25	34
p. op.	112	132	106	120	100	304
p. op.	23	35	22	38	45	21
3 Jahre	90	115	103	135	120	490

Angaben der Gerinnungsfaktoren in %, die der Thrombozyten in 1000 Niedrigster Wert oben, höchster unten.

c) Faktor VII

Nach Untersuchungen von *Lasch* und *Roka* (1954), *Lasch, Pfisterer* und *Schimpf* (1957) ist zu schließen, daß Proconvertin (Gerinnungsfaktor VII) ebenso wie Prothrombin in den Mitochondrien der Leber synthetisiert wird. Mit Dicumarol vergiftete Mitochondrien, die kein Prothrombin mehr synthetisieren konnten, bildeten uneingeschränkt Faktor VII. Während Prothrombin auch von eingefrorenen älteren Mitochondrien gebildet werden kann, haben nur frische Mitochondrien die Fähigkeit, Faktor VII zu produzieren. *Lasch, Pfisterer* und *Schimpf* wiesen darauf hin, daß der Faktor VII-Gehält des Blutes in der Vena portae höher sei als in den Venae hepaticae. Bei der latenten Gerinnung entsteht vermutlich Faktor VII aus Prothrombin in den peripheren Gefäßen. *Penner* und *Seegers* (1956) wie auch *Witte* (1960) vermuten wegen der chemischen Ähnlichkeit im Faktor VII ein Derivat des Prothrombins. Nach *Hiemeyer* und *Hörder* (1964) hat der Faktor VII sehr viele physikalisch-chemische Eigenschaften mit dem Stuart-Prower-Faktor gemeinsam.

Faktor VII ist außerordentlich lagerungsstabil und auch nach der Gerinnung noch im Plasma nachweisbar (*Egli*, 1959). Schon bei geringfügiger Leberparenchymschädigung ist der Faktor VII im Blut erniedrigt (*Lasch*, 1955; *Jürgens*, 1957; *Witte*, 1960).

Im Plasma liegt Faktor VII in geringerer Konzentration vor als im Serum (*Alexander* u. *Landwehr*, 1949; *Deutsch* u. *Schaden*, 1953; *Lasch*, 1955; *Hougie* 1959; *Johnson*, *Ferguson* u. *O'Hanlow*, 1959). Die Konzentration von Faktor VII im Plasma wird von *Alexander* mit 5 mg % angegeben. Die Serumkonzentration ließ sich bisher nicht bestimmen.

Bei 217 präoperativen Bestimmungen lag der Mittelwert des Faktors VII mit 72 % deutlich unter der Norm. Bei 71,2 % der Kranken war die Konzentration dieses Gerinnungsfaktors erniedrigt. Postoperativ war ein Aktivitätsabfall um 15 % am 3. Tage zu beobachten. Es kam dann zu einem allmählichen Anstieg. Der Mittelwert lag nach 6 Monaten bei 66 %, fiel aber wiederum ab und nivellierte sich bei 55 % in den nächsten Jahren. Wie bei Prothrombin wurde der Ausgangswert nach der Operation nicht mehr erreicht (Abb. 20).

Die in der Operationsfolge Verstorbenen hatten auch hier mit 66 % einen gegenüber der Gesamtgruppe erniedrigten präoperativen Wert (Abb. 21).

Der Ausgangswert des Faktors VII lag bei 177 Patienten mit Leberzirrhose und Pfortaderhochdruck über 50 %. Es verstarben 34 Kranke (19,2 %). 29 Untersuchte hatten eine präoperative Aktivität von unter 50 %. Aus dieser Gruppe verstarben 9 (31 %), (Abb. 31).

d) Faktor V

Der Faktor V hat im Gerinnungsvorgang eine Zentralstellung. Er ist sowohl an der Bildung der Blutthrombokinase wie auch der der Gewebsthrombokinase beteiligt. Die Konzentration im menschlichen Plasma wird von *Murphy* und *Seegers* (1948) mit 12 - 17 E/ccm angegeben. Die Halbwertzeit beträgt 20 Stunden (*Fantl*, 1957). Faktor V ist lagerungsinstabil (*Egli*, 1959). Bei der Gerinnung wird Faktor V durch Thrombin in eine noch instabilere aber aktivere Form, das Accelerin (Faktor VI) umgewandelt und verschwindet schnell aus dem Serum (*Alexander*, *Goldstein*, *Landwehr* u. *Cook*, 1951). Faktor V wird im Gerinnungsvorgang verbraucht und ist anschließend nicht mehr nachweisbar (*Egli*, 1959).

In unserem Krankengut ermittelten wir bei 202 präoperativen Untersuchungen einen Mittelwert des Faktors V von 72 %. 70,3 % der Kranken hatten vor der Operation pathologische Werte.

Postoperativ kam es zu einem nur relativ geringen Abfall um 9 %. Der Ausgangswert wurde bereits nach 10 Tagen wieder erreicht. Dann fiel jedoch der Faktor V weiter ab (Abb. 23).

Der präoperativ registrierte Wert der nach der Operation während der Hospitalisierung Verstorbenen lag mit im Mittel 68 % gering niedriger als der des Gesamtkollektivs (Abb. 21).

158 der Untersuchten hatten präoperativ eine Faktor-V-Aktivität von über 50 %. Die Letalität in dieser Gruppe betrug 17,7 % (28 Patienten). Bei 44 Kranken lag eine Faktor-V-Konzentration von unter 50 % vor, von ihnen verstarben 32,6 % (15 Patienten), (Abb. 31).

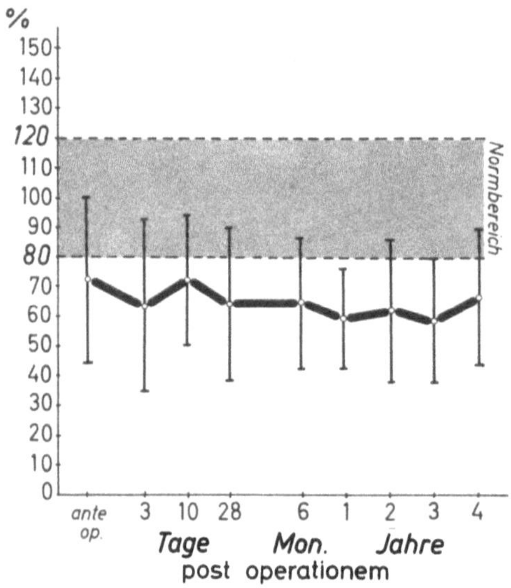

Zeit	Mittel-wert	s ±	Anzahl d Fälle
ante op.	72	28	202
3 Tage	63	29	64
10 Tage	72	22	67
28 Tage	64	26	100
6 Mon	64	22	31
1 Jahr	59	17	35
2 Jahre	61	24	30
3 Jahre	58	21	18
4 Jahre	66	23	12

Abb. 23

Faktor V

e) Stuart-Prower-Faktor (Faktor X)

Der Faktor X wurde von *Hougie* (1956) und *Telfer, Denson* und *Wright* (1956) in unabhängiger Arbeit definiert. Dem Faktor wurde der Name der beiden untersuchten Patienten gegeben. Schon früher hatten *Bachmann* und *Koller* einen Gerinnungsfaktor gefunden, den sie Faktor X nannten und der sich als identisch mit dem Stuart-Prower-Faktor erwies (s.bei *Bachmann, Duckert* u. *Koller,* 1958). 1959 wurde die offizielle Bezeichnung Faktor X eingeführt.

Der Stuart-Prower-Faktor ist lagerungsstabil (*Hougie,* 1956; *Hörder,* 1958; *Hiemeyer* u. *Hörder,* 1964). Die Aktivität beträgt nach 4 Wochen Lagerung noch 60 % (*Duckert, Flückiger, Matter* u. *Koller,* 1955). Der

Faktor X ist im Blutserum und im Plasma vorhanden. Angaben über die Konzentration liegen bisher nicht vor. Der Faktor X wird bei der Inkubation mit dem Gewebsfaktor verbraucht (*Bachmann, Duckert, Geiger, Baer* u. *Koller*, 1957). Die Aktivität bleibt bei der Gerinnung konstant. Faktor X wirkt sowohl bei der endogenen als auch bei der exogenen Thrombokinasebildung als Katalysator (*Duckert, Flückiger* u. *Koller*, 1954).

Wir errechneten für 178 Patienten einen mittleren Ausgangswert von 77 %. Es wiesen 55,9 % der Leberzirrhosekranken eine Verminderung dieses Faktors vor der Operation auf.

Postoperativ wurde ein Abfall um 11 % vom Ausgangswert registriert. Nach vorübergehendem mäßigen Anstieg war für den späteren Verlauf eine weitere Erniedrigung des Gerinnungsfaktors auf 60 % festzustellen (Abb. 24).

Der Ausgangswert der Gruppe der Verstorbenen lag mit 75 % im Mittel geringfügig niedriger als der der Gesamtheit der Untersuchten (Abb. 21).

161 Kranke hatten eine Faktor-X-Konzentration von über 50 % als mittleren Ausgangswert. Es verstarben von diesen 35 (21,7 %). 17 Untersuchte wiesen präoperativ eine Aktivität des Stuart-Prower-Faktors von

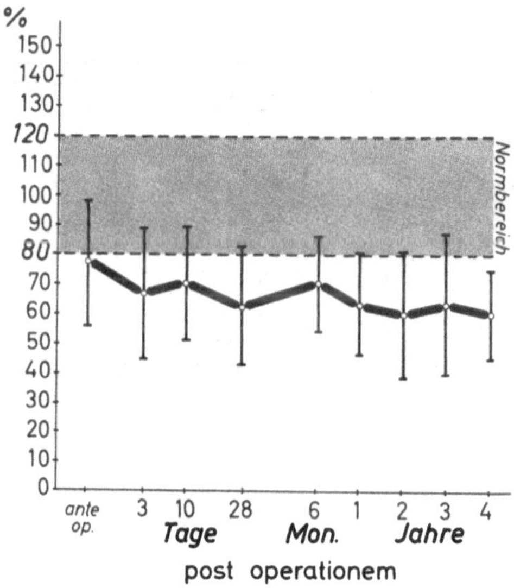

Zeit	Mittel-wert	s ±	Anzahl d. Fälle
ante op.	77	21	178
3 Tage	66	22	62
10 Tage	70	19	65
28 Tage	62	20	91
6 Mon.	70	16	25
1 Jahr	63	17	35
2 Jahre	60	21	31
3 Jahre	63	24	19
4 Jahre	60	15	11

Abb. 24

Stuart-Prower-Faktor

unter 50 % auf. Es starben in dieser Gruppe 4 Patienten (25,5 %), (Abb. 31).

f) Serum-Komplex

In diesem Komplex werden 3 Gerinnungsfaktoren erfaßt: der Christmas-Faktor (Faktor IX), der Plasma-Thomboplastin-Antecedent (Faktor XI) und der Hageman-Faktor (Faktor XII). Diese drei Faktoren liegen im Blut in einer inaktiven Form vor. Sie werden erst bei der Gerinnung aktiviert. Der Nachweis erfolgt im Aktivierungstest.

Nach *Broicher, Egli, Kesseler* und *Oberhoffer* (1958) reagiert der Serum-Komplex bei Leberparenchymschäden am empfindlichsten. Wegen der relativen Labilität ist eine sichere Auskunft über das Ausmaß des Leberschadens jedoch nicht möglich (*Broicher* u. Mitarb.).

In unserem Krankengut erscheint der Serum-Komplex am wenigsten spezifisch. Für 200 Fälle errechneten wir einen präoperativen Mittelwert von 75 %. Es hatten 54,5 % der Kranken pathologische Ausgangswerte. Postoperativ trat nur ein ganz geringer Aktivitätsabfall auf, der erst nach 6 Monaten mit 11 % deutlich unter dem Ausgangswert lag (Abb. 25).

Die Konzentration fand sich bei den postoperativ Verstorbenen im Ausgangsmittel bei 71 % und damit etwas unter der des Gesamtkollektivs (Abb. 22).

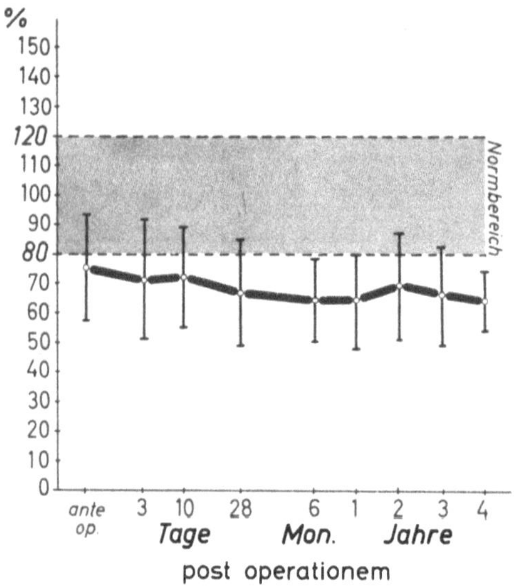

Zeit	Mittelwert	s ±	Anzahl d Fälle
ante op.	75	18	200
3 Tage	71	20	63
10 Tage	72	17	67
28 Tage	67	18	100
6 Mon	64	14	28
1 Jahr	64	16	35
2 Jahre	69	18	30
3 Jahre	66	17	18
4 Jahre	64	10	10

Abb. 25
Serum-Komplex

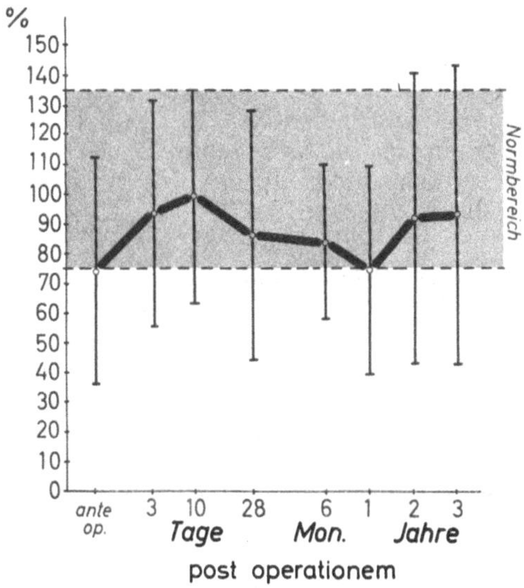

Zeit	Mittelwert	s ±	Anzahl d Fälle
ante op.	74	38	182
3 Tage	93	38	55
10 Tage	99	36	60
28 Tage	86	42	92
6 Mon	84	26	28
1 Jahr	74	35	31
2 Jahre	91	49	27
3 Jahre	93	50	15

Abb. 26

Thrombuselastizität

Bei 180 Patienten fanden wir die Aktivität des Serum-Komplexes vor der Shuntoperation über 50 %. Es verstarben 40 Operierte (22,2 %). Von 20 Kranken, deren Serum-Komplex-Aktivität unter 50 % betrug, verstarben 2 (10 %). –

Eine Einzelauswertung der Faktoren IX, XI und XII, deren Bildungsort bisher nicht sichergestellt werden konnte, wurde nicht durchgeführt. Eine wesentliche Aussagekraft für den Grad oder die Aktivität eines chronischen Leberparenchymschadens besitzen sie nicht. Lediglich vom Faktor IX ist der Mangel bei schweren Parenchymschäden bekannt. Einen Indikationswert für die Anlegung porto-kavaler Anastomosen konnten wir den drei genannten Gerinnungsfaktoren bisher nicht beimessen. –

g) Thrombozyten

Bei fortgeschrittenen Leberzirrhosen mit Pfortaderhochdruck finden wir in der Mehrzahl der Fälle hämorrhagische Diathesen – Nasenbluten, Zahnfleischbluten, Haemorrhoidalblutungen –. Diese sind nicht allein auf die Aktivitätsminderung der Gerinnungsfaktoren zurückzuführen. Fast obligat entsteht beim Pfortaderhochdruck ein Hyperspleniesyndrom mit Minderung der Zahl der Leukozyten, der Erythrozyten vor allem aber der Thrombozyten. So wenig wir bei der Beurteilung einer Leberzirrhose den Bilirubinstoffwechsel übergehen können, so wenig lassen sich beim Pfortaderhochdruck die Thrombozyten übersehen.

Die Thrombozyten haben im Blutgerinnungsvorgang vielfältige Aufgaben. Durch die Plättchenfaktoren – bisher sind vier bekannt – wirken sie auf den Ablauf der Gerinnung ein. Die Plättchen selbst agglomerieren am Gefäßwanddefekt und leiten den thrombotischen Verschluß des Defektes ein. Von wesentlicher Bedeutung sind die Thrombozyten und vor allem die Thrombozytenfaktoren für die Elastizität des gebildeten Thrombus. – In Ergänzung zu den Proteinfaktoren des Gerinnungssystems wird nachfolgend auch das Verhalten der Thrombozyten bei der Leberzirrhose mit Pfortaderhochdruck und nach Anlegung porto-kavaler Anastomosen aufgezeigt.

Wir bestimmten die Zahl der Thrombozyten indirekt in der Methode nach *Fonio.* – Der Mittelwert der Thrombozyten bei Leberzirrhosekranken mit portaler Hypertension betrug bei Auswertung von 208 Fällen 126 000. 86,3 % der Untersuchten hatten unter den Normbereich erniedrigte Thrombozytenzahlen. Nach durchgeführter Shuntoperation fiel der Wert am 3. Tage gering ab auf 122 000, stieg aber bereits am 10. Tage p. op. auf 167 000. In den folgenden Jahren lagen die Thrombozytenzahlen stets höher als der Ausgangswert, erreichten aber nie den Normbereich (Abb. 27).

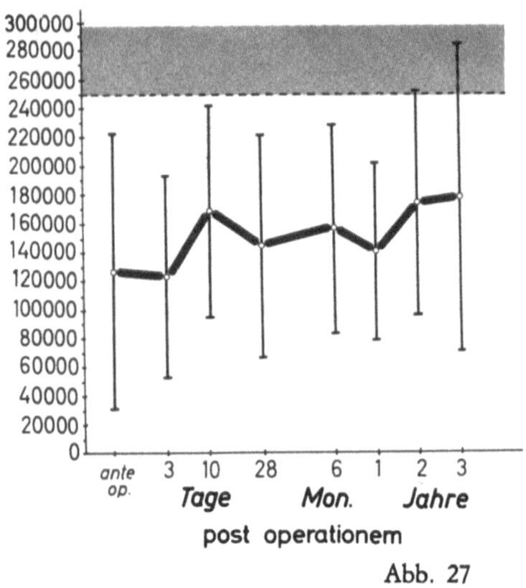

Zeit	Mittelwert	s ±	Anzahl d Fälle
ante op.	126000	96000	208
3 Tage	122000	70000	55
10 Tage	167000	74000	59
28 Tage	143000	78000	84
6 Mon	155000	73000	21
1 Jahr	139000	62000	31
2 Jahre	172000	78000	18
3 Jahre	176000	107000	15

Abb. 27

Trombozyten

4. Diskussion der Ergebnisse

Auf unsere eingangs gestellten Fragen lassen sich bei der Auswertung der Untersuchungsergebnisse eindeutige Antworten geben.

Unmittelbar nach Anlegung einer porto-kavalen Anastomose tritt eine mäßige Dysproteinämie auf. Bereits nach 28 Tagen wird der Ausgangswert in den Serumeiweißfraktionen annähernd erreicht. In den Folgejahren ist nur eine langsam fortschreitende Zunahme der Dysproteinämie entsprechend der Weiterentwicklung der Zirrhoseerkrankung zu beobachten. Im Verhalten der Serumlabilitätsreaktionen zeigen sich gleichsinnige Abläufe. Nur die Takata-Reaktion bleibt im Mittel gegenüber dem Ausgangswert deutlich erniedrigt. Die Blutgerinnungsfaktoren zeigen übereinstimmend eine geringfügige Aktivitätsminderung. Thrombozyten und Thrombuselastizität weisen dagegen nach Druckentlastung der Milz einen deutlichen Anstieg auf.

Die Syntheseleistung der Leber für Proteine erfährt durch die Pfortader-Blutumleitung und die Umstellung der Blutversorgung der Leber somit eine nur kurzfristige und insgesamt geringe Beeinträchtigung. Nach Ablauf von 4 Wochen p. op. ist annähernd die volle Leberfunktion entsprechend dem Ausgangsstatus wieder erreicht. Die Übersicht über die wesentlichsten Funktionsproben der drei Jahre Überlebenden (Abb. 28) zeigt, daß bei präoperativ guter Leberfunktion auch nach Durchführung

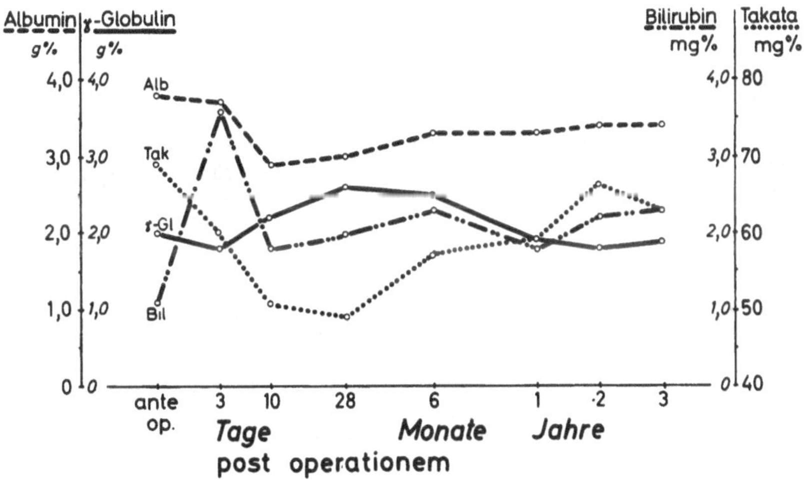

Abb. 28

Mittelwerte von Albumin, Gamma-Globulin, Serum-Bilirubin und Takata der 3-Jahre Überlebenden

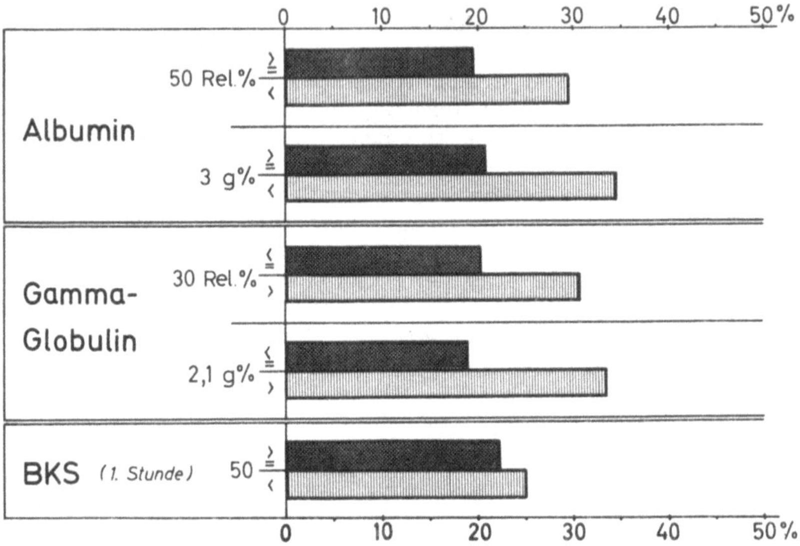

Abb. 29

Letalitätsverhalten bei Berücksichtigung von Grenzwerten

Tab. 17
Letalitatsverhalten bei Berucksichtigung von Grenzwerten

		Albumin		Albumin		Gamma-Globulin		Gamma-Globulin		Blutsenkung	
Grenzwert	Anzahl der Falle	≧ 50 Rel. %	126	≧ 3 g %	177	≦ 30 Rel. %	148	≦ 2,1 g %	147	1ʰ ≦ 50	193
	verstorben		25		37		30		28		43
	† %		19,8		20,9		20,3		19		22,3
Grenzwert	Anzahl der Falle	< 50 Rel. %	71	< 3 g %	23	> 30 Rel. %	49	> 2,1 g %	51	1ʰ > 50	12
	verstorben		21		8		15		17		3
	† %		29,6		34,8		30,6		33,3		25

einer porto-kavalen Anastomose eine dem Ausgangsstatus entsprechende volle Leberleistung erwartet werden darf.

Bei der Betrachtung der Ausgangswerte der postoperativ Verstorbenen, besonders aber des Letalitätsverhaltens ober- und unterhalb von Grenz-

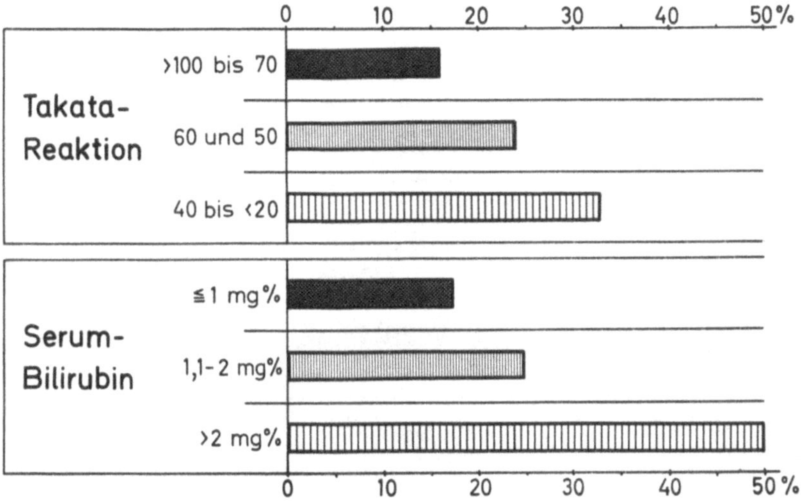

Abb. 30

Letalitätsverhalten bei Berücksichtigung von Grenzwerten

Tab. 18
Letalitätsverhalten bei Berücksichtigung von Grenzwerten

		Anzahl	verstorben	† %
Takata-Reaktion	> 100 - 70	124	20	16,1
	60 u. 50	29	7	24,1
	40 - < 20	64	21	32,6
Gesamt-Bilirubin	≦ 1 - mg %	127	22	17,3
	1,1 - 2 mg %	77	19	24,7
	> 2 mg %	14	7	50

werten für die Einzelreaktionen (Abb. 29 - 31, Tab. 17 - 19) ergeben sich sichere Hinweise für die Stellung der Operationsindikation bei Leberzirrhosekranken mit Pfortaderhochdruck. Das Absinken auch nur eines hier als bedeutungsvoll erkannten Leberfunktionstests – Albumin, Gamma-Globulin, Takata-Reaktion, Gerinnungsfaktoren II, V und VII (Bilirubin, Serumcholinesterase) – unter den aufgeführten Grenzwert erhöht das operative Risiko wesentlich. Beim Abfall zweier Werte unter den Limes ist bereits eine hohe Letalitätsquote für die Shuntoperation

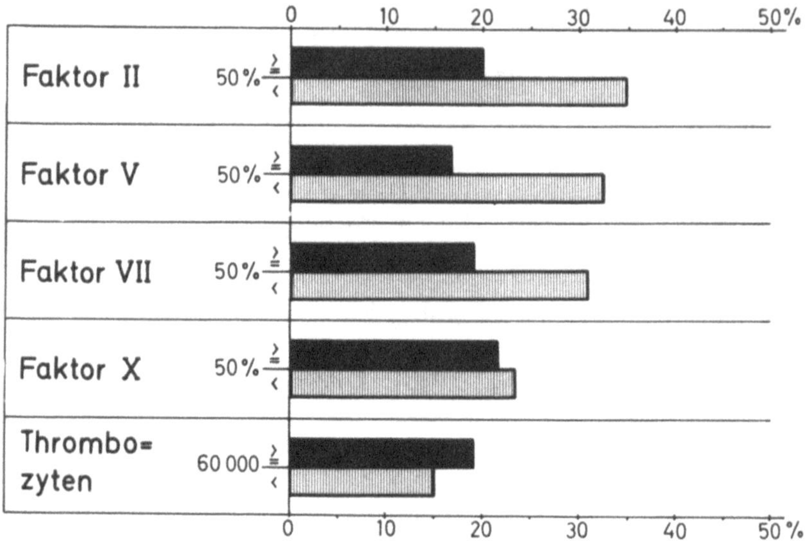

Abb. 31
Letalitätsverhalten bei Berücksichtigung von Grenzwerten

Tab. 19
Letalitätsverhalten bei Berücksichtigung von Grenzwerten

		Faktor II	Faktor V	Faktor VII	Faktor X	Serum-Komplex	Thrombozyten		Maximale Thrombus-elastizität	
≧ 50 %	Anzahl	191	158	177	161	180	>60 000	168	ε > 45	156
	verstorben	38	28	34	35	40		32		32
	† %	20	17,7	19,2	21,7	22,2		19,1		20,5
< 50 %	Anzahl	26	44	29	17	20	<60 000	40	ε < 45	26
	verstorben	9	15	9	4	2		6		4
	† %	34,6	32,6	31·	23,5	10		15		15,4

anzunehmen. So fanden wir (*Schreiber* u. Mitarb., 1963) für die Konstellation Serumalbumin unter 3 g % und gleichzeitige Erniedrigung der Takata-Reaktion auf 40 mg % oder geringer eine Letalität von 50 %.

Es zeichnet sich hier also als Möglichkeit einer Risikominderung bei der Durchführung porto-kavaler Anastomosen die Selektion nach den Leberfunktionstesten klar ab. Je sorgfältiger die Auswahl der Patienten, desto geringer ist bei gleichbleibend guter Operationstechnik das Risiko einer Shuntoperation anzunehmen. Im Einzelfall kann die Entscheidung recht schwierig sein. Stets ist abzuwägen, ob das größere Risiko auf Seiten der Operation oder des Zuwartens bei bestehender Blutungsgefahr liegt. Bei Grenzwerten der Laboratoriumsbefunde sind Allgemeinbefinden, Lebergröße im Splenoportogramm (Gewebspotential), Blutungshäufigkeit und Schwere der stattgehabten Blutungen — Aszitesfreiheit wird stets vorausgesetzt — von wesentlicher Bedeutung für den verantwortungsvollen ärztlichen Entscheid.

Ein Leberzirrhosekranker mit Pfortaderhochdruck ist bei der Indikationsstellung zur porto-kavalen Anastomose nur bedingt kollektiv zu betrachten. Ein Schema im Punkte-System, wie *Leger* und Mitarbeiter (1963) und *Hamelmann* und *Nitschke* (1966) es angaben, ist wohl eine Hilfe für den Ungeübten, bringt aber dem Erfahrenen keine Entlastung in der Verantwortung beim Grenzfall.

Wird bei Grenzwerten die Indikation zur Operation gestellt, ist das erhöhte Risiko in der Operationsvorbereitung und in der Nachbehandlung zu berücksichtigen, der Kranke postoperativ so zu behandeln und zu überwachen, als wäre er im Präkoma. Liegt die letzte Blutung Jahre zurück, waren die voraufgegangenen Varizenblutungen leicht, sollte bei Grenzwerten auf eine Operation verzichtet werden. Ist der Allgemeinzustand schlecht, besteht Aszites, ist die Leber stark verkleinert (unter Zweidrittel der Norm), darf nicht operiert werden. — Die Altersgrenze sehen wir allgemein bei 65 Jahren —. Bei wesentlichen Abweichungen der Laboratoriumsbefunde von der Toleranzgrenze verbietet sich die Anlegung einer porto-kavalen Anastomose zur Drucksenkung bei portaler Hypertension Leberzirrhosekranker.

c) Untersuchungen über den Ammoniakgehalt im Blut und über den Aminosäurestoffwechsel bei Leberzirrhosekranken mit Pfortaderhochdruck

Die klinischen Untersuchungsergebnisse zeigten eine kurzfristige Beeinträchtigung des Eiweißhaushaltes nach Anlegung porto-kavaler Anastomosen bei Leberzirrhosekranken. Ein anhaltender Therapieschaden ließ sich jedoch nicht erkennen. Da nach der Shuntoperation die Eiweißspaltprodukte der Nahrung zunächst vom Darm in die Körperperipherie und auf Umwegen, evtl. erst nach mehreren Körperpassagen, der Leber über die Leberarterie zugeführt werden, liegt es nahe, Störungen im Verhalten der Eiweißspaltprodukte und damit auch der Bausteine des Organismus zu suchen. Entgiftungsfunktion der Leber und ihre Syntheseleistung müssen zwangsläufig eine gewisse Umstellung erfahren, da das Angebot der Substrate andere Größenordnungen besitzt als bei normaler Zufuhr über die Pfortader. Auf den Gesamtorganismus müßten sich sowohl die Überschwemmung mit Nahrungsabbauprodukten als auch die veränderte Stellung der Leber im Funktionsgefüge auswirken.

Alle diese Umstellungen erfolgen mit der Anlegung einer porto-kavalen Anastomose beim Leberzirrhosekranken mit Pfortaderhochdruck nicht abrupt, sondern sind vielmehr durch die allmähliche Ausbildung von portalen Kollateralbahnen mit hepatofugaler Blutstromrichtung präformiert. Es sind somit zwischen Pfortaderhochdruckkranken mit Varizen und solchen nach Varizenentlastung durch die operative Blutstromumleitung über die Pfortader in die Vena cava nur graduelle Unterschiede im Stoffwechselverhalten zu erwarten.

Anders liegen die Verhältnisse im Tierexperiment bei der Operation lebergesunder Hunde. Hier erfolgt eine unmittelbare Umstellung der Blutversorgung der Leber und eine unvermittelte Änderung in der Verteilung der Stoffwechselprodukte. Wertet man dabei die vorhandene volle Leberleistung bei präoperativ ungeschädigtem Parenchym als günstigen Faktor, so muß man auf der anderen Seite beim Zirrhosekranken die allmähliche Gewöhnung bei Ausbildung der Kollateralen als toleranzfördernden Umstand anerkennen. Um einen Anhalt für die Auswirkung einer porto-kavalen Anastomose auf die Eiweißsyntheseleistung und die Entgiftungsfunktion der Leber zu gewinnen, führten wir eine Reihe von Testuntersuchungen einmal bei Leberzirrhosekranken vor und nach porto-kavalen Anastomosen, zum anderen bei lebergesunden Versuchstieren (Hunden) nach Anlegung porto-kavaler Anastomosen durch.

Wir überprüften das Verhalten des Blutammoniaks und des Aminosäurenhaushalts unter Normalbedingungen, Belastungen und im Hinblick auf therapeutische Beeinflußbarkeit. Blutentnahmen erfolgten morgens nüchtern, während der Laparotomie zur Shuntoperation beim narkotisierten Patienten und bei den Testversuchen nach Anlegung porto-kavaler Anastomosen unter Einschränkung der Eiweißzufuhr.

1. Das Verhalten des Blutammoniaks

Die Beobachtungen in den siebziger bis neunziger Jahren des 19. Jahrhunderts bei Tieren nach Anlegung *Eck*scher Fisteln legten es nahe, entsprechende Untersuchungen auch beim Menschen durchzuführen. Auf direkte Ammoniakbelastungen haben wir hier bewußt verzichtet, da sie in der Literatur häufig beschrieben und auch in unserer Klinik durchgeführt wurden (*Hennrich* u. *Breuer,* 1957; *Hennrich,* 1962, *Breuer* u. Mitarb., 1963). Wir überprüften vielmehr die Differenzen im Ammoniakhaushalt Lebergesunder, Leberkranker und shuntoperierter Leberzirrhosekranker. Durch Prüfung der Ammoniakkonzentration in verschiedenen zentralen und peripheren Gefäßabschnitten sowie Vergleich des prä- und postoperativen Verhaltens versuchten wir einen Einblick in das pathophysiologische Geschehen zu gewinnen. Auch wurde der Versuch einer therapeutischen Beeinflussung des Blutammoniakspiegels unternommen.

Unseren Untersuchungen legten wir folgende Fragen zugrunde:

1. *Wie ist die Entgiftungsfunktion der Leber für Ammoniak bei Leberzirrhosekranken nach Anlegung porto-kavaler Anastomosen zu beurteilen?*
2. *Lassen Unterschiede der Ammoniakkonzentration in verschiedenen Gefäßabschnitten Rückschlüsse auf das Verhalten von Leber und Gesamtorganismus zu?*
3. *Ist eine therapeutische Beeinflussung des Ammoniakspiegels bei der Leberzirrhose nach einer Shuntoperation möglich?*

a) Zur Pathophysiologie des Ammoniakgehaltes im Blut

Nachdem *Eck* (1877) und *Stolnikow* (1882) die grundsätzliche Durchführbarkeit einer porto-kavalen Fistel gezeigt hatten und gleichzeitig bewiesen, daß diese mit dem Leben vereinbar war, griff *Pawlow* um 1890 dieses Verfahren wieder auf, mit dem Ziele, die Auswirkungen dieser Operation auf die Leber und den Gesamtorganismus zu erforschen. Er fand die Unterstützung interessierter Chemiker und des Pathologen *Uskov*. Sie operierten 60 Hunde und untersuchten 20 langfristig überlebende Tiere hinsichtlich pathophysiologischer Veränderungen. Sie fanden, daß einige Hunde nach dem 10. postoperativen Tage intermittierend Vergiftungssymptome aufwiesen, die besonders nach Fleischfütterung auftraten. *Nenzki* (1892) stellte im Urin dieser Tiere die vermehrte Ausscheidung von Karbaminsäure und Ammoniak fest. *Pawlow* und Mitarbeiter versuchten zunächst durch intravenöse Karbamingaben die Erscheinungen der "Fleischintoxikation" auszulösen. Dieses gelang bei niedriger Dosierung des Mittels nicht. Als sie aber 4,75 g karbaminsauren Natriums oral verabfolgten, trat das typische Bild zutage. *Nenzki* und Mitarbeiter (1892) stellten eine auffällige Übereinstimmung des klinischen Bildes der Fleischintoxikation beim Fistelhund mit den psychischen und neurologischen Veränderungen beim urämischen Koma fest.

Um die Ursache dieser Intoxikationen nach Anlegung *Eck*scher Fisteln zu ermitteln führten *Nenzki, Pawlow* und *Zaleski* (1896) weitere Studien durch. Sie fanden bei den operierten Hunden eine gesteigerte Ammoniakausscheidung im Harn, ein Unvermögen der Leber, aus der in den Magen eingeführten Karbaminsäure Harnstoff zu bilden und eine Vermehrung der Harnsäure im Urin. Willkürlich konnten sie durch reichliche Zufuhr von stickstoffhaltiger Nahrung oder von Ammoniaksalzen, vor allem bei anfälligen Hunden, Vergiftungssymptome auslösen. Dosisabhängig ließen sich mit karbaminsaurem Natrium die verschiedenen Schweregrade der Intoxikation hervorrufen. Niedrigere

Dosen (0,06 g) erzeugten unkoordinierte Bewegungen, Verlust der Schmerzempfindung, Blindheit. Das doppelte Quantum (0,12 g) führte zu Krämpfen. Mit großen Dosen wurden tetanische Erscheinungen, Opistotonus und schließlich Atemstillstand herbeigeführt. *Nenzki* und Mitarbeiter bestimmten Ammoniak im Blut verschiedener Gefäßabschnitte und in den verschiedenen Organen. Die Bestimmungsmethoden waren noch sehr ungenau, und dennoch stimmen die seinerzeit gefundenen Relationen noch heute. Die Blutammoniakwerte fanden sich nach Fütterung – vor allem mit Fleisch, geringer nach Milch – wesentlich höher als beim nüchternen Tier. In der Pfortader war das Ammoniak vier- bis fünfmal höher als in den Lebervenen. Im Hirn der operierten Hunde wurden doppelt so hohe Ammoniakwerte gemessen wie beim fleischgefütterten Normalhund. Beim intoxikierten Hund war das Am-

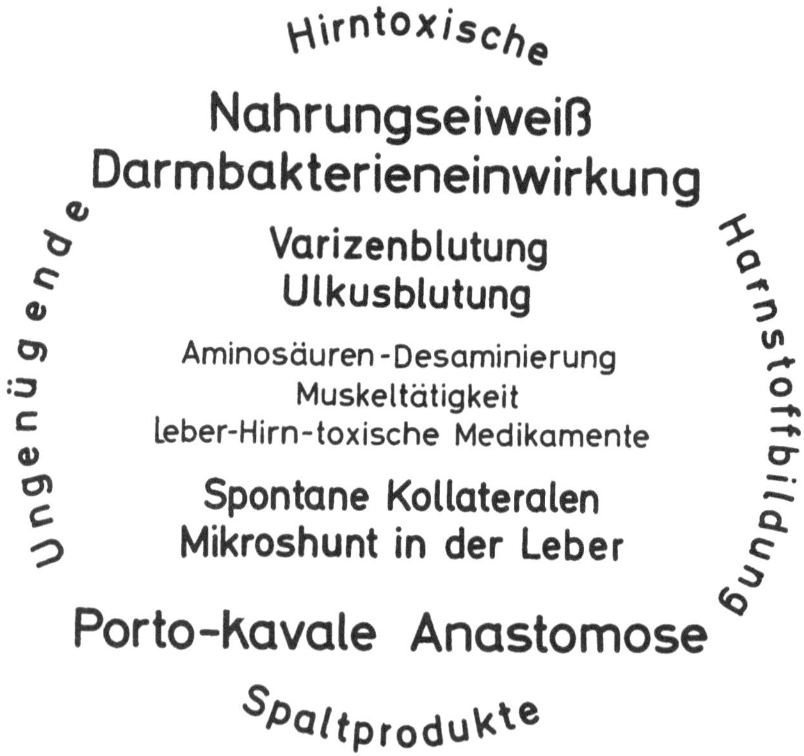

Abb. 32

Entwicklung einer Enzephalopathie bei Leberzirrhosekranken

moniak in der arteriellen Strombahn vierfach höher als beim gesunden Tier.

Nenzki, Pawlow und *Zaleski* (1896) folgerten aus ihren Untersuchungsergebnissen, daß nach Anlegung einer *Eck*schen Fistel die Fähigkeit Harnstoff zu bilden in der Leber gestört sei. Die Harnstoffsynthese wurde von ihnen als lebergebunden angesehen, da sie eine erhebliche Minderung des Harnstoffs im Urin nach fast vollständiger Leberresektion beobachtet hatten und im Lebervenenblut wesentlich geringere Ammoniakkonzentrationen fanden als im Portalblut. Somit oblag nach ihrer Ansicht der Leber die Aufgabe, das Ammoniak der Nahrung und der Gewebe sowie aus den Proteinen des Organismus eliminierten Stickstoff in Harnstoff umzuwandeln. – In der Genese der Fleischintoxikation als ursächlich beteiligt registrierten *Nenzki* und Mitarbeider die Erhöhung der Karbaminsäure und des Ammoniaks im Blut, Gewebe und Gehirn. Sie glaubten aber nicht, hiermit alle Kausalfaktoren der Störungen aufgedeckt zu haben, da sie Tiere mit Krämpfen sterben sahen, bei denen keine Erhöhung der beschriebenen Substanzen registriert werden konnte.

Diese pathophysiologischen Untersuchungen setzte *Fischler* (1928) in Deutschland fort. Erst in den letzten 20 Jahren traten mit der Entwicklung modernerer Untersuchungsmethoden neue Erkenntnisse auf. Sie brachten bislang jedoch noch keine vollständige Klärung des Ablaufes der physiologischen und vor allem patho-physiologischen Funktionsstörungen.

Nach Durchführung porto-kavaler Anastomosen beim zirrhosekranken Menschen mit einem Pfortaderhochdruck wurden 1953 die ersten Beobachtungen aufgetretener psycho-neurologischer Veränderungen mitgeteilt. Es wurden bei einzelnen Kranken Bewußtseinstrübungen verschiedener Tiefe gesehen: Veränderungen der Persönlichkeit, Teilnahmslosigkeit, unmotivierte Affektlabilität oder sogar Fehlleistungen, zunehmende Desorientiertheit, Somnolenz und gar Bewußtlosigkeit, mitunter überleitend in ein echtes Leberkoma.

Im anglo-amerikanischen Schrifttum wurden die Bewußtseinstrübungen bei Shuntoperierten als "portosystemic encephalopathy" (*Sherlock*), im deutschen Schrifttum als "portokavales Kurzschlußsyndrom" (*Henning*) oder "hepato-portale Enzephalopathie" (*Kühn*) bezeichnet. *Kalk* (1957) ordnete wie *Adams* und *Foley* (1953), *Davidson* und Mitarbeider (1956) den "episodischen Stupor" der Bewußtseinstrübung des Stadium I zu, das auch mit dem Stadium II im Begriff drohendes Koma oder Präkoma zusammengefaßt wird. Auftreten von "flapping tremor" und anderer extra-pyramidaler Störungen sowie deliranter Erscheinungen und Somnolenz wurden als Stadium II, Koma mit völliger Bewußtlosigkeit als Stadium III bezeichnet.

Bei den sogenannten hepato-portalen Enzephalopathien nach porto-

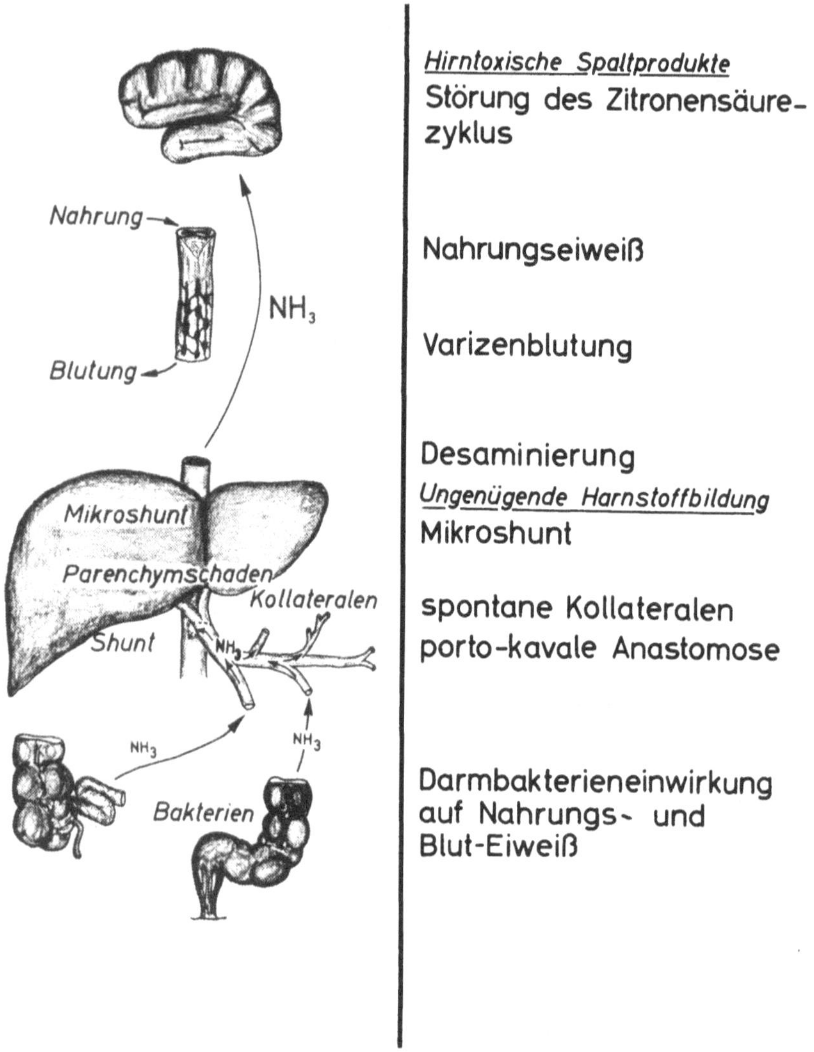

Abb. 33

Einflüsse auf die Entwicklung einer hepato-portalen Enzephalopathie am Beispiel der Ammoniakentwicklung

kavalen Anastomosen handelt es sich nicht um ein regelmäßig auftretendes, sondern ein seltener zu beobachtendes Krankheitsbild. Sie sind keine spezifischen Folgen der Shuntoperation, sondern werden genauso bei schweren Parenchymschäden der Leber, vor allem bei ausgeprägtem Kollateralkreislauf der Pfortader, beobachtet (Abb. 32 u. 33). Das klinische Bild der Krankheit ist nicht leberspezifisch, sondern zeigt psychische und neurologische Veränderungen, wie sie bei anderen schweren Stoffwechselstörungen, vor allem der Urämie (*Hahn* u. Mitarb., 1892; *Thölen* u. *Bigler*, 1962), gesehen werden.

Als ein wesentlicher Faktor in der Genese eines episodischen Stupors gilt auch heute noch, wie vor über 60 Jahren, die Erhöhung des Ammoniakgehaltes im Blut, Hirn und Gewebe.

Eine Ammoniakerhöhung bei schwerer Leberinsuffizienz (Tab. 20 u. 21) ist seit langem bekannt. *Burchi* gab bereits 1928 die Kontrolle des Verhaltens der Blutammoniak-Konzentration als Leberfunktionsprobe an. Bei schweren Parenchymschäden der Leber, insbesondere bei der Entwicklung eines Leberkomas, fand man eine verminderte Harnstoffbildung aus Ammoniak. – Die Harnstoffsynthese wurde bislang nur in der Leber vermutet. Nach neueren Untersuchungen (*Sporn* u. Mitarb., 1959; *Knauff* u. Mitarb., 1963) scheint aber auch das Hirn in geringem Umfang zur Harnstoffbildung befähigt. – Bei gleichbleibendem Reststickstoff steigt bei Geringerwerden der Harnstoffausscheidung der Residual-Stickstoff, vor allem das Ammoniak, meist stark an (*Nenzki* u. Mitarb., 1896; *Meyer* u. Mitarb., 1941; *Knauff*, 1963 u.a.). Im peripher venösen Blut ist dabei der Ammoniakanstieg geringer als im Lebervenenblut,

Tab. 20

Ammoniakkonzentration im peripheren venösen Blut bei Lebergesunden

Autor	Zahl der Untersuchten	Methode	µg NH_3-N/100 ml Blut
Conway (1933)	–	Conway	44,5 - 70
Munguio u. *Krause* (1934)	–	–	42
McDermott, jr. u. Mitarb. (1954)	–	–	50
Riddell u. *McDermott*, jr. (1954)	29	–	55,6
Seegmiller u. Mitarb. (1954)	47	Conway	130
Bessman u. *Bessman* (1955)	21	C. modifiziert n. Seligson	78
Phear u. Mitarb. (1955)	99	C. modifiziert	77
Calcins (1956)	100	Conway	79,5 ± 2,6
Eiseman u. Mitarb. (1956)	31	Conway	90 - 260
Gordon (1956)	15	–	200
Varay u. *Masson* (1956)	367	Conway	50
Zimmermann u. *Korn* (1956)	122	Conway	44 - 150
Rissel u. Mitarb. (1957)	–	–	44,6
Hennrich u. *Breuer* (1958)	–	Teorell	40 - 54
Zöllner u. *Birk* (1958)	10	C. modifiziert	52,2 ± 7,35
Schreiber (1962)	10	Teorell	73,2
Breuer u. Mitarb. (1963)	–	C. modifiziert	71

in den Arterien höher als in den peripheren Venen, da die Peripherie eine kompensatorische Auffangfunktion übernimmt (*Sherlock*, 1958; *Knauff*, 1963; *Schreiber* u. *Breuer*, 1963).

Tab. 21

Ammoniakgehalt des venosen Blutes bei Leberzirrhosekranken (nach *Zöllner* u. *Birk*, ergänzt)

Autor	Zahl der Unter-suchten	Methode	Art der Zirrhose	µg NH_3-N/100 ml Blut
Seegmiller u. Mitarb. (1954)	47	Conway,	Zirrhose ohne neurologische Erscheinungen	220
			Zirrhose bei drohendem Koma,	260
			im Koma	350
Riddell u. *McDermott*, jr. (1954)	29	–	Präkoma und Koma	bis 518
McDermott, jr. u. Mitarb. (1954)	–	–	Dekompensierte Zirrhose	300 - 400
Phear u. Mitarb. (1955)	99	Conway, modifiziert	Hepatitis und Zirrhose mit neurologischen Symptomen	über 200
Gordon (1956)	15	–	Atrophische Zirrhose mit Pfortaderhochdruck,	nuchtern 260 nach Mahl 280
			nach Shuntoperation	nüchtern 300 nach Mahl 280
Zöllner u. *Birk* (1958)	10	Conway, modifiziert	Zirrhose	141
Schreiber (1962)	10	Teorell	Zirrhose,	90
	32		Zirrhose mit Pfortaderhochdruck nach Shuntoperation	203

Die Erhöhung der Ammoniakkonzentration im Blut kann durch drei Mechanismen zustande kommen: 1. durch vermehrte Ammoniakproduktion, 2. durch das Unvermögen der geschädigten Leberzellen, das aus dem Darm zugeleitete oder aus der Desaminierung der Aminosäuren und Nukleotide anfallende Ammoniak in die Harnstoffsynthese einzubeziehen (*Folin* u. *Denis*, 1912; *Parnas* u. *Heller*, 1924; *Cholopoff*, 1926; *Gerok*, 1966), 3. durch Pfortaderblutumleitung über Kollateralen oder Anastomosen in den großen Kreislauf unter Umgehung der Leber mit Ammoniaküberschwemmung des Organismus.

Aus allen stickstoffhaltigen Körpersubstanzen, Proteinen, Purinen, Pyrimidinen, Aminosäuren und Aminen wird beim Abbau Ammoniak frei. Bei der metabolischen intrazellulären Ammoniakbildung werden aus 100 g Protein 20 g Ammoniak freigesetzt (*Gerok*, 1966). Verschiedene

Faktoren können hier beschleunigend auf die Ammoniakbildung einwirken (Abb. 34). – Reichliche orale Eiweißzufuhr, evtl. auch eine beschleunigte Proteinolyse durch Darmbakterienvermehrung vermögen die Ammoniakbildung zu steigern. Diese Wirkungsmechanismen bleiben aber bedeutungslos für das innere Gleichgewicht im Ammoniakhaushalt, solange die Entgiftungsfunktion der Leber und die Ausscheidungsfähigkeit der Nieren ungestört sind.

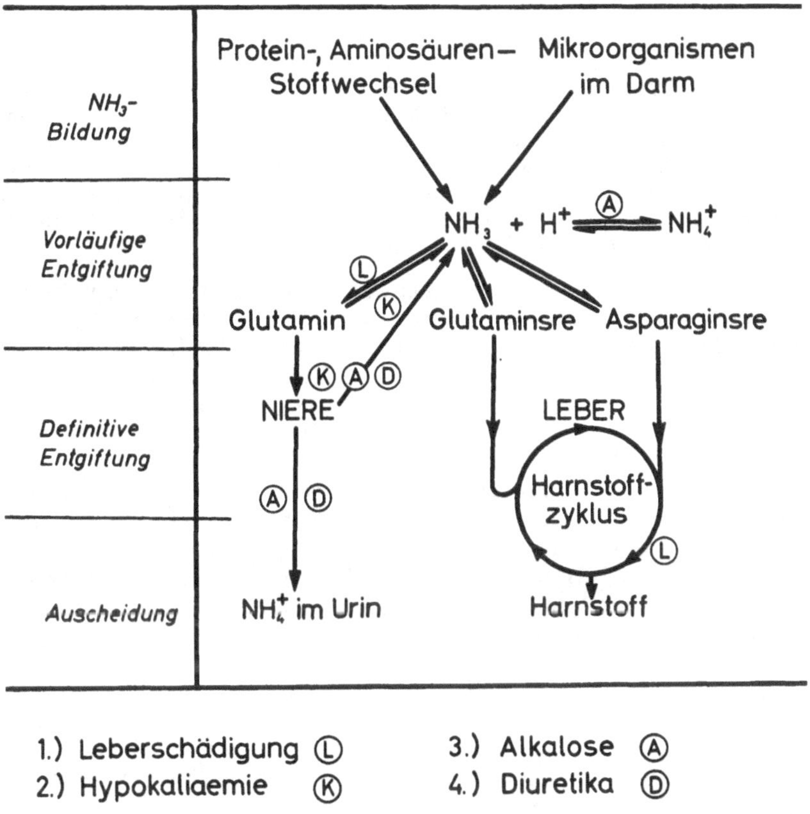

Abb. 34

Schematische Darstellung des Ammoniakumsatzes mit Einzeichnung der Angriffspunkte Ammoniämie fördernder Faktoren (nach *Gerok*, 1966)

Für die Ammoniakerhöhung bei der akuten Leberinsuffizienz ist der zweite Mechanismus als ursächlich anzunehmen. Bei der Leberzirrhose mit Pfortaderhochdruck finden sich alle Voraussetzungen der Hyperammoniämie. Die wesentlichste Wirkung wird dem portalen Shunt zugeschrieben (*McDermott* u. *Adams*, 1954; *Bessman*, 1956; *Kalk*, 1957; *Kühn*, 1958; *Sherlock*, 1958; *Webster* u. Mitarb., 1959; *Martini*, 1961; *Knauff*, 1963).

Auch die Nieren vermögen Ammoniak zu bilden (*van Slyke* u. Mitarb., 1947). Bei Nieren- und auch schweren Leberschäden fanden sich in den Nierenvenen höhere Ammoniakkonzentrationen als in den Arterien (*Nash* u. *Benedict*, 1921; *Loeb* u. Mitarb., 1924; *Owen* u. Mitarb., 1960). In der Niere wird unter Einwirkung von Glutaminsäuredehydrogenase und Glutaminase sowohl die Amid- als auch die Aminogruppe des Glutamins abgespalten (*Pitts*, 1964; *Pitts* u. Mitarb., 1965; *Gerok*, 1966). Die Bilanz zwischen arterieller renaler Glutaminaufnahme und Ammoniumionenabgabe an Urin und Nierenvenenblut ist quantitativ ausgeglichen. — Eine weitere Stickstoffquelle ist die Muskulatur (*Summerskill*, *Wolfe* u. *Davidson* 1957). Jedoch sind diese Ammoniakbildungen gegenüber anderen Mechanismen zu vernachlässigen. Sie gewinnen erst im Koma an Bedeutung, wenn auch die Peripherie entgleist und sich an der Ammoniakabgabe beteiligt (*Bessman*, 1956; *Artz* u. Mitarb., 1958; *Webster* u. Mitarb., 1959).

In der Leber entsteht Ammoniak durch oxydative Desaminierung der Aminosäuren bzw. über die Transaminierung mit Glutamin oder Asparagin (*Kühn*, 1958). Diese Quelle ist bei zunehmender Leberinsuffizienz aber vergleichsweise gering, da auch der Aminosäurenaufbau und -abbau wesentliche Einschränkungen erfährt, die Konzentration der Aminosäuren im Blut und Harn zunimmt. Die Hauptmenge des Ammoniak entstammt der Bakterieneinwirkung im Darm auf stickstoffhaltige Substanzen, insbesondere aus dem Nahrungseiweiß. Der Eiweißabbau geht vorwiegend im Dickdarm vor sich, wo durch bakterielle Glutaminase Ammoniak aus Glutamin und durch bakterielle Urease aus Harnstoff abgespalten wird (*Martini*, 1961). Bei Leberzirrhosekranken reicht die Bakterienbesiedlung bis weit in den Dünndarm hinauf (*Martini* u. Mitarb., 1957), so daß auch hier bereits eine Ammoniakbildung möglich wäre.

Für den Umfang der Ammoniakbildung ist die Art des oral-intestinal aufgenommenen Eiweißes von Bedeutung. Blut verursacht einen wesentlich höheren Ammoniakanstieg als Milcheiweiß (*Young* u. Mitarb., 1957; *Zuidema* u. Mitarb., 1963), auch Fischeiweiß scheint schlechter vertragen zu werden (*Martini*, 1961).

Unter Belastung mit Nahrungseiweiß tritt bei Gesunden keine Änderung im Ammoniakspiegel des Blutes auf. Bei Pfortaderhochdrukkranken fanden *Hennrich* und *Breuer* (1957) einen leichten Ammoniakanstieg, nach Shuntoperationen eine weitere Steigerung. Auch Belastungsversuche mit 3 g Ammoniumchlorid (*Varay* u. Mitarb., 1956) ergaben einen Ammoniakanstieg bei Leberzirrhosekranken. *Breuer* und Mitarbeiter (1963) prüften den Ammoniakgehalt nach oraler Gabe von Ammoniumchlorid in verschiedenen Gefäßabschnitten. Sie fanden bei Gesunden keinen Anstieg, bei Leberzirrhosekranken eine Erhöhung mit arteriell um 50 % höherem Wert als venös und bei Kranken mit portokavalen Anastomosen einen stärkeren Ammoniakanstieg mit einer arteriovenösen Differenz von 100 %.

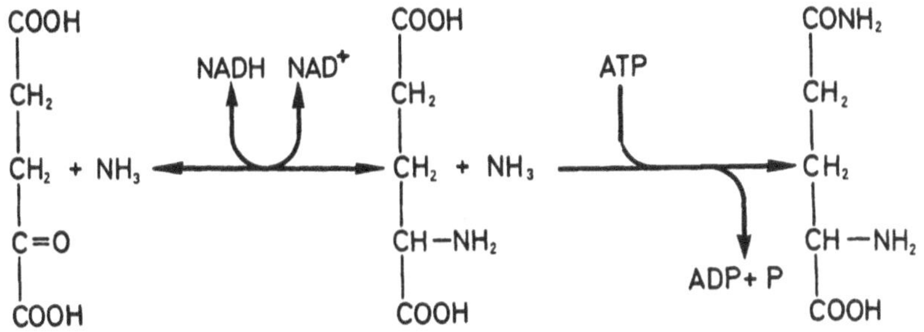

α-Ketoglutarsäure L-Glutaminsäure L-Glutamin

Abb. 35

Ammoniak-Entgiftung im System α-Ketoglutarsäure — L-Glutaminsäure — L-Glutamin (nach *Nordmann*, 1966)

Die Entgiftung des im Organismus toxisch wirkende freien Ammoniaks geht in zwei Phasen vor sich (*Gerok*, 1966): Zunächst erfolgt eine *vorläufige Entgiftung*, zu der annähernd alle Zellen des Organismus befähigt sind. In Abhängigkeit vom pH des Blutes ändern sich Dissoziation und Permeabilität für Ammoniak und Ammoniumionen, zum anderen erfolgt eine Ammoniakbindung an andere Metaboliten im Stoffwechsel. Alpha-Ketoglutarat geht bei Bindung von einem Molekül Ammoniak unter Einwirkung von Glutaminsäuredehydrogenase und NADH in Glutaminsäure über. Mit Glutaminsynthease wird unter Bindung eines weiteren Moleküls Ammoniak Glutamin gebildet (*Weil-Malherbe*, 1950), (Abb. 35). Als energieverbrauchende Reaktion geht die Glutaminsynthese mit einer Spaltung von Adenosintriphosphat (ATP) einher. – Ein weiterer wichtiger Akzeptor für Ammoniumionen ist Oxalazetat, das Ammoniak unter Einwirkung einer Transaminase von Glutaminsäure übernimmt. – Alle diese Reaktionen sind leicht reversibel. Sie dienen wohl dem Transport des Ammoniaks in ungiftiger Form zur Leber (*Gerok*, 1966).

Die *definitive Ammoniakentgiftung* erfolgt in der Leber. In einem zyklischen Stoffwechselprozeß, an dem drei Aminosäuren – Arginin, Ornithin und Zitrullin – sowie Argininbernsteinsäure beteiligt sind, wird aus Ammoniak und Kohlendioxyd Harnstoff gebildet (Abb. 36 u. 37). Ammoniak wird in den Zyklus durch die Transportmetaboliten Glutaminsäure und Asparaginsäure eingeschleust.

Nach *Kirk* (1936) u.a. bleibt die Harnstoffsynthese der Leber selbst bei stärksten Funktionsstörungen erhalten. Erst eine Beeinträchtigung durch Sauerstoffmangel bringt die Syntheseleistung zum Erliegen (*Fiske* u. *Karsner,* 1914; *Adlersberg* u. *Taubenhaus,* 1927). Eine Störung des Reaktionsablaufes der Harnstoffsynthese läßt sich auch bei Leberzirrhosekranken feststellen.

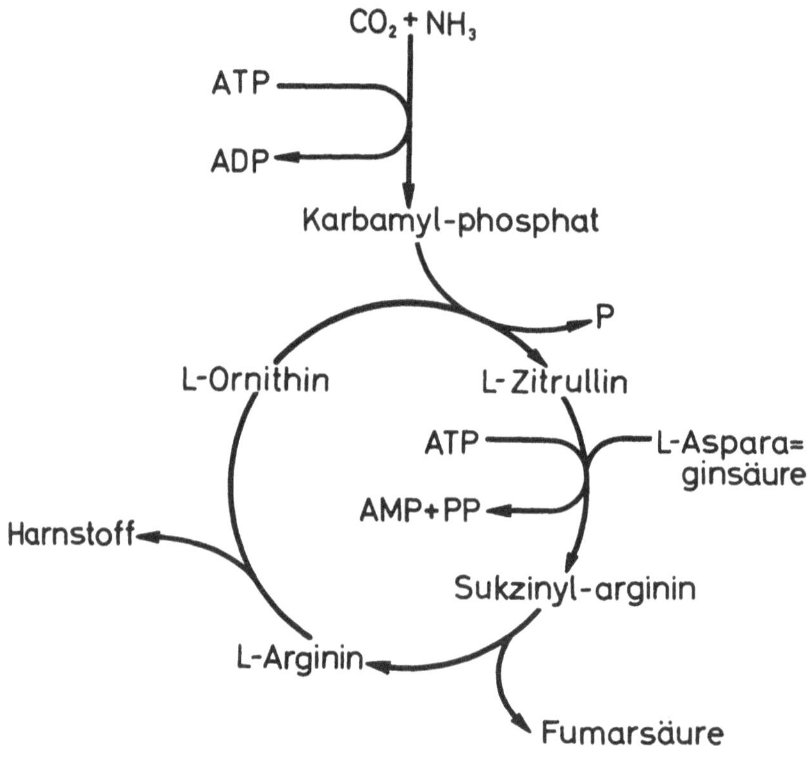

Abb. 36

Schematische Darstellung des Harnstoffzyklus (nach *Nordmann,* 1966)

Die Harnstoffausscheidung erfolgt über die Nieren. Daneben sind diese befähigt, auch Ammoniumionen zu eliminieren. Die Ausscheidung ist normalerweise sehr gering, kann jedoch unter besonderen Bedingungen auf das fünf- bis zehnfache gesteigert werden.

Bessman und *Bessman* (1955) wiesen durch Feststellung einer wesentlichen Minderung des Ammoniakgehaltes im Jugularvenenblut gegenüber dem arteriellen Zufluß nach, daß auch im Hirn Ammoniak verbraucht wird. Die angenommene toxische Wirkung des Ammoniaks auf das Gehirn bei der hepato-portalen Enzephalopathie und im Leberkoma ist bisher im einzelnen nicht geklärt (*Sapirstein*, 1943; *Bessman*, 1956; *Faloon* u. *Fisher*, 1959; *Knauff*, 1963). Es wird vermutet, daß sich hier die tiefgreifende Störung im Zitronensäurezyklus auswirke. Bei Überschreiten des Schwellwertes von 1 γ/ml entsteht aus Glutaminsäure im Hirn wieder Ammoniak und Glutamin. Dadurch wird die Alpha-Ketoglutarsäure, der Vorläufer in der Bildung von Glutaminsäure, verbraucht und dem Zitronensäurezyklus entzogen (*Weil-Malherbe*, 1950; *Fazekas* u. *Bessman*, 1953; *Bessman*, 1956; *Summerskill* u. Mitarb., 1956; *Kühn*, 1958). Es kommt zu einem Mangel an Glutaminsäure und der mit ihr im Gleichgewicht stehenden Gamma-Aminobuttersäure.

Ammoniak bildet mit Alpha-Ketoglutarsäure Glutaminsäure. Bei zunehmender Leberinsuffizienz fallen Alpha-Ketoglutarsäure und Brenztraubensäure vermehrt an, jedoch überschreitet die Alpha-Ketoglutarsäure nicht die Bluthirnschranke, so daß die Vermehrung dem Hirn nicht zugute kommt.

Nach *Strecker* (1957) wird durch einen hohen Ammoniakspiegel im Hirn die Azetylcholinbildung der Nervenzelle gehemmt zum anderen wird ATP in großer Menge benötigt und anderen Stoffwechselabläufen entzogen (*Weil-Malherbe*, 1950; *Walshe* u. Mitarb., 1958; *Knauff*, 1963). Es wirken auf den Ammoniakhaushalt eine Vielzahl von Faktoren ein, die sich bei Störungen unterschiedlich auswirken: Fermente, Kofermente, Spurenelemente, Sauerstoffgehalt, Wasserstoffionen-Konzentration des Blutes u.a.m. Die häufige Folge einer wohl direkten Einwirkung des Ammoniaks auf das Atemzentrum ist das Auftreten von Hyperventilation mit nachfolgender respiratorischer Alkalose (*Roberts* u. Mitarb., 1956). Bei erniedrigtem Kohlendioxyd-Partialdruck ist die Sauerstoffabgabe an das Gewebe gestört. – Häufig fällt bei Leberzirrhosekranken mit Pfortaderhochdruck die helle Farbe des Venenblutes auf. – Bei Alkalose wird Ammonium (NH_4) weitgehend ionisiert, so daß freies Ammoniak leicht die Zellmembran zu durchdringen vermag, in Zellen, Liquor und Alveolarluft ansteigt und im Blut abfällt (*Strabenau*, 1959; *Martini*, 1961). In der Niere werden bei metabolischer Alkalose dagegen Ammoniumionen vermindert in den Harn, vermehrt in das Venenblut abgegeben (*Owen* u. Mitarb., 1962; *Gerok*, 1966), (Abb. 34).

Eine hepato-portale Enzephalopathie ist aber sicher nicht allein Folge der hier beschriebenen Störungen im Ammoniakumsatz. *Phear* und Mitarbeiter (1955, 1956) konnten durch orale Gabe von Methionin bei Leberkranken stuporöse Erscheinungen auslösen, ohne daß hier ein Ammoniakanstieg zu bemerken war. Bei intravenöser Verabreichung blieben diese

Symptome aus. Das toxische Stoffwechselprodukt aus Methionin ist bislang noch unbekannt. – Andere Faktoren in der Genese episodischer

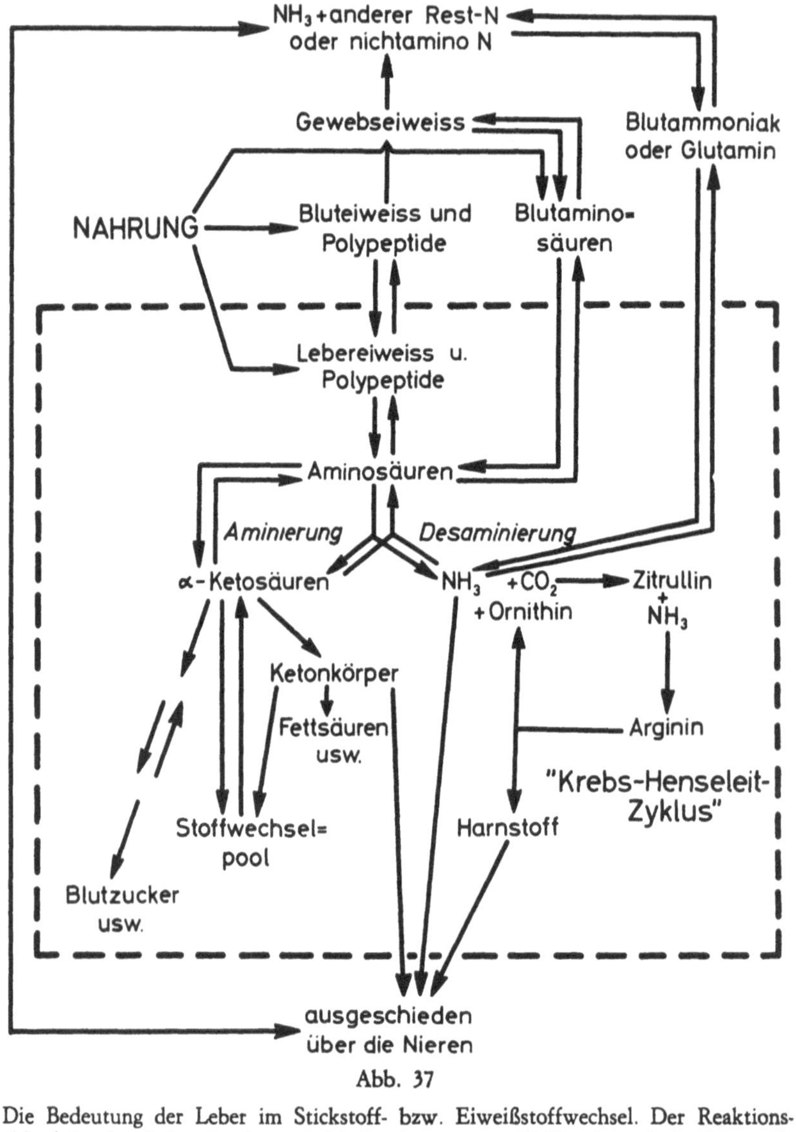

Abb. 37

Die Bedeutung der Leber im Stickstoff- bzw. Eiweißstoffwechsel. Der Reaktionsablauf in der Leber ist im gestrichelt abgegrenzten Feld schematisch dargestellt (nach *Popper* und *Schaffner*, 1961)

Stuporerscheinungen sind wohl Azetoin und 2 - 3 Butylenglykol (*Thölen* u. *Bigler*, 1962), Brenztraubensäure und Alpha-Ketoglutarsäure könnten einwirken (*Markoff*, 1965), des weiteren die im Darm gebildeten Stoffwechselprodukte Indol, Skatol, Kresol, Phenol, Indikan und biogene Amine wie Tyramin, Histamin, Putreszin u.a. (*Hartmann*, 1951; *Sherlock*, 1958; *Walshe*, 1958; *Nordmann*, 1961; *Knauff*, 1963; *Müting*, 1963, 1964).

Markoff (1956) fand im Leberkoma einen Ammoniakanstieg von normal 80 – 100 γ/100 ml Blut auf das Vierfache, eine Steigerung des Azetoins von 10 auf 140 γ/100 ml, des 2-3-Butylenglykols von 117 bis auf 300 γ/100 ml und der Brenztraubensäure von 1,1 auf 2,64 mg/100 ml. – *Müting* (1964) sah in einem Kollektiv von 126 Leberzirrhosekranken eine deutliche Erhöhung von freien Phenolen und Indikan, eine weitere Steigerung dieser Faktoren im Leberkoma. –

Tab. 22
Der Ammoniakgehalt des Blutes in peripherer Arterie und Vene bei Kranken ohne bekannten Leberparenchymschaden
(in μg NH_3-N/100 ml)

	Alter in Jahren	Art der Erkrankung	Arteria femoralis	Vena cubitalis
S., H.	69	Magenstumpfkrebs	51	53
B., E.	53	Mastdarmkrebs	32	28
P., H.	62	Peritonealmetastasen nach Mastdarmkrebs	15	15
K., B.	71	Blasenkrebs	56	60
B., E.	38	Gallensteinkoliken	31	31
B., O.	60	Magengeschwur	13	13
K., E.	62	Gastritis	55	53
L., M.	45	Harnleiterstein	42	45
P., B.	76	Prostatahypertrophie	32	28
K., A.	66	Leistenbruch	56	55
Gesamtzahl der Untersuchungen	10		$\bar{x}$ 38 ±s 16	$\bar{x}$ 38 ±s 17

b) Der Ammoniakgehalt im Blut der Gefäßperipherie

Wir untersuchten den Ammoniakgehalt des Blutes nach der von *Roman* und *Nader* modifizierten *Conway*-Methode. Die Bestimmungen erfolgten innerhalb von 5 Minuten nach der Entnahme morgens aus ungestauten Gefäßen des nüchternen Kranken.

Bei 10 Patienten ohne bekannten Leberschaden (Tab. 22) registierten wir einen Mittelwert von 38 μg/100 ml sowohl im Blut einer Femoralarterie wie im Armvenenblut. Bei 18 Leberzirrhosekranken mit Pfortaderhochdruck lagen die Ammoniakwerte im Nüchternblut etwas höher (Tab. 23), und es ergab sich eine deutliche Differenz zwischen arteriellem

Tab. 23
Der Ammoniakgehalt des Blutes in peripherer Arterie und Vene bei Kranken mit Leberzirrhose und Pfortaderhochdruck
(in μg NH_3-N/100 ml)

	Alter in Jahren	Arteria femoralis	Vena cubitalis
B., A.	42	94	78
B., M.	11	56	48
C., B.	55	109	68
D., E.	23	131	102
E., H.	35	117	68
G., E.	54	94	42
M., M	56	68	49
M., T.	58	94	42
O., G.	68	103	54
P., C.	41	109	37
R., B.	49	98	90
S., P.	56	109	26
W., P.	52	147	113
W., A.	59	68	61
W., H.	62	29	11
D., W.	49	64	42
G., O.	47	75	53
M., C.	48	90	53
Gesamtzahl der Untersuchungen	18	$\bar{x}$ 92 ± s 28	$\bar{x}$ 58 ± s 26

und venösem Blut – 92 μg/100 ml gegenüber 58 μg/100 ml –. Nach Anlegung porto-kavaler Anastomosen war sowohl eine insgesamt höhere Blutammoniakkonzentration (Tab. 24) als auch eine deutlich höhere arterio-venöse Differenz festzustellen. Zwei Kranke wurden im Coma hepaticum untersucht. Hier fanden sich sowohl weiter gesteigerte Werte (Tab. 25) als auch eine größere arterio-venöse Differenz. Die Mittelwerte betrugen 267 μg NH_3–N/100 ml Blut und 194 μg/100 ml.

Auch bei mechanischem Verschlußikterus wurde eine Ammoniakerhöhung registriert (Tab. 26) sowie eine deutliche arterio-venöse Differenz festgestellt. – Die Bestimmung des Blutammoniaks erfolgte hier nach der Methode von *Müller-Beisenhirtz* und *Keller*. – Das Verhältnis der Untersuchungsgruppen zueinander ist aus der Abbildung 38 zu ersehen.

c) Der Ammoniakgehalt im Blut zentraler Gefäße

Bei der Betrachtung der Blutammoniakwerte in verschiedenen zentralen Gefäßabschnitten (Tab. 27) ergaben sich bei Leberzirrhosekranken mit portaler Hypertension auffallende Differenzen. Den höchsten Am-

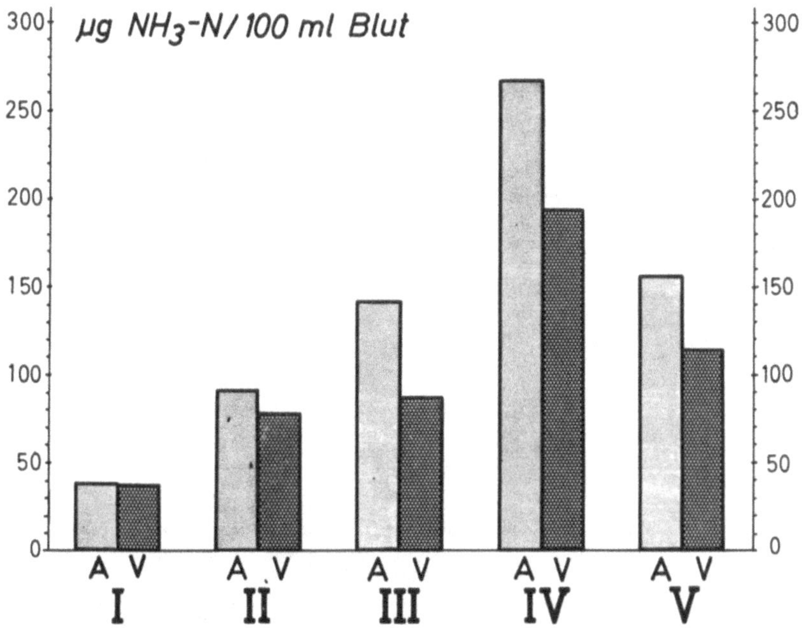

Abb. 38

Arterio-venöse Differenz des Ammoniakgehaltes im Blut: I Lebergesunde (10), II Leberzirrhosekranke mit Pfortaderhochdruck (18), III Leberzirrhosekranke nach Anlegung porto-kavaler Anastomosen (8), IV Leberzirrhosekranke im Coma hepaticum nach porto-kavaler Anastomose (2), V Kranke mit mechanischem Verschlußikterus (2)

moniakgehalt hatte das Pfortaderblut, 185 μg NH_3-N/100 ml Blut; der Ammoniakwert des Aortenblutes lag nur einhalb so hoch, 97 μg/100 ml, und das Blut der Vena cava enthielt die geringste Ammoniakkonzentration mit im Mittel 75 μg/100 ml (Abb. 39).

Das Blut der ersten 3 Kranken in der Tabelle 27 wurde nach der Methode von *Müller-Beisenhirtz* und *Keller* untersucht, das der 6 nachfolgend aufgeführten Patienten nach *Roman* und *Nader*.

Aus unseren Untersuchungsergebnissen lassen sich fünf Fakten folgern:

1. *Die Hauptmenge des im Organismus auftretenden Ammoniaks stammt aus dem im Darm erfolgenden Nahrungseiweißabbau.*
2. *Bei Leberzirrhosekranken ist das Blutammoniak erhöht, dieses umso mehr, je ausgedehnter die Kollateralenbildung im Portalbereich ist.*

Tab. 24

Der Ammoniakgehalt des Blutes bei Leberzirrhosekranken mit Pfortaderhochdruck nach Anlegung einer porto-kavalen Anastomose (in μg NH_3-N/100 ml)

	Alter in Jahren	Tag p. op.	Arteria femoralis	Vena cubitalis
V., E.	61	1.	97	52
S., M.	61	2.	108	71
G., O.	47	4.	177	90
M., C.	48	4.	139	98
D., W.	49	11.	125	102
W., K.	53	18.	216	106
G., E.	53	26.	144	83
B., H.	36	27.	132	94
Gesamtzahl der Untersuchungen	8		$\bar{x}$ 142 ± s 38	$\bar{x}$ 87 ± s 18

Tab. 25

Der Ammoniakgehalt des Blutes bei Leberzirrhosekranken im Coma hepaticum nach Anlegung einer porto-kavalen Anastomose (in μg NH_3-N/100 ml)

	Tag p. op.	Arteria femoralis	Vena cubitalis
M., B. 56 Jahre	2.	311	227
M., G. 48 Jahre	14.	222	161

Tab. 26

Der Ammoniakgehalt des Blutes in peripherer Arterie und Vene bei mechanischem Verschlußikterus (in μg NH_3-N/100 ml.)

	Arteria femoralis	Vena cubitalis
P., J. 62 Jahre	150	116
S., H. 52 Jahre	162	112

3. *Die Körperperipherie, insbesondere die Muskulatur, ist an der Ammoniakbindung maßgeblich beteiligt.*
4. *Es findet sich eine deutliche Ammoniakerhöhung auch beim mechanischen Verschlußikterus.*
5. *Im Leberkoma wurden im Mittel die höchsten Ammoniakkonzentrationen im Blut registriert.*

Die Angabe *Kirks* (1936), daß Pfortaderblut bis zum achtfachen des Ammoniaks des peripheren Blutes enthält, wird auch in neueren Arbeiten bestätigt (*Bürger*, 1958; *Kühn*, 1958; *Knauff*, 1963). Dieses trifft auch für Leberzirrhosekranke mit Pfortaderhochdruck zu. Wir fanden in der Vena portae eine Erhöhung des Ammoniakspiegels bis auf das siebenfache des peripheren Venenblutes. –

d) Das Verhalten des Blutammoniakspiegels im Therapieversuch

Aus Tierexperimenten und klinischen Beobachtungen ist bekannt, daß Arginin, Malat und Aspartat im Leberkoma eine günstige Wirkung auf die Senkung des Blutammoniakspiegels haben sollen (*Cachin*, 1961; *Gros*, 1964, 1965; *Kühn*, 1964; *Schettler*, 1964; *Nordmann*, 1966). *Greenstein* und Mitarbeiter (1956) beobachteten, daß die Injektion von Ornithin, Zitrullin oder Arginin, also eines Substrates des Harnstoffzyklus, Ratten vor tödlicher Ammoniakvergiftung im Experiment schützte. Die beste Wirkung entfaltete Arginin.

Tab. 27
Der Ammoniakgehalt des Blutes in verschiedenen zentralen Gefäßabschnitten bei der Leberzirrhose mit Pfortaderhochdruck
(in μg NH_3-N/100 ml)

	Alter in Jahren	Aorta	Vena portae	Vena cava inferior
S., K.	60	79	125	70
B., H.	17	112	161	70
C., L.	45	270	291	252
D., W	49	98	257	42
G., O.	47	48	216	42
M., C.	48	94	230	68
S., M.	61	75	120	72
U., I.	18	37	158	34
V., E.	61	61	114	30
Gesamtzahl der		$\bar{x}$ 97	$\bar{x}$ 186	$\bar{x}$ 76
Untersuchungen	9	± s 69	± s 65	± s 68

Arginin fördert die Kreatininphosphat-Synthese. Es wirkt elektiv im Aufbau der Proteine (*Chatagnon* u. *Chatagnon*, 1964). – Da Arginase nur in der Leber gefunden werden kann, findet sich auch darin ein Hinweis für die zumindest überwiegende Harnstoffsynthese in der Leber. – Bei Leberzirrhosekranken ist die Konzentration von Zitrullin signifikant erhöht. Hieraus läßt sich schließen, daß die Umwandlung von Zitrullin in Arginin bei Leberzirrhosekranken gehemmt ist (*Gerok*, 1966) und dadurch eine verminderte Ammoniakentgiftung im Harnstoffzyklus resultiert. Da Arginase, ATP und andere Fermente bei Leberzirrhosekranken deutlich erniedrigt sind, bleibt die therapeutische Argininwirkung oft unbefriedigend (*Nordmann*, 1966).

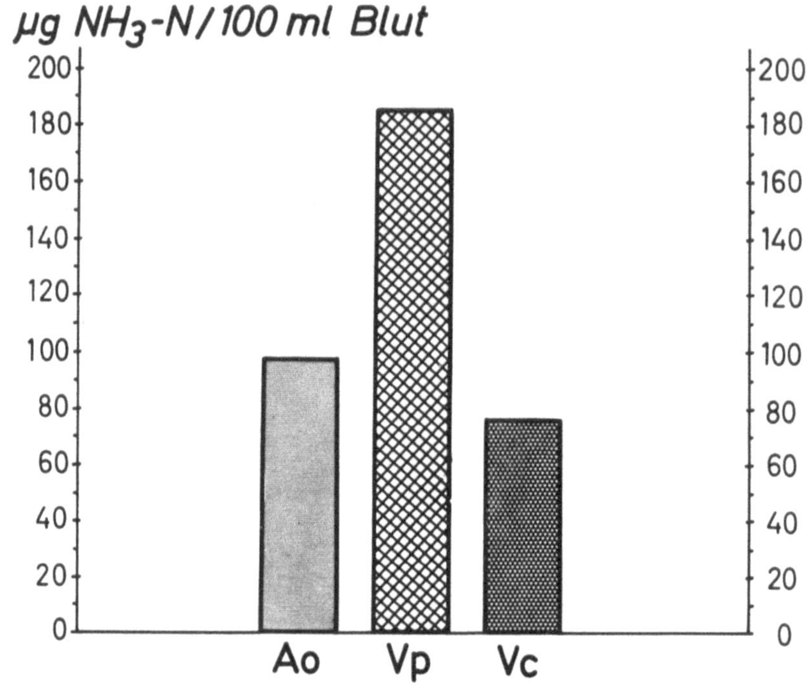

Abb. 39

Verhältnis der Ammoniakkonzentration des Blutes in verschiedenen zentralen Gefäßen bei Leberzirrhosekranken mit Pfortaderhochdruck (Mittelwerte von 9 Patienten)

Ao = Aorta abdominalis, Vp = Vena portae, Vc = Vena cava inferior

Malat wird über Oxalazetat in Aspartat übergeführt (Abb. 40). In neueren therapeutischen Infusionslösungen sind neben Arginin zur Behandlung schwerer Stoffwechselstörungen bei Lebererkrankungen Malat oder Aspartat enthalten (Rocmaline, Tutofusin CH, Hepasteril A). Arginin und Äpfelsäure wirken synergistisch (*Nordmann,* 1966).

L-Malat wird in drei nacheinanderfolgenden Reaktionen umgewandelt: 1. Oxydation zu Oxalessigsäure (dabei wird NADH produziert), 2. Transaminierung der miteinander reagierenden Oxalessigsäure und Glutaminsäure mit Bildung von Asparaginsäure und Alpha-Ketoglutarsäure, 3. reduktive Aminierung der Alpha-Ketoglutarsäure unter Aufnahme eines Moleküls Ammoniak und Umwandlung von NADH zu NAD* zu Glutaminsäure (Abb. 41). – NAD* kann für die erste,

Glutaminsäure für die zweite Reaktion wieder verwendet werden.

Bei der oralen Gabe von 10 g Arginin fand *Gerok* (1966) einen Anstieg aller drei Aminosäuren des Harnstoffzyklus und einen gleichmäßigen Abfall nach 6 Stunden.

Die Ammoniakbindung durch Äpfelsäure ist im gesamten Organismus

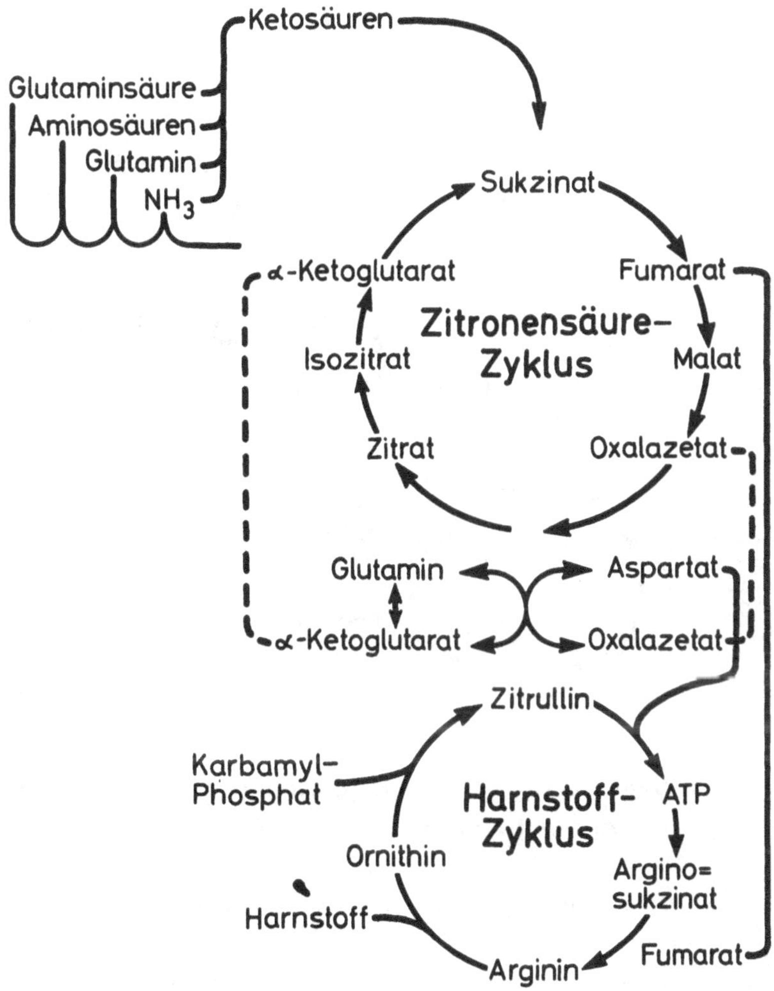

Abb. 40

Wirkungsschema der Ammoniakentgiftung mit einer Übersicht über die Ansatzpunkte der Therapeutika Malat, Aspartat und Arginin (nach *Brühl,* 1966) möglich. Die Reaktion wird durch Ammoniumionen gefördert, da diese Aktivatoren der Malat-Dehydrogenase sind (*Nordmann,* 1966). Ein Teil der Äpfelsäure wird im Trikarbonsäurezyklus umgewandelt, vermag den Mangel an ATP zu korrigieren und fördert elektiv die mitochondriale Permeabilität für andere Substrate des Trikarbonsäurezyklus (*Chappel,* 1964).

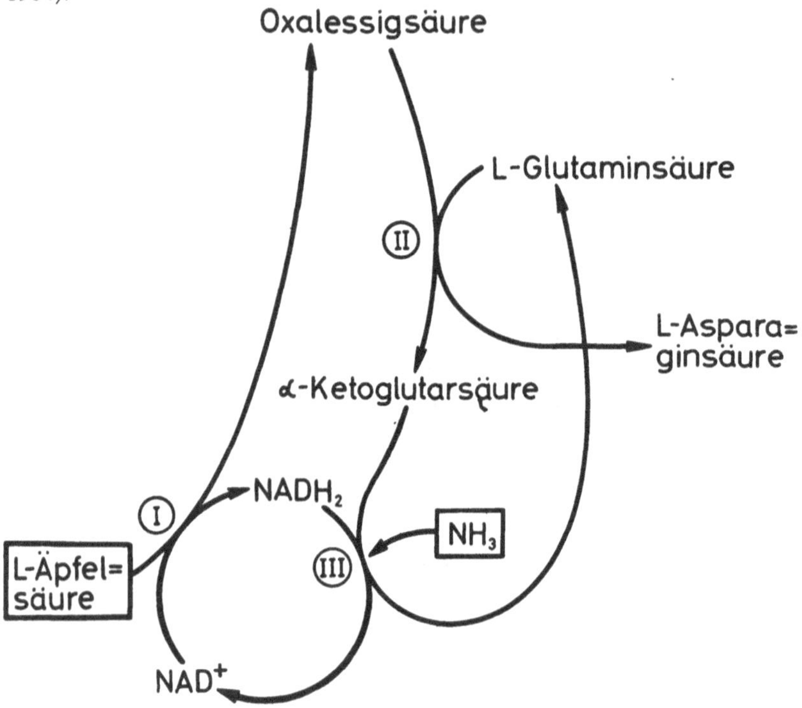

NAD^+ = Nicotinamid-adenin-dinukleotid *(früher DPN^+)*
$NADH_2$ = reduzierte Form von NAD^+

Abb. 41

Schematische Darstellung der Ammoniakentgiftung durch L-Äpfelsäure (nach *Nordmann,* 1966)

Äpfelsäure wirkt in der vorläufigen Entgiftung, Arginin bei der definitiven Eliminierung des Ammoniaks. Somit wurde versucht, therapeutisch in beide Ammoniak-Entgiftungsmechanismen fördernd einzugreifen.

Wir untersuchten in einer Testreihe bei zehn Leberzirrhosekranken mit Pfortaderhochdruck den therapeutischen Effekt des L-Arginin-DL-Aspartats auf den Ammoniakspiegel. Neun dieser Probanden wurden in der dritten Woche nach Anlegung einer porto-kavalen Anastomose untersucht. Der zehnte Patient (G., H.) war nicht operiert. Er hatte wie alle Untersuchten mehrfach aus Ösophagusvarizen geblutet und zeigte das Bild einer beginnenden Leberdekompensation. Da er sich im Ammoniakverhalten von den Operierten nicht unterschied, haben wir ihn im Gesamtkollektiv und bei der Berechnung der Mittelwerte miterfaßt (Tab. 28).

Tab. 28

Der Blutammoniakgehalt nach Anlegung porto-kavaler Anastomosen bei täglicher Gabe von 30 g L Arginin-DL-Aspartat (in µg NH_3-N/100 ml)

Patient	Alter	*1. Tag* 8h	13h	*2. Tag* 8h	13h	*3. Tag* 8h	12h	14h	17h	*4. Tag* 8h	12h	14h	17h	*5. Tag* 8h	12h	14h	17h
H., H.	56	207	291	320	230	214	192	48	130	226	404	590	220	190	252	148	96
G., E.	45	284	277	170	150	180	190	99	140	–	–	–	–	494	478	454	507
v. d. H., E.	40	260	274	300	318	228	275	318	222	268	421	218	190	225	525	158	122
A., P.	55	364	196	312	260	214	208	298	58	361	447	310	156	418	434	316	312
K., M.	59	192	149	316	262	284	264	193	146	206	179	284	109	416	392	257	142
D., E.	26	384	274	344	398	326	370	370	252	294	202	150	92	342	410	250	178
S., K.-H.	23	227	186	232	244	294	166	146	78	204	228	342	146	280	356	196	152
L., R.	15	362	318	306	266	309	280	229	174	325	346	304	180	375	312	226	352
K., H.*	61	358	296	326	350	261	429	285	255	284	182	330	182	167	215	232	133
G., H.**	64	476	476	420	404	260	253	340	268	182	258	228	178	–	–	–	–
$\bar{x}$		311	274	305	278	257	263	229	172	268	296	308	161	323	345	248	222
s ±		96	91	67	88	46	75	98	74	64	109	123	41	98	92	53	138

* Ausgeprägter Stupor

** Leberzirrhose, Pfortaderhochdruck, beginnende Dekompensation, nicht operiert

Die Testuntersuchungen erfolgten an fünf aufeinanderfolgenden Tagen. Am ersten und zweiten Tage wurde morgens nüchtern Blut aus ungestauten Armvenen entnommen, mittags um 13.00 Uhr eine weitere Kontrolle durchgeführt. Am dritten, vierten und fünften Untersuchungstag infundierten wir nach Nüchternblutkontrolle im Zeitraum von drei Stunden 30 g Arginin-Aspartat in 500 ml Ringerlösung intravenös. In regelmäßigen Zeitabständen wurde die Ammoniakkonzentration im venösen Blut registriert. Die Ammoniakbestimmung erfolgte nach der Methode von *Müller-Beisenhirtz* und *Keller*.

Während der Untersuchungstage erhielten die Patienten ihre normale Leberdiät. Sie basiert in den ersten Wochen auf Kohlehydraten, Minderung der Eiweißzufuhr bei Meidung tierischen Eiweisses und Fettbeschränkung auf 30 g Butter.

In unserer Versuchsanordnung unterscheiden wir uns von anderen Untersuchen dadurch, daß wir den therapeutischen Test nicht beim komatösen Hepatitiskranken sondern beim Leberzirrhosekranken mit Pfortaderhochdruck nach Anlegung porto-kavaler Anastomosen in der Rekonvaleszenz durchführten und nicht unter Ammoniakbelastung sondern bei erworbener Hyperammoniämie.

So waren unsere Ergebnisse auch different von denen anderer Autoren. Die bei Aminosäurenbelastung durch Gabe von Rocmaline mit den Wirksubstanzen Arginin und Äpfelsäure so deutlich in Erscheinung tretende schnellere Eliminierung der Aminosäuren aus dem Blut (s. b. Aminosäuren) traf für das Ammoniak nicht zu. Bei dem Vergleich der Mittelwerte (Abb. 42) ergab sich keine wesentliche Differenz in den Werten nach Gabe der Testsubstanz und den Ammoniakkonzentrationen an den Vergleichstagen. Bei Betrachtung der Einzelfälle könnte ein Wirkungseffekt diskutiert werden, es ergibt sich jedoch keine Signifikanz. Der Abfall des Ammoniakspiegels am Nachmittag entspricht wohl dem Normalverhalten, da die Nüchternwerte morgens stets höher lagen und denen der Vergleichsbestimmungen entsprachen.

Unverträglichkeitserscheinungen wurden bei der Infusion von Arginin-Aspartat in Ringerlösung bei keinem der Patienten beobachtet.

2. Diskussion der Ergebnisse

Die Entgiftungsfunktion der Leber für Ammoniak ist bei Leberzirrhosekranken mit Pfortaderhochdruck nach Anlegung porto-kavaler Anastomosen wohl weniger im Reaktionsablauf, als vielmehr durch die Substratverteilung gestört. Vielfältige Einflüsse wirken sich auf den Harnstoffzyklus aus, vornehmlich a) die ungleiche Konzentration der im Wirkkreis beteiligten Aminosäuren, b) das nach der Pfortaderumleitung bei Zuführung über die Leberarterie trotz allgemeiner Ammoniakzunahme im zirkulierenden Blut in der Konzentration verminderte Angebot von Ammoniumionen in der Leber und c) Fermentverschiebungen. So ist die Ammoniakerhöhung im Gesamtorganismus nicht zwingend als Folge verminderter Leberpotenz in der Harnstoffsynthese, sondern als Konsequenz der Zirkulationsstörung, ja sogar als kompensatorische Konzentrationsvermehrung anzusehen, da nur bei vermehrter Ammoniakzufuhr zur Leber über die Arterie eine Intensivierung der Ammoniakentgiftung erfolgen kann.

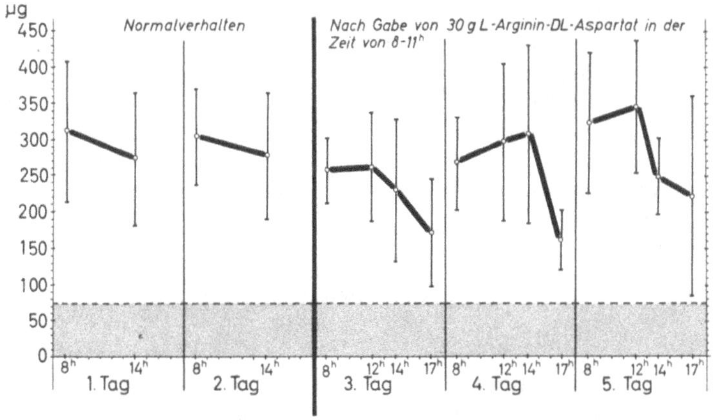

Abb. 42

Der Ammoniakgehalt im venösen Blut nach Anlegung porto-kavaler Anastomosen (Mittelwerte und Standardabweichung von 10 Probanden in μg NH_3-N/100 ml)

Mit fortschreitendem Leberparenchymschaden und vor allem bei Zunahme der Umleitung des Portalblutes über hepatofugale Kollateralen oder durch eine porto-kavale Anastomose steigt der Ammoniakgehalt des Blutes und gleichzeitig das Konzentrationsgefälle zwischen Arterien- und Venenblut. Leber und Körperperipherie (Muskulatur, Fettgewebe, Haut) wirken synergistisch.

Da bei steigendem Ammoniakangebot die Eliminierungsquote von Ammoniumionen aus dem arteriellen Blut stetig wächst, ist hierin ein Kompensationsvermögen des Organismus klar erkennbar. Die Hyperammoniämie beim Pfortaderhochdruck untercheidet sich dabei grundsätzlich von der des akuten Leberversagens. Im Leberkoma können auch die Kompensationsmechanismen zum Erliegen kommen.

Eine medikamentöse Beeinflussung des Ammoniakspiegels mit Arginin-Aspartat gelang nach der Shuntoperation nicht. Der auch nach unseren klinischen Erfahrungen günstige Effekt von Arginin und Äpfelsäure bei schweren Stoffwechselstörungen und Bewußtseinstrübungen beruht wohl nicht auf der Senkung des Ammoniakspiegels. Eventuell ist die Beteiligung von Arginin und Äpfelsäure an der Bildung von Fermenten (ATP) und Asparaginsäure wesentlicher als die unmittelbare Einwirkung auf die Entgiftungsmechanismen für Ammoniak im Harnstoffzyklus. Berücksichtigen wir, daß wir kürzlich bei einem im tiefen Leberkoma befindlichen Leberzirrhosekranken zwei Wochen nach Durchführung einer porto-kavalen Anastomose wenige Stunden vor dem Tode einen Ammoniakgehalt des venösen Blutes von 440 μg NH_3-N/100 ml feststellten und am Folgetage bei einem Leberzirrhosekranken mit leichter hepatoportaler Enzephalopathie zwei Jahre nach Anlegung einer portokavalen Anastomose bei einer ambulanten Kontrolluntersuchung nüchtern eine Ammoniakkonzentration von 512 μg registrierten, so erhellt hieraus, daß der Ammoniakhaushalt nur eine geringe Rolle in der Genese einer Enzephalopathie und eines Leberkoma spielen kann. Andere Stoffwechselvorgänge bleiben zu erforschen. Richtungweisend sollte hier auch das Ergebnis der Aminosäurenbelastung im therapeutischen Versuch betrachtet werden.

3. Das Verhalten der freien Aminosäuren im Blutserum

a) Zur Physiologie des Aminosärenstoffwechsels

Die Aminosäuren sind Grundbausteine der Eiweißkörper des Organismus. Bei ständig ablaufendem Eiweißumsatz wird selbst bei eiweißfreier Ernährung Stickstoff über die Nieren ausgeschieden. Dieser Stickstoffverlust muß durch Nahrungseiweiß ausgeglichen werden. Zur Erhaltung der vollen Leistungsfähigkeit des Organismus ist die tägliche Zufuhr von etwa 80 g Nahrungseiweiß erforderlich. Da verschiedene Eiweißkörper unterschiedliche Aminosäuren-Zusammensetzungen besitzen, haben sie eine differente biologische Wertigkeit. Acht Aminosäuren können vom Körper nicht aufgebaut werden: Leuzin, Isoleuzin, Phenylalanin, Methionin, Threonin, Tryptophan, Valin und Lysin. Neben diesen "essentiellen" Aminosäuren gelten als "semiessentiell" Arginin und Histidin. Es wird somit zur Aufrechterhaltung des Eiweißhaushaltes die Zufuhr von Eiweiß unterschiedlicher Zusammensetzung erforderlich. Es müssen vor allem die Aminosäuren im Nahrungseiweiß enthalten sein, die vom Organismus am dringendsten benötigt werden. Ein Überschuß einzelner essentieller Aminosäuren bietet keinen Ausgleich für fehlende. Durch antagonistische Effekte kann sogar hierdurch die vermehrte Ausscheidung anderer Aminosäuren bewirkt werden (*Harper* u. Mitarb., 1952). Die Gegenregulationen beruhen wohl vorwiegend auf einer Konkurrenz um die Transportsysteme. Man nimmt an, daß sich ganze Aminosäuren-Gruppen derselben Systeme bedienen. Antagonisten sind hierdurch z.B.: Isoleuzin zu Leuzin, Valin und Phenylalanin oder: Phenylalanin zu Valin, Tyrosin und Isoleuzin.

Neben der Aufnahme essentieller Aminosäuren bedarf der Organismus der Zufuhr unspezifischer Aminosäuren. Diese sind als Stickstoffquellen wesentlich besser nutzbar als die essentiellen (*Lehnartz,* 1959). Bekannt sind etwa 50 Aminosäuren, jedoch nur ca. 20 sind im Nahrungseiweiß enthalten (*Müting,* 1958).

Die Aufgaben der Aminosäuren im Organismus sind vielfältig. Sie dienen zur Bildung von Zellprotoplasma und Kernsubstanz, zur Synthese von Bluteiweiß, Hormonen, Fermenten, evtl. auch zur Umbildung in Glykogen. Spezielle biochemische Aufgaben sind Abgabe von Methyl-Gruppen, Sulfhydryl-Gruppen etc., Entgiftungsfunktionen. Die Aminosäuren dienen auch als Kalorienquelle.

Die Regulation des Aminosäurenhaushalts ist noch weitgehend ungeklärt. Trotz des unterschiedlich schnellen Ablaufs des Umbaues der Organproteine ist eine straffe Regulierung des Gehaltes der einzelnen Aminosäuren im Plasma erkennbar (*Schreier* u. *Sattelberg*, 1951). *Schimassek* und *Gerok* (1966) konnten durch Perfusion von Rattenlebern nachweisen, daß die Leber einen Einfluß auf die Aminosäurenkonzentration im Plasma besitzt.

Der Aminosäurenhaushalt scheint durch Hormone beeinflußbar. Nach *Müting* (1958) wirken anabolisch: Wachstumshormon, gonadotropes Hormon der Hypophyse, Testosteron, Östradiol, Insulin, gonadotropes Hormon der Plazenta und Nebennierenrinden-Gesamtextrakt, katabolisch: ACTH, thyreotropes Hormon der Hypophyse, Thyroxin, 11-β-Hydroxy-Kortikosteron und 17-α-Hydroxy-Kortikosteron. Adrenalin und Noradrenalin scheinen ebenfalls einen Einfluß auf das Zusammenspiel der Aminosäuren zu besitzen. Ihre Wirkung ist bisher nicht geklärt. –

Alberti und *Bartley* (1965) konnten im Tierexperiment nachweisen, daß ACTH und Wachstumshormon die Aminosäurenproduktion der Leberzelle um 21 bis 24 % steigern, Insulin diese um 25 % herabsetzt. *Wagle* (1963) fand bei hypophysektomierten Ratten einen verminderten Einbau von Alanin, Glutaminsäure, Methionin und Phenylalanin in Proteine. Dieser wurde durch Verabreichung von Wachstumshormon oder Insulin teilweise, durch Gabe beider Hormone völlig wiederhergestellt. –

Die Eiweißsynthese findet vorwiegend in den Leberzellen statt. Die Darmschleimhaut (*Greenberg*, 1951) spielt hier wohl eine untergeordnete Rolle. Von vielen Autoren wird eine gewisse Synthesepotenz in allen Geweben, besonders auch im R.E.S., sogar im strömenden Blut angenommen. *van Slyke* (1917) stellte fest, daß der Gehalt des Lebervenenblutes an Aminosäuren wesentlich geringer ist als der des Pfortaderblutes. Hieraus ist, wie auch aus Radioisotopenuntersuchungen anderer Autoren, ein Aminosäurenumsatz in der Leber zu folgern. Die Leberzelle scheint geeignet hierfür, da sie auch Hauptsitz der im Eiweißstoffwechsel wirksamen Fermente ist.

Zwischen der Aminosäurenkonzentration intra-, extrazellulär und im Plasma scheint ein gewisses "Gleichgewicht" zu bestehen. *Wewalka* (1956) nimmt an, daß durch Verschiebungen der Komponenten ein gesteigerter Auf- oder Abbau ausgelöst werden könne. Dieses bestätigen Experimente an Ratten, die von *Hanking* und *Roberts* (1965) durchgeführt wurden.

Aminosäuren werden kaum gespeichert, sofort zur Synthese verwandt, abgebaut oder unverbrannt ausgeschieden.

Der Abbau der Aminosäuren wird bewirkt durch reduktive, hydrolytische und oxydative Desaminierung, Transaminierung und Dekarboxylierung sowie in der Harnstoffsynthese. Eine Vielzahl von Enzymen ist am Ab- und Aufbau der Aminosäuren beteiligt (*Karlson*, 1962; *Gasior* u. Mitarb., 1966). Erwähnt seien hier nur die in der Leberdiagnostik bekannten Fermente GPT und GOT.

Die Proteinbildung aus freien Aminosäuren erfolgt nicht durch Umkehrung der Proteolyse. Da das Gleichgewicht zu Gunsten der Hydrolyse verschoben ist, können die Aminosäuren nicht zu Peptiden zusammentreten. Hierzu müssen die Aminosäuren zunächst "aktiviert" werden. Die chemische Energie wird vom Adenosintriphosphat (ATP) geliefert, das unter Elimination von Pyrophosphat mit der Säuregruppe der Aminosäure ein gemischtes Karbonsäure-Phosphorsäureanhydrid bildet. Die Aminoazylgruppe wird dann in zweiter Reaktion an ein Molekül Transfer-Ribonukleinsäure transferiert, und zwar an das Hydroxyl 3' der Ribose. Die "aktivierende" Ribose gehört zu einem Adenosinrest, der die Endgruppe einer Transfer-Ribonukleinsäure bildet. Die Transfer-Ribonukleinsäuren übertragen die aktivierten Aminosäuren auf die Ribosomen; eine Proteinbiosynthese kann jedoch nur dann stattfinden, wenn die Ribosomen mit Matrizen-Ribonukleinsäuren (messenger-RNS) beladen sind. Zu diesem Zwecke werden die an der Transfer-RNS gebundenen Aminosäuren nach einem bestimmten Kode am matrizenbeladenen Ribosom aufgereiht und durch ein besonderes Enzym miteinander zum Peptid verknüpft. Ist so die ganze Polypeptidkette fertiggestellt, wird durch einen noch nicht bekannten Mechanismus das Protein vom Ribosom abgelöst und in das Zellplasma abgegeben.

Die Ausscheidung der Aminosäuren geschieht vorwiegend über die Nieren in Form von freien Aminosäuren, Harnstoff, Ammoniak und bei Stoffwechselstörungen auch umgewandelt in Alpha-Ketosäuren und andere Zwischenprodukte (*Booth* u. Mitarb., 1960). – Ein Großteil des Ultrafiltrates wird in den proximalen Nierentubuli rückresorbiert (97,7 ± 0,08 % nach *Stalder* u. Mitarb., 1960). *Gerok* und *Gayer* (1961) zeigten im Tierversuch, daß mit steigender Plasmakonzentration der Aminosäuren die tubuläre Rückresorption fast linear zunimmt. Es steigt jedoch auch die Aminosäuren-Ausscheidung (*Müting*, 1954). Eine kompetitive Hemmung der Rückresorption bewirken nach *Gerok* und *Gayer* (1961) Lysin und Arginin für Ornithin, Glyzin und Glutaminsäure, auch Lysin für Arginin und umgekehrt. Unterschiede im Ausscheidungsquotienten sind von den D- und L-Formen bekannt (*Crampton* u. *Smyth*, 1953).

Die Aminosäuren werden je nach ihrer Struktur oder biologischen Eigenschaft unterschiedlich gruppiert. Nach dem chemischen Aufbau unterscheidet man folgende Gruppen:

A. Aliphatische Aminosäuren
   a. Monoaminosäuren: Glykokoll, Alanin, Serin, Methionin, Zystein, Zystin, Threonin, Leuzin, Valin, Taurin
   b. Monoamino-dikarbonsäuren: Asparaginsäure, Glutaminsäure
   c. Diaminosäuren: Lysin, Arginin

B. Aromatische Aminosäuren
   a. isozyklische: Tyrosin, Phenylalanin
   b. heterozyklische: Prolin, Oxyprolin, Histidin, Tryptophan.

Glutaminsäure und Asparaginsäure reagieren sauer, Arginin, Histidin und Lysin basisch. Die übrigen Aminosäuren sind infolge des Besitzes einer basischen NH_2- und einer sauren COOH-Gruppe neutral. Cystin, Methionin und Taurin enthalten Schwefel. Serin, Threonin, Prolin und Oxyprolin haben eine OH-Gruppe und werden Oxaminosäuren genannt. Prolin und Oxyprolin werden auch als Iminosäuren bezeichnet; sie besitzen statt einer NH_2- eine NH-Gruppe. – Alle physiologisch vorkommenden Aminosäuren gehören der L-Reihe an (*Dunn*, 1941).

Im Stoffwechselverhalten werden glukoplastische von ketoplastischen Aminosäuren unterschieden. Glyzin, Zystein, Zystin, Threonin, Valin und Arginin werden über Brenztraubensäure oder andere Metaboliten des Zitronensäurezyklus in diesen eingeschleust. Sie werden glukoplastische Aminosäuren genannt. Als ketoplastisch gelten: Leuzin, Isoleuzin, Phenylalanin, Tyrosin, evtl. Lysin. Histidin und Tryptophan erwiesen sich als indifferent (*Kühnau*, 1946, 1949). Die glukoplastischen Aminosäuren werden in einem reversiblen Vorgang über Alpha-Ketokarbonsäure in Glykogen umgebraut; hier besteht eine Verbindung zwischen Eiweiß- und Kohlehydratstoffwechsel, über die Brenztraubensäure zum Fettstoffwechsel.

Die Eigenschaften der einzelnen Aminosäuren werden in der Folge nach Zusammenstellungen von *Kühnau* (1946/1949), *Lehnartz* (1959) und *Müting* (1958) kurz skizziert:

1. Alanin
   Möglichkeit der Entstehung aus Brenztraubensäure durch Umaminierung mit Glutaminsäure, sowie Umkehr des Prozesses. Beteiligung an der Bildung von Asparaginsäure und Glutaminsäure wahrscheinlich, von Serin möglich (*Lehnartz*, 1959).
2. Alpha-Aminobuttersäure
   Kommt in Eiweißkörpern nicht vor, Abbauprodukt von Threonin. Glukoplastisch.
3. Arginin
   Glukoplastisch. Zwischenstufe der Harnstoffsynthese (Arginin wird hydrolytisch in Harnstoff und Ornithin gespalten). Kreatininbildung aus Arginin ist umstritten (*Lehnartz*, 1959) Physiologische Funktion ungeklärt. Mehrbedarf im Wachstum. Im Tierexperiment als Mangelsymptom Azoospermie (s. *Kühnau*, 1946/1949).
4. Asparaginsäure
   Leichte Transaminierung mit Alpha-Ketoglutarsäure, Wirkung auf die Purin-

synthese (*Lehnartz,* 1959).

5. Zystein, Zystin
Redoxsystem. Entstehung des Zysteins aus Methionin und Serin über Zystathion. Diese Reaktion ist nicht reversibel (*du Vigneaud* u. *Chandler,* 1940). Der größte Teil beider Aminosäuren wird zu Sulfat (Taurin) oxydiert und als anorganisches Sulfat (bis zu 99 %, *Mütung,* 1958) bzw. als gepaarte Schwefelsäuren ausgeschieden. Zystein bildet mit Glykokoll und Glutaminsäure das stoffwechselwichtige Tripeptid Glutathion, Eiweißbaustein für Haemoglobin. Zystin ist Baustein der Keratine (Haar-, Wollwachstum), mancher Hormone (Insulin, Hypophysenhinterlappen-Hormon, ACTH). Weitere Abbaumöglichkeiten: Desulfurierung, Bildung von Merkaptursäuren zur Entgiftung aromatischer Verbindungen, primäre Dekarboxylierung zu Zysteamin. — Leberathrophie und Lebernekrose, Hautschäden und Ödembereitschaft wurden beim Tier als Mangelsymptome festgestellt (s. *Kühnau*).

6. Glyzin
Wirkt im Aufbau von Purinen, Porphyrinen, Glutathion, Phosphatiden, Kohlehydraten. Enge Beziehungen zwischen Glyzin, Serin, Threonin. Übergang in Cholin, Betain, Methionin, Kreatin, Zystein. Hippursäuresynthese zur Entgiftung exogener aromatischer Säuren, Gallensäuren, Benzoesäure.

7. Glutamin
Besonders reichlich im Blut und Herzmuskel. Ammoniakbildung im distalen Tubulusepithel der Niereń. Im Gehirn Glutaminbildung aus Ammoniak und Glutaminsäure. Stickstoffquelle für Purinsynthese.

8. Glutaminsäure
Stoffwechselaktive Aminosäure, Desaminierung zu Alpha-Ketoglutarsäure und Ammoniak in allen Geweben möglich. Im Gehirn zu Gamma-Aminooxybuttersäure dekarboxyliert, Gamma-Karboxylgruppe für Kaliumtransport durch Hirnzellmembran notwendig. Ammoniakentgiftung (s. Glutamin). Mitwirkung bei Glutathionsynthese, Prolinbildung, Wesentlicher Anteil an Transaminierungen.

9. Histidin
Primäre Dekarboxylierung zu Histamin. Abbau zu Glutaminsäure, Imidazolessigsäure, Imidazolbrenztraubensäure. Bedeutung für Folinsäuresynthese und Haemoglobinaufbau. — Mangelsymptome beim Tier nach *Kühnau:* Anämie, Karnosinverarmung der Muskeln. Scott (1954) fand bei histidinfrei ernährten Ratten Atrophien von Hypophysenvorderlappen, Hoden, Thymus, Nebennierenrinde und Knochen als reversible Erscheinungen.
Beim Menschen (42 Probanden) wurden bei histidinfreier Ernährung von *Rose, Haines, Warner* und *Johnson* (1951) keine Mangelsymptome gefunden.

10. Izoleuzin
Abbau zu Alpha-Methyl-n-Buttersäure, die sowohl gluko- wie ketoplastisch wirksam ist.

11. Leuzin
Abbau zu Azetessigsäure. Bedeutung für die Aktivierung des endokrinen Systems — Mangelsymptome beim Tier sind Atrophien von Leber, Hoden, Nebenhoden, Thymus, Hyperthrophie der Hypophyse (s.*Kühnau*).

12. Lysin
Keine Transaminierungen. Abbau über Pipekolinsäure, Alpha-Aminoadipinsäure, Glutarsäure, Alpha-Ketoglutarsäure oder Buttersäure. Bedeutung für Verknöcherung, Mitoseanregung, Nukleotidsynthese, Erhaltung weiblicher Ge-

nitalfunktionen, erhöhter Bedarf in Gravidität (*Müting*, 1958). — Mangelsymptome beim Tier: Zwergwuchs, Hemmung der Epiphysenverknöcherung, Knochenwachstumsstörung, Störung des weiblichen Zyklus und der Laktation (s.*Kühnau*).

13. Methionin
Wird nach *Müting* (1958) zu 85 % auf unbekanntem Wege zu Sulfat verbrannt. Demethylierung zu Homozystein, Serin, weiter über Zystathion zu Zystein und Gamma-Oxy-Alpha-Aminobuttersäure (*du Vigneaud* u. *Chandler*, 1940). Beteiligt an Transmethylierungen. Mangel an labilen Methylgruppen führt über Störung der Cholinsynthese zu Lezithinmangel, schwerer Leberverfettung; hieraus wird lipotrope Wirkung gefolgert. Desaminierung zu Alpha-Keto-Gamma-Methylthiobuttersäure möglich. Eiweißbaustein. Bedeutung für Haemoglobinsynthese, Schilddrüsenwirkung. — Nach *Kühnau* sind Mangelerscheinungen beim Tier: Leberverfettung, Leberzirrhose, Nierenschäden, Hodendegeneration, Anämie, toxischer Eiweißzerfall, Blutungen und Muskelatrophie. *Rose* und Mitarbeiter (1951) beobachteten Wachstumsstörungen. *Berg* und Mitarbeider (1963) fanden Hornhauttrübungen und Hornhautvaskularisation als reversible Vorgänge.

14. Ornithin
Entstehung aus Arginin unter Harnstoffabgabe. Katalysatorwirkung. Beziehungen zu Prolin.

15. Phenylalanin, Tyrosin
Können ineinander übergehen. Dekarboxylierung zu Tyramin oder über Para-Oxy-Phenylbrenztraubensäure Umbildung in Homogentisinsäure (Alkaptonurie). Die Homogentisinsäure wird vom gesamten Organismus weiter verbrannt. Oxydative Sprengung des Benzolringes ergibt Fumarsäure und Azetessigsäure (*Lehnartz*, 1959). Phenylalanin wird zu Phenylessigsäure abgebaut, auch in Benzoesäure. — Tyrosin ist die Grundsubstanz des Noradrenalins, Adrenalins, Thyroxins und der Melanine. — Mangelerscheinungen nach *Kühnau* sind Störungen der Schilddrüsen- und Nebennierenfunktion, Pigmentanomalien, Hypotonie. Nach *Schwartz, Scott* und *Ferguson* (1951) traten bei phenylalaninfreier Ernährung Gewichtsverlust, Inappetenz, Atrophie der Hoden, Nebenhoden, Samenblase, Prostata, Nebennieren-Hypophysen-Veränderungen und Knochenwachstumsstörungen als reversible Erscheinungen auf. Tyrosinmangel bewirkte keine Veränderungen.

16. Prolin, Hydroxyprolin
Die Oxydation von Prolin zu Hydroxyprolin ist irreversibel. Beziehungen zwischen Prolin, Ornithin und Glutaminsäure (*Lehnartz*, 1959).

17. Serin
Kann aus Glukose entstehen. Nach Desaminierung Brenztraubensäurebildung. Dekarboxylierung zu Aethanolamin.

18. Taurin
Abbauprodukt des Zysteins, Bestandteil von Taurocholsäure.

19. Threonin
Übergang in Alpha-Aminobuttersäure. — Mangelerscheinungen waren bei Ratten Gewichtsverlust, Wachstumseinstellung, Hodenathrophie, Hypophysenvorderlappen-Veränderungen. Alle Erscheinungen erwiesen sich als reversibel (*Scott* u. *Schwartz*, 1953). Bei ausgewachsenen Ratten beobachteten *Nasset, Anderson* und *Siliciano* (1951) bei threoninfreier Ernährung Ösophagusödeme,

Bauer und *Berg* (1953) Aszites und generalisierte Ödeme bei Mäusen. *Rose, Haines, Warner* und *Johnson* (1951) sahen bei Verabreichung threoninfreier Kost bei zwei jungen Männern eine reversible negative Stickstoffbilanz.

20. Tryptophan
Abbauwege über unbekannte Zwischenstufen bis zum Kynurenin. Hieraus Hauptabbau bis Nikotinsäure, daneben Bildung von Anthranilsäure, Kynurensäure, Xanthurensäure, Chinolinsäure. Weitere Abbaumöglichkeit zum 5-Hydroxytryptamin (Serotonin). Darmbakterien vermögen aus Tryptophan Indol und Skatol zu bilden. — Wirkung auf Albuminsynthese, Nikotinsäurebildung, Erhaltung der Fortpflanzungsfähigkeit, Sicherung normaler Zahnentwicklung. — Mangelsymptome im Tierexperiment sind: Sterilität beider Geschlechter, unspezifische Augenveränderungen, Haarausfall, Karies, Pellagra, Anämie. Der Bedarf ist während Gravidität und Wachstum erhöht (s. *Kühnau*).
21. Valin
Transaminierung mit Alpha-Ketoglutarsäure zu Propionsäure (glukoplastisch). Umbau von Norvalin zu Buttersäure (ketoplastisch). — Mangelsymptome sind nach *Kühnau* Hyperaesthesien, Ataxie, Drehkrämpfe, Vorderhorndegeneration und Muskelzelldegeneration.

Der Gehalt der einzelnen Aminosäuren im Plasma ist in Tabelle 29 wiedergegeben. Die Serum-Plasma-Differenz der freien Aminosäuren überschreitet nach *Oepen* und *Oepen* (1963) nur selten die Fehlergrenze des Serum- oder Plasmagehaltes.

b) Die freien Aminosäuren im Blut Leberzirrhosekranker

Vergleiche des Gehaltes freier Aminosäuren im Blut Leberzirrhosekranker nach der Literatur sind nur bedingt möglich, da Untersuchungsmethoden und Krankengut wesentliche Abweichungen voneinander zeigen. In Anlehnung an *Gerok* (1963) haben wir die Aminosäurenveränderungen bei Leberzirrhosen nach Angaben verschiedener Autoren tabellarisch zusammengestellt (Tab. 30). Es kommt proportional zur Schwere der Lebererkrankung zu einer Zunahme freier Aminosäuren.

Das Verhalten der einzelnen Aminosäuren bei der Leberzirrhose nach den Befunden verschiedener Untersucher sei hier kurz skizziert:

Äthanolamin = gelegentliche Zunahme (*Bickel; Knauff*).

Alanin = signifikante Vermehrung (*Knauff*, 1964); Zunahme (*Cachin*).

Alpha-Aminobuttersäure = statistisch gesicherte Zunahme (*Gerok*), vereinzelt Zunahme (*Knauff*, 1960).

Arginin = vermehrt (*Schreier*); statistisch gesicherte Zunahme (*Gerok*), in einigen Fällen Zunahme (*Knauff*, 1960); leichte bis signifikante Verminderung bei mittelschweren und schweren Zirrhoseformen (*Knauff*, 1964); signifikante Vermehrung (*Knauff*, 1966).

Tab. 29
Aminosaurengehalt des Blutplasmas (in μg/ml)

Autor	*Stein* u. *Moore* 1954	*Evered* (1956)		*Spackman* (1957	*Knauff* (1964)	
Enteiweissung	Pikrinsäure	?		?	Azeton in Kälte	
		männl.	weibl		Mittel-wert	Standard-abweichung
Äthanolamin	–	0,3	0.4	–		
Alpha-ABS	2,0 – 3,5	1,7	1,2	2,3	1,8	± 1,5
Alanin	30,0 – 37,0	33,8	24,0	25,1	18,3	± 8,7
Arginin	12,0 – 20,0	15,5	–	11,8	6,3	± 2,7
Asparaginsäure	–	0,2 – 0,6	–	–	–	–
Zystein, Zystin	–	8,8	8,1	–	–	–
Zysteinsäure	–	–	–	–	4,7	± 4,5
Glutamin	–	–	–	93,2	55,0	± 30,5
Glutaminsaure	4,0 – 12,0	8,2 – 12,4	7,7	17,3	7,0	± 4,7
Glyzin	15 – 20 (+ Zitrullin)	13,5 – 19,2	11,5	20,3	9,2	± 3,5
Histidin	8,0 – 15,0	8,4	10,2	6,6	10,4	± 4,1
Isoleuzin	7,0 – 13,0	8,7 – 11,1	7,2	8,2	6,6	± 2,2
Leuzin	14,0 – 23,0	14,5	11,0	12,7	13,1	± 3,3
Lysin	25,0 – 30,0	21,5 – 24,2	13,3	13,7	8,5	± 4,2
Methionin	3,0 – 4,0	4,0 – 5,9	2,2	2,1	2,4	± 1,2
Ornithin	6,0 – 8,0	–	–	5,0	3,4	± 2,3
Phenylalanin	7,0 – 10,0	7,5	8,2	4,9	7,3	± 2,3
Prolin	18,0 – 33,0	–	–	20,7	18,6	± 7,0
Serin	10,0 – 13,0	–	–	–	6,6	± 1,2
Taurin	4,0 – 8,0	7,4 – 12,4	3,4	–	6,0	± 1,8
Threonin	12,0 – 17,0	14,0	15,1	12,9	9,5	± 3,2
Tryptophan	–	7,8	Spur	–	–	–
Tyrosin	8,0 – 15,0	9,4 – 11,1	8,7	9,0	7,1	± 4,5
Valin	23,0 – 37,0	25,2	19,3	18,6	20,8	± 6,0
Gesamt-Alpha-N	250 – 280	273 – 298	221	–	30,1 (?)	± 5,9

Asparaginsäure	= unregelmäßige Zunahme (*Cachin*); mitunter vermehrt (*Bickel*); in zwei Drittel vermindert (*Rastetter*).
Zitrullin	= Zunahme (*Gerok*).
Zystein, Zystin	= Zunahme (*Walshe; Müting*); zu 50 % vermehrt (*Bickel*).
Glutamin	= Zunahme (*Cachin*); stark vermehrt (*Knauff*, 1964); signifikant erhöht bei mittelschweren Zirrhosen (*Knauff*, 1964) und nach porto-kavaler Anastomose (*Knauff*, 1966).
Glutaminsäure	= Zunahme bei aktiven Zirrhosen und im Koma (*Walshe*); erhöht (*Cachin; Gerok*); deutlich vermehrt in 40 % (*Brauner*); bei schweren Zirrhosen vermindert (*Knauff*, 1964); signifikant erhöht nach porto-kavalen Anastomosen (*Knauff*, 1966).
Glycin	= leicht vermindert bei kompensierten Zirrhosen (*Iber*); erheblich vermehrt bei schweren Zirrhosen (*Knauff*, 1964); erhöht nach porto-kavalen Anastomosen (*Knauff*, 1966).
Histidin	= Abnahme bei inaktiven Zirrhosen (*Walshe*); leichte Verminderung bei kompensierten Zirrhosen (*Iber*); Verminderung bei leichten Zirrhosen (*Knauff*, 1964); signifikante Verminderung (*Knauff*, 1966).
Isoleuzin	= Zunahme (*Schreier*); deutliche Verminderung bei mittelschweren Zirrhosen (*Knauff*, 1964).
Leuzin	= Abnahme bei aktiven Zirrhosen (*Walshe*); leicht vermindert bei kompensierten Zirrhosen (*Iber*); signifikant vermindert bei mittelschweren und schweren Zirrhosen (*Knauff*, 1964); signifikant erhöht (*Knauff*, 1966).
Lysin	= Zunahme im Koma (*Walshe*); Zunahme (*Müting*); leichte Verminderung bei schweren Zirrhosen (*Knauff*, 1964).
Methionin	= Zunahme (*Iber; Müting; Schreier*); Zunahme bei aktiven Zirrhosen und solchen mit Koma (*Walshe*); deutlich vermehrt bei 40 % (*Brauner*); signifikant erhöht bei leichten, mittelschweren und schweren Zirrhosen (*Knauff*, 1964, 1966); signifikante Erhöhung nach porto-kavalen Anastomosen (*Knauff*, 1966).
Ornithin	= leichte bis deutliche Verminderung bei mittelschweren und schweren Zirrhosen (*Knauff*, 1964).
Phenylalanin	= Zunahme (*Cachin; Gerok; Iber; Schreier*); Erhöhung im Koma (*Walshe*); signifikante Zunahme bei leichten, mittelschweren und schweren Zirrhosen (*Knauff*, 1964); signifikante Vermehrung nach porto-kavaler Anastomose (*Knauff*, 1966).
Prolin	= Erhöhung bei inaktiven Zirrhosen und im Koma (*Walshe*); meist vermehrt (*Knauff*, 1960); statistisch gesicherte Zunahme (*Gerok*); starke Vermehrung bei schweren Zirrhosen (*Knauff*, 1960).

Serin	=	Zunahme bei inaktiven Zirrhosen (*Walshe*); signifikante Vermehrung (*Knauff*, 1964, 1966); erhöht nach porto-kavalen Anastomosen (*Knauff*, 1966).
Taurin	=	erhöht bei der Hälfte aller untersuchten Kinder (*Bickel*); signifikante Erhöhung bei schweren Zirrhosen (*Knauff*, 1964).
Threonin	=	Zunahme (*Cachin; Schreier*); Erhöhung bei inaktiven Zirrhosen (*Walshe*); vereinzelt vermehrt (*Bickel*); 40 % deutlich vermehrt (*Brauner*); in einigen Fällen vermehrt (*Knauff*, 1960); signifikant erhöht nach porto-kavalen Anastomosen (*Knauff*, 1966).
Tyrosin	=	Zunahme (*Brauner; Cachin; Gerok; Iber; Müting; Schreier*); signifikante Vermehrung (*Knauff*, 1964); signifikant erhöht nach porto-kavalen Anastomosen (*Knauff*, 1966).
Trytophan	=	in einigen Fällen Zunahme (*Knauff*).
Valin	=	Verminderung (*Müting*, 1956); Abnahme bei inaktiven Zirrhosen (*Walshe*); signifikant erniedrigt (*Knauff*, 1966).

Im Coma hepaticum zeigten sich folgende Veränderungen der freien Aminosäuren:

Alanin	=	vier- bis achtfacher Anstieg — ein Patient — (*Iber*); stark erhöht (*Gerok*); vermehrt (*Monden*).
Alpha-Aminobutter-säure	=	sehr stark vermehrt (*Gerok*).
Arginin	=	vermehrt (*Walshe*).
Zystin	=	vermehrt (*Walshe*); bei 50 % der präkomatösen Patienten erhöht, stark erhöht im leichten und schweren Koma (*Wu*); exzessiver Anstieg bei einem Koma mit tödlichem Ausgang (*Iber*).
Glyzin	=	im Präkoma leicht vermindert, im schweren Koma erhöht (*Wu*); im Präkoma leicht vermindert, im Koma mit tödlichem Ausgang über 100 % gesteigert (*Iber*); stark erhöht (*Gerok*).
Glutamin	=	im Präkoma und tiefen Koma erhöht bis stark erhöht (*Wu*).
Glutaminsäure	=	Zunahme (*Walshe*); erhöht bis bedeutend erhöht (*Wu*); im Präkoma leicht vermindert, im Koma mit Todesfolge Abfall (*Iber*); gebundene stark erhöht, freie nicht (*Gerok*); Anstieg (*Monden*).
Lysin	=	Zunahme (*Walshe*); stark erhöht (*Gerok*); vermehrt (*Monden*).
Methionin	=	Zunahme (*Walshe*); erhöht im Präkoma und im tiefen Koma (*Wu*); im Präkoma leicht vermindert, im schweren Koma mit Todesfolge auf über 100 % angestiegen (*Iber*); exzessiv erhöht (*Gerok*).
Phenylalanin	=	erhöht (*Walshe*); bei 75 % der Patienten zwei- bis

		fünffacher Anstieg im schweren Koma, über 100 % erhöht (*Iber*); exzessiv gesteigert (*Gerok*).
Prolin	=	Zunahme (*Walshe*); sehr starker Anstieg bei schwerem Koma (*Iber*); exzessiv erhöht (*Gerok*).
Serin	=	Zunahme (*Walshe*); im Präkoma leicht vermindert (*Iber*).
Taurin	=	im Präkoma leicht vermindert, bedeutend erhöht im leichten und schweren Koma (*Wu*); im Präkoma leicht vermehrt (*Iber*).
Threonin	=	im Präkoma leicht vermindert, im schweren Koma stark erhöht (*Iber*).
Tyrosin	=	Zunahme (*Walshe*); erhöht (*Wu*); sehr starker Anstieg (*Iber*); exzessiv erhöht (*Gerok*).

Tab. 30

Verhalten der freien Aminosäuren im Blut bei Leberzirrhosekranken

Autor	Methodik	Status der Leberzirrhose	Anzahl der Unter-suchten	Befund	
Schreier u. *Sattelberg* (1951)	mikrobiologisch	Zirrhose	4	*Zunahme:*	Methionin, Tyrosin, Isoleuzin, Phenylalanin, Threonin, Arginin
Walshe (1953)	Papierchromatographie	inaktive Zirrhose	3	*Zunahme:*	Zystin, Threonin, Prolin, Serin, Methionin
				Abnahme:	Histidin, Valin
		aktive Zirrhose	13	*Zunahme:*	Zystin, Glutaminsäure, Tyrosin, Methionin
				Abnahme:	Histidin, Leuzin
		Coma hepaticum	7	*Zunahme:*	Zystin, Glutaminsäure, Prolin, Serin, Lysin, Phenylalanin, Tryptophan, Arginin, Tyrosin, Methionin
Cashin, *Durlach* u. *Blass* (1954)	Papierchromatographie	Zirrhose	40	*Zunahme:*	Tyrosin, Phenylalanin (Alanin, Threonin, Glutamin, Glutaminsäure, Asparaginsäure)
Braun, *Kisfaludy* u. *Dubsky* (1955)	Papierchromatographie	Zirrhose, darunter 4 im Koma	6	Geringe Veränderungen	
Brauner, *Soru*, *Tanasescu* u. *Negoescu* (1958)	Papierchromatographie	Zirrhose	5	*Zunahme:*	Methionin, Tyrosin, Threonin, Glutaminsäure (bei 2 Patienten)
Müting (1958)	Papierchromatographie	Zirrhose	20	*Zunahme:*	Zystin, Methionin, Tyrosin, Lysin

Autor	Methodik	Status der Leberzirrhose	Anzahl der Untersuchten	Befund	
Knauff, Selmair u. *Reitlinger* (1960)	Hochspannungs-elektrophorese	Zirrhose	7	*Zunahme:*	Tyrosin, Phenylalanin, Prolin, Alpha-Aminobuttersäure, Äthanolamin, Arginin, Threonin, Tryptophan
Gerok (1963)	Saulen-chromatographie	Zirrhose mit Pfortaderhochdruck, teils mit Aszites	10	*Zunahme:*	Arginin, Prolin, Alpha-Aminobuttersäure (signifikant), Glutaminsäure, Zitrullin, Phenyl-Phenylalanin
					exzessiv: Prolin, Alpha-Aminobuttersaure, Methionin, Tyrosin, Phenylalanin
					stark: Glyzin, Alanin, Lysin
Muting (1963)	Papier-chromatographie	kompensierte Zirrhose	67	*Zunahme:*	Methionin, Arginin, Lysin
		dekompensierte Zirrhose	48	*Zunahme:*	Methionin, Tyrosin, Tryptophan, Taurin, Glutamin, Arginin, Lysin
Knauff, Seybold u. *Miller* (1964)	Saulen-chromatographie	leichte Zirrhose	16	*Zunahme:*	signifikant: Methionin, Alanin, Serin, Phenylalanin, Tyrosin, Threonin
					stark: Glutamin
				Abnahme:	gering: Histidin
		mittelschwere Zirrhose	13	*Zunahme:*	signifikant: Glutamin, Methionin, Phenylalanin, Tyrosin, Threonin, Serin .
				Abnahme:	signifikant: Arginin, Leuzin
		schwere Zirrhose, davon 4 präkomatös	14	*Zunahme:*	signifikant: Methionin (bis 20-fach), Alanin, Phenylalanin, Tyrosin, Serin, Taurin, Threonin
					stark: Glutamin, Glyzin, Prolin
				Abnahme:	signifikant: Leuzin
					geringer: Arginin, Ornithin, Glutaminsäure, Lysin
Knauff, Hamelmann, Seybold u. *Kanters* (1966)	Saulen-chromatographie	Zirrhose	12	*Zunahme:*	signifikant: Methionin, Serin, Tyrosin
				Abnahme:	signifikant: Arginin, Histidin, Leuzin, Valin

Autor	Methodik	Status der Leberzirrhose	Anzahl der Untersuchten	Befund	
		Zirrhose mit porto-kavaler Anastomose	13	*Zunahme:* (gegenüber Gesunden)	signifikant: Glutaminsäure, Glutamin, Methionin, Phenylalanin, Threonin, Tyrosin
					erhöht: Zysteinsaure Glyzin, Serin
				Zunahme: (gegenüber Kranken ohne Shunt-Op.)	(30-40 %) Alpha-Aminobuttersaure, Zysteinsaure, Histidin, Lysin, Valin starker erhoht: (50-80 %) Arginin, Glutaminsäure, Methionin, Phenylalanin
					sehr stark erhöht: (100 %) Glutamin

Bei akuten Lebernekrosen bzw. Leberatrophien sind fast alle Aminosäuren erhöht bis stark erhöht. Besonders stark angestiegen wären nach *Walshe:* Methionin, Threonin, Glutamin, Arginin, Phenylalanin, Tyrosin, Prolin. *Müting* fand eine äußerst starke Zunahme von Methionin, Leuzin, Isoleuzin, Valin und Glyzin, *Braun* und *Kisfalüdy* sahen sie bei Tyrosin und Zystin. Einen sehr starken Anstieg fast aller Aminosäuren registrierten auch *Monden* und *Rastetter.*

Bestimmungsmethode, Enteiweißungsverfahren, Hydrolyseart, Ort und Zeitpunkt der Entnahme des Blutes, Art der Aufbewahrung der Seren sind von wesentlicher Bedeutung für das Ergebnis der Untersuchung. Bei papier- und säulenchromatographischer quantitativer Analyse des Aminosäurengehaltes des Blutes scheinen die verschiedenen Enteiweißungsverfahren weitgehend übereinstimmende Werte freier Aminosäuren zu ergeben (*Stein* u. *Moore,* 1954; *Evered,* 1956; *Knauff,* 1964).

c) Die freien Aminosäuren im Blutserum beim Pfortaderhochdruck und nach Anlegung porto-kavaler Anastomosen

Da über den Aminosäurenhaushalt beim Leberzirrhosekranken, insbesondere beim Pfortaderhochdruck, noch wenig bekannt ist, haben wir für unsere Forschungen ein breites Spektrum gewählt. Wir untersuchten:

1. Leberzirrhosekranke mit Pfortaderhochdruck vor Anlegung einer porto-kavalen Anastomose, am dritten und achtundzwanzigsten Tage sowie ein bis drei Jahre nach der Operation.
2. Während der Laparotomie zur Shuntoperation wurde Blut aus der

Aorta abdominalis, Vena cava inferior und der Vena portae entnommen. Bei allen übrigen Untersuchungen wurde jeweils arterielles (Arteria femoralis) und venöses (geeignete Armvene) Blut analysiert.
3. Zum Vergleich (zu 1.) wurden Verlaufsuntersuchungen nach splenorenaler Anastomose und nach koronario-kavaler Anastomose durchgeführt.
4. Wir bestimmten das Aminosäurenspektrum nach akuten Varizenblutungen und bei Leberzirrhosekranken ohne und mit Shuntoperation im Coma hepaticum.
5. Es wurden Belastungen durchgeführt mit Aminosäuren, mit Aminosäuren unter gleichzeitiger Gabe eines Therapeutikums und mit Fleisch.
6. Zum Vergleich wurden die Aminosäuren beim lebergesunden Hund vor und nach der Anlegung einer porto-kavalen Anastomose und postoperativ nach Fleischbelastung bestimmt.

Die Gesamtzahl der Untersuchungen jeder Gruppe mußte eingeschränkt werden, da auch die Auswertung im Aminosäurenanalysator einen erheblichen Zeitaufwand erfordert. Auf Bilanzuntersuchungen haben wir bisher bewußt verzichtet.

Wir legten unseren Untersuchungen beim Menschen folgende Fragestellungen zugrunde:
1. Wie verhalten sich die Konzentrationen freier Aminosäuren im Blutserum Leberzirrhosekranker gegenüber dem Lebergesunder, und treten im Aminosäuren-Haushalt nach Anlegung porto-kavaler Anastomosen Änderungen gegenüber dem Verhalten bei nichtoperierten Zirrhosekranken mit Pfortaderhochdruck auf?
2. Geben Differenzen der Konzentration von Aminosäuren in verschiedenen Gefäßabschnitten Hinweise für die Utilisation oder Störungen des Regulationsgefüges?
3. Wie wirkt sich eine Belastung mit Aminosäuren oder Fleischeiweiß nach Anlegung porto-kavaler Anastomosen auf das Aminosäurenspektrum aus, wie auf die Verhaltensweise der Patienten?
4. Ist eine therapeutische Beeinflussung des Gehaltes freier Aminosäuren im Blutserum, insbesondere bei Belastung mit Aminosäuren, möglich?

Untersuchungsmethodik. Wir entnahmen bei Leberzirrhosekranken morgens nüchtern je 15 ml Blut aus einer Armvene und aus der Arteria femoralis vor der Anlegung porto-kavaler Anastomosen, nach Laparotomie aus Pfortader, Vena cava und Aorta abdominalis. Das Blut wurde nach 30 Minuten zentrifugiert, das Serum mit 5 % iger Sulfosalizylsäure enteiweißt. Das enteiweißte Serum wurde in paraffinverschlossenen Röhrchen bei −15° C aufbewahrt und innerhalb von zwei Jahren aufgearbeitet. Die qualitative und quantitative Bestimmung der freien Aminosäuren erfolgte chromatographisch in einer Kationenaustauschersäule mit automatischer Registrierung der Ergebnisse (nach *Hamilton* u.

Mitarb., Analyt. Chem. 32, 1782, 1960). – Die Dauer eines Chromatogramms beträgt ca. 11 Stunden. Die Fehlergrenze wird mit ± 5 % angegeben. Die Auswertung der Aufzeichnungen erfolgte mit Hilfe des Integrators der Firma Technicon. Die Werte für Prolin und Zitrullin wurden nach *Breuer, Ise, Döllefeld* und *Breuer* (1966) berechnet.

Stein und *Moore* (1954) stellten fest, daß sieben Monate eingefrorenes Blutplasma höhere Werte von Glutaminsäure und Asparaginsäure, niedrigere Zysteinwerte als frisches Blutplasma aufwies. — Unsere Seren haben wenigstens sechs Monate gelagert.

Schon bei Operationen Stoffwechselgesunder kommt es proportional zur Schwere des Eingriffs und zum Ausgangswert der Plasmaproteine zu einem gewissen Eiweißverlust (*Becker*, 1949). *Everson* und *Fritschel* (1951) bestimmten den Aminosäurengehalt des Blutes vor Operationen, sofort nach dem Eingriff, am 1., 3. und 7. postoperativen Tag. Nach der Operation sanken alle Aminosäurenwerte ab und erreichten den Ausgangswert überwiegend schon am 1. Tage p. op. (Lysin am 3. Tage, Threonin und Arginin noch nicht nach 7 Tagen). *McMenamy, Lund* und *Oncley* (1957) fanden bei allen Patienten mit gutem Ernährungszustand nach operativen Eingriffen im Mittel eine Verminderung der Aminosäurenwerte von über 30 %, bei schlechter Ernährungslage einen geringeren Abfall. Allein bei Äthernarkose ohne Operation registrierten *Everson* und *Fritschel* (1952) einen Konzentrationsabfall der Aminosäuren. — Wir berücksichtigten diese Erscheinungen bei unseren Untersuchungen und wählten entsprechende Zeitabstände.

Beim Vergleich von Kollektiven oder der zeitlich differierenden Werte innerhalb von Gruppen wurden stets nur die venös bestimmten Aminosäuren-Konzentrationen berücksichtigt, außer bei den Belastungstests.

Normalbereich der Konzentration freier Aminosäuren im Blutserum. Es wurden von 8 Gesunden (4 Männer, 4 Frauen) Blutproben entnommen und säulenchromatographisch untersucht. Die Werte sind in Tabelle 31 wiedergegeben.

International gebräuchliche Abkürzugen der Aminosäuren

ABS	=	Alpha-Aminobuttersäure	Ile	=	Isoleuzin
Ala	=	Alanin	Leu	=	Leuzin
Arg	=	Arginin	Lys	=	Lysin
Asn	=	Asparagin	Met	=	Methionin
Asp	=	Asparaginsäure	Orn	=	Ornithin
Cit	=	Zitrullin	Phe	=	Phenylalanin
Cys	=	Zystein	Pro	=	Prolin
Cys̸	=	Zystin	Tau	=	Taurin
Gln	=	Glutamin	Thr	=	Threonin
Glu	=	Glutaminsäure	Trp	=	Tryptophan
Gly	=	Glyzin	Tyr	=	Tyrosin
His	=	Histidin	Val	=	Valin
Hyp	=	Hydroxyprolin			

Das Verhalten der freien Aminosäuren im Blut Leberzirrhosekranker mit Pfortaderhochdruck vor und nach Anlegung porto-kavaler Anasto-

mosen. Wir bestimmten die Aminosäuren-Konzentration bei 9 Leberzirrhosekranken mit Pfortaderhochdruck (Tab. 32). In den Mittelwerten ergab sich hier eine gegenüber Gesunden (Tab. 31) vorwiegende Verminderung der freien Aminosäuren im Blutserum. Zitrullin und Threonin waren sehr stark vermindert, Leucin und Tyrosin stark. Phenylalanin fand sich in gleicher Höhe, Asparaginsäure leicht vermehrt, Glutaminsäure sehr stark angereichert.

Tab. 31
Nüchternwerte der Aminosäuren im peripheren Venenblut. Mittelwerte 8 gesunder Probanden (4 Männer und 4 Frauen). Angaben in μg/ml Serum

Aminosäuren	$\bar{x}$	± s
Tau	9,42	2,29
Asp	4,61	1,37
Thr	21,45	5,13
Ser	15,22	3,71
Glu	26,73	7,39
Pro	17,87	7,69
Cit	8,66	2,47
Gly	17,70	3,48
Ala	33,18	4,56
ABS	2,98	1,48
Val	28,24	7,15
Cys	12,27	1,73
Met	4,00	0,92
Ile	8,61	1,79
Leu	15,42	2,78
Tyr	10,18	1,94
Phe	9,76	2,84
Orn	10,69	3,68
Lys	26,12	5,22
His	15,13	3,16
Trp	–	–
Arg	17,77	4,74

Nach den Angaben in der Literatur wäre eine allgemeine Erhöhung der freien Aminosäuren im Blut zu erwarten gewesen, da die untersuchten Kranken eine ausgeprägte Leberzirrhose mittleren bis schweren Grades hatten. Offensichtlich liegen die Verhältnisse bei unseren Leberzirrhosekranken mit Pfortaderhochdruck aber anders.

Die Verlaufsbeobachtung bei den 9 Patienten ergab am ersten Tage nach der Operation eine generelle Erhöhung der Aminosäuren gegenüber den präoperativen Werten; lediglich Isoleuzin fand sich erniedrigt. Die Streuung der Werte war größer als vor der Operation. Stark erhöht waren lediglich Isoleuzin und Phenylalanin. In der 4. Woche nach der Anlegung porto-kavaler Anastomosen ermittelten wir sehr starke Erhöhungen gegenüber dem Ausgangsstatus für Zitrullin, Tyrosin und Arginin sowie den starken Anstieg von Serin, Prolin, Glyzin, Zystin und Ornithin. Asparaginsäure, Threonin, Alanin, Methionin, Phenylalanin und Histidin waren ebenfalls vermehrt. Erniedrigt waren Taurin, Valin, Leuzin und Lysin, stark vermindert Isoleuzin, sehr stark Alpha-Aminobuttersäure (Tab. 32, Abb. **43**).

Tab. 32

Aminosäurenkonzentration im peripheren venösen Blut bei Leberzirrhose mit Pfortaderhochdruck vor und nach Anlegung porto-kavaler Anastomosen. Mittelwerte von 9 Patienten, Angaben in μg/ml Serum

Amino-säuren	ante op. $\bar{x}$	± s	1. Tag p. op. $\bar{x}$	± s	3. Woche p. op. $\bar{x}$	± s	1-3 Jahre p. op. $\bar{x}$	± s
Tau	7,77	2,40	8,65	2,91	6,66	1,74	9,07	4,70
Asp	5,17	2,90	5,55	3,04	6,49	1,57	8,06	2,85
Thr	14,16	2,88	16,88	5,25	16,93	5,32	18,13	5,81
Ser	12,08	2,60	12,26	4,94	16,96	3,86	16,03	5,20
Glu	53,85	19,44	69,43	53,55	64,29	30,80	71,15	23,96
Pro	10,60	7,12	12,70	4,49	34,57	16,78	19,01	6,62
Cit	3,01	1,33	3,33	1,35	7,75	2,42	10,77	3,32
Gly	14,99	3,13	17,77	6,31	19,45	4,54	18,92	3,98
Ala	27,54	10,02	35,92	15,21	31,77	6,43	32,32	10,80
ABS	2,41	0,55	2,44	0,86	1,24	0,41	2,76	2,76
Val	21,90	5,27	23,23	5,67	17,99	4,26	18,49	4,84
Cys	11,58	1,96	12,17	5,02	16,26	5,39	13,59	2,21
Met	–	–	5,57	2,76	5,28	1,97	6,35	2,79
Ile	7,50	1,50	5,59	1,58	5,82	0,81	6,20	2,64
Leu	12,08	2,39	13,71	3,42	10,05	2,02	10,74	3,69
Tyr	13,51	4,09	18,50	6,59	22,01	5,63	23,18	10,27
Phe	9,58	2,62	16,64	6,61	12,22	3,98	15,61	4,98
Orn	9,50	2,64	10,85	6,69	12,97	2,83	13,60	3,36
Lys	21,64	3,98	23,94	9,28	20,76	4,35	22,91	6,93
His	11,76	2,59	15,39	5,87	14,03	4,70	15,99	4,72
Trp	–	–	–	–	–	–	–	–
Arg	14,17	3,37	13,80	7,56	23,15	5,80	24,09	9,70

Die Spätwerte nach 1 - 3 Jahren p. op. ergaben deutliche Abweichungen von den Aminosäurenkonzentrationen Gesunder. Sehr stark erhöht waren Asparaginsäure, Glutaminsäure, Tyrosin und Phenylalanin. Methionin nahm stark zu. Vermehrt waren auch Serin, Prolin, Zitrullin, Glyzin, Zystin, Ornithin und Arginin. Vermindert fanden wir Threonin, Alanin, Alpha-Aminobuttersäure und Lystin, stark vermindert Isoleuzin und Leuzin, sehr stark Valin. – Im Vergleich zu den präoperativen Werten in der gleichen Tabelle registrierten wir 1 - 3 Jahre nach der Operation die Erhöhung aller freien Aminosäuren bis auf Valin, Leuzin und Isoleuzin. Sehr stark erhöht war Zitrullin, stark vermehrt fanden sich Asparaginsäure, Glyzin, Methionin, Tyrosin, Ornithin, Histidin und Arginin. Die Streuung war bei den Spätwerten größer. – Gegenüber den

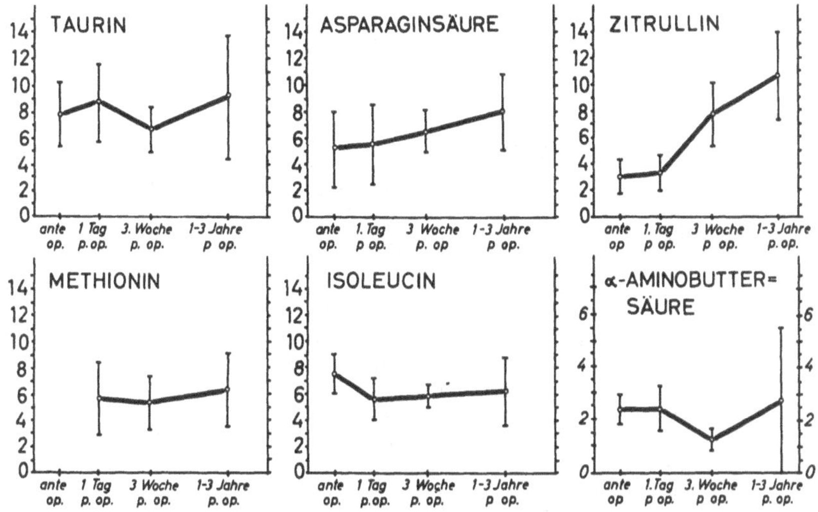

Abb. 43 a

Verhalten der Aminosäuren beim Leberzirrhosekranken mit Pfortaderhochdruck nach Anlegung einer porto-kavalen Anastomose (Mittelwerte von 9 Patienten; Angaben in μg/ml Serum)

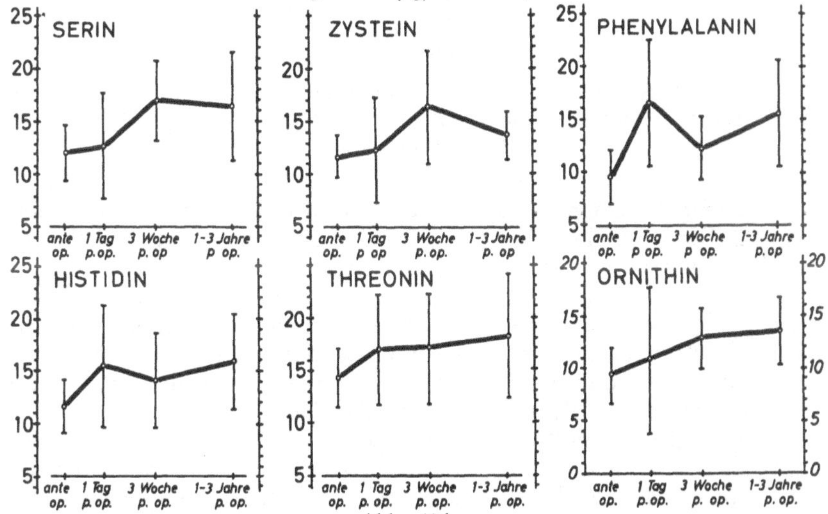

Abb. 43 b

Verhalten der Aminosäuren beim Leberzirrhosekranken mit Pfortaderhochdruck nach Anlegung einer porto-kavalen Anastomose (Mittelwerte von 9 Patienten; Angaben in μg/ml Serum)

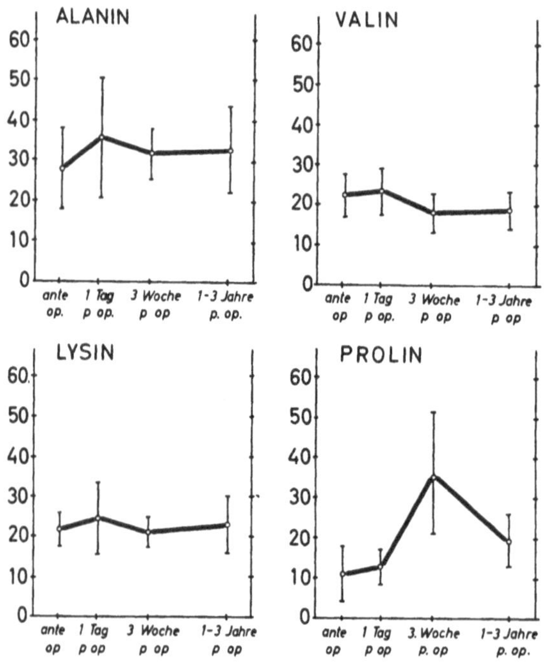

Abb. 43 c

Verhalten der Aminosäuren beim Leberzirrhosekranken mit Pfortaderhochdruck nach Anlegung einer porto-kavalen Anastomose (Mittelwerte von 9 **Patienten; Angaben in μg/ml Serum**)

Aminosäurenkonzentrationen 4 Wochen nach der Shuntoperation waren bis auf Serin, Prolin, Glyzin und Zystin alle Aminosäuren erhöht. In beiden Gruppen war die Streuung der Einzelwerte beträchtlich.

Nach der Durchführung porto-kavaler Anastomosen steigt mit zunehmendem Zeitabstand von der Operation bei Leberzirrhosekranken somit die Konzentration der freien Aminosäuren im Blutserum stärker an. Es konkurrieren hier ursächlich zwei Faktoren: einmal der porto-kavale Shunt, zum anderen das Fortschreiten der Leberzirrhose. –

Im Vergleich zum Kollektiv der Kranken mit posthepatitischer Leberzirrhose analysierten wir die freien Aminosäuren im Blutserum bei einer Patientin mit biliärer Leberzirrhose vor und nach Anlegung einer porto-kavalen Anastomose (Tab. 33). Präoperativ waren nur Zitrullin, Glyzin und Zystin erhöht, die übrigen Aminosäuren lagen niedriger konzentriert gegenüber der anderen Gruppe vor. Während vor der Operation nur wenige Aminosäuren außerhalb des Streuungsbereiches der Kranken mit

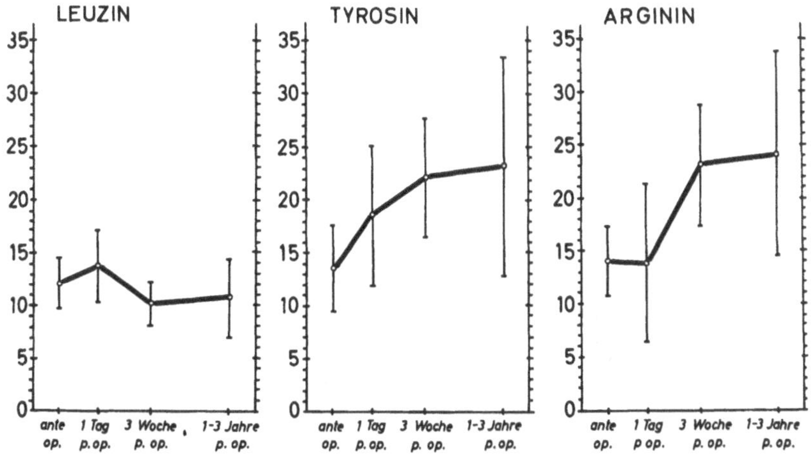

Abb. 43 d

Verhalten der Aminosäuren beim Leberzirrhosekranken mit Pfortaderhochdruck nach Anlegung einer porto-kavalen Anastomose (Mittelwerte von 9 Patienten; Angaben in μg/ml Serum)

posthepatitischen Leberzirrhosen lagen, fanden sich 15 am ersten postoperativen Tag, alle aber über die Abweichung hinaus erniedrigt nach 4 Wochen.

Im Gegensatz zu den Kranken mit posthepatitischen Leberzirrhosen lagen bei der Patienten mit biliärer Zirrhose die freien Aminosäuren des Blutserums außer Prolin am ersten Tage p. op. unter dem Ausgangswert und waren im 4 - Wochenwert weiter erniedrigt. –

Ein weiterer Vergleich ergab sich im Hinblick auf das postoperative Verhalten zwischen dem Kollektiv der Patienten mit direkten porto-kavalen Anastomosen und einem Leberzirrhosekranken mit spleno-renaler Anastomose (Tab. 34). Die Ausgangswerte dieses Patienten lagen niedriger als die Mittelwerte der 9 Kranken; die meisten Aminosäuren (außer Asparaginsäure, Serin und Glutaminsäure) lagen außerhalb der Standardabweichung. Erhöht waren lediglich Prolin und Zitrullin gegenüber der Gruppe. Am ersten postoperativen Tage fanden wir – bis auf Prolin, Zitrullin, Glyzin und Arginin – alle Aminosäuren des Kranken mit indirekter porto-kavaler Anastomose gegenüber den 9 mit direkter porto-kavaler Anastomose erniedrigt, Taurin und Valin unter den Streubereich. Vier Wochen nach Anlegung der spleno-renalen Anastomose registrierten wir im Verhältnis zum Kollektiv teils erhöhte, teils erniedrigte Aminosäurenkonzentrationen. Sehr stark erniedrigt war Leuzin, vermehrt fanden sich Asparaginsäure, Glyzin, Alanin und Isoleuzin.

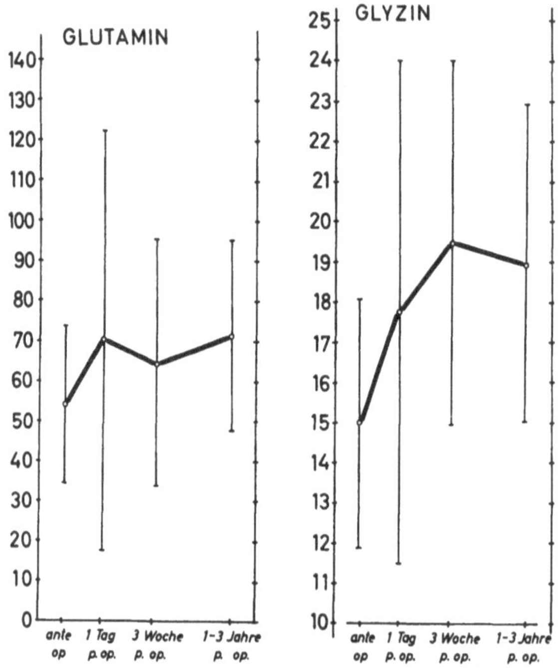

Abb. 43 e

Verhalten der Aminosäuren beim Leberzirrhosekranken mit Pfortaderhochdruck nach Anlegung einer porto-kavalen Anastomose (Mittelwerte von 9 Patienten; Angaben in μg/ml Serum)

Nach Anlegung der spleno-renalen Anastomose stiegen bei diesem Patienten am ersten postoperativen Tage die Aminosäuren außer Serin, Glutaminsäure und Zitrullin an. Nach 4 Wochen fand sich ein weiterer Anstieg der Aminosäuren im Blutserum mit Ausnahme von Alpha-Aminobuttersäure, Leuzin, Phenylalanin und Tryptophan. Im Verhältnis zum Ausgangswert waren die freien Aminosäuren im Blutserum zum Teil stark erhöht, nur Alpha-Aminobuttersäure und Tryptophan erniedrigt. –

Bei einer Leberzirrhosekranken wurde eine koronario-kavale Anastomose angelegt (Abb. 44 u. 45). Die Aminosäuren-Konzentration dieser Patientin (Tab. 35) lag in der präoperativen Analyse im Streuungsbereich der Ausgangswerte des Kollektivs der Kranken mit direkter porto-kavaler Anastomose, nur Taurin, Zitrullin und Glyzin waren über die Standardabweichung hinaus erhöht. Am ersten postoperativen Tage waren bis auf Taurin, nach 4 Wochen außer Taurin, Glyzin, Methionin, Leuzin und

Tab. 33
Aminosäurenkonzentration im peripheren arteriellen und venösen Blut bei einer Patientin mit einer biliären Zirrhose und Pfortaderhochdruck vor und nach Anlegung einer porto-kavalen Anastomose.
Angabe in μg/ml Serum

Amino-säuren	ante op. arteriell	ante op. venös	1. Tag p. op. arteriell	1. Tag p. op. venös	3. Woche p. op. arteriell	3. Woche p. op. venös
Tau	2,74	7,30	1,05	2,95	5,82	2,39
Asp	1,75	5,20	5,89	3,38	2,48	0,96
Thr	6,75	11,65	12,62	6,86	4,93	4,07
Ser	6,20	11,34	11,41	8,31	4,34	4,10
Glu	17,70	29,70	38,75	13,80	10,90	7,10
Pro	5,13	8,61	9,30	10,55	3,43	6,84
Cit	2,23	4,35	3,63	3,06	1,47	1,38
Gly	6,57	17,30	14,60	9,07	5,71	4,22
Ala	12,30	19,90	23,50	17,50	9,37	7,95
ABS	1,17	1,39	1,78	0,38	0,68	0,29
Val	8,39	13,41	20,40	6,36	6,95	3,09
Cys	5,15	12,55	11,20	4,68	4,10	1,13
Met	1,48	3,12	4,95	2,34	1,49	1,07
Ile	3,76	5,07	5,54	3,00	2,22	1,34
Leu	6,95	8,71	13,01	4,26	4,32	1,83
Tyr	5,37	12,20	–	9,15	6,60	4,20
Phe	3,47	8,25	–	4,94	4,62	1,62
Orn	3,70	6,06	6,30	5,21	2,59	2,15
Lys	9,95	16,05	16,10	7,41	6,00	2,32
His	6,15	10,70	10,40	5,26	3,66	1,45
Trp	–	20,70	10,80	7,94	6,61	3,30
Arg	7,55	13,75	12,45	6,24	4,43	2,04

Tyrosin alle Aminosäuren erniedrigt. Die Abweichung war im 4-Wochenwert aber nur gering.

Die Aminosäuren im Blutserum dieser Patientin waren am ersten Tag nach der Operation gegenüber den Ausgangswerten meist abgefallen. In etwa gleicher Konzentration fanden sich Taurin, Valin und Methionin, erhöht Asparaginsäure, Glutaminsäure, Prolin, Alanin, Phenyalanin und Tyrosin. Nach 4 Wochen sahen wir die Aminosäuren teils weiter abgefallen, zum Teil auch wieder angestiegen. Gegenüber dem Ausgangsstatus waren sie meist erniedrigt. Erhöht registrierten wir Serin, Glyzin, Zystin, Methionin, Tyrosin und Phenylalanin. –

Die Konzentration der freien Aminosäuren im Blutserum bei akuten Varizenblutungen. Wir untersuchten von 5 Leberzirrhosekranken während einer Varizenblutung entnommenes Blut (Tab. 36). Gegenüber Gesunden zeigte sich eine starke Vermehrung von Glutaminsäure angestiegen waren auch Prolin, Alpha-Aminobuttersäure, Valin, Leuzin, Tyrosin und Phenylalanin. In etwa gleicher Höhe lagen Taurin, Aspara-

Tab. 34
Aminosäurenkonzentration im peripheren arteriellen und venösen Blut bei einem Patienten mit Leberzirrhose und Pfortaderhochdruck vor und nach Anlegung einer spleno-renalen Anastomose. Angaben in $\mu g/ml$ Serum

Amino-säuren	ante op. arteriell	ante op. venös	1. Tag p. op. arteriell	1. Tag p. op. venös	3. Woche p. op arteriell	3. Woche p. op venös
Tau	3,26	3,94	5,86	4,59	1,82	–
Asp	1,79	2,91	7,50	4,65	8,76	11,27
Thr	8,93	9,95	15,97	12,25	15,79	18,25
Ser	8,34	11,08	15,94	11,83	17,54	17,78
Glu	27,80	35,80	57,05	34,30	45,75	45,20
Pro	7,67	12,80	15,97	15,25	29,10	25,50
Cit	3,53	3,71	6,01	2,95	8,80	5,97
Gly	11,70	14,62	24,98	17,99	24,45	30,15
Ala	14,05	14,10	45,65	31,10	44,15	54,60
ABS	0,82	0,92	3,00	1,86	0,62	0,87
Val	11,70	14,12	23,70	16,29	14,39	17,90
Cys	6,17	6,40	10,35	10,22	12,85	12,81
Met	1,84	1,87	6,49	4,59	4,48	5,18
Ile	3,59	4,72	6,80	5,19	7,38	8,70
Leu	7,28	9,05	15,73	12,62	10,52	12,50
Tyr	5,41	6,34	17,65	13,08	14,38	18,07
Phe	3,64	4,72	16,16	16,39	9,39	13,75
Orn	5,69	6,28	7,23	6,70	11,90	14,50
Lys	12,82	14,00	26,31	18,79	20,20	24,85
His	6,87	7,25	16,82	13,30	16,43	13,76
Trp	8,07	16,12	5,38	15,20	25,00	6,32
Arg	8,74	10,19	22,26	14,42	26,16	28,25

ginsäure, Zystin und Methionin. Die übrigen bestimmten Aminosäuren waren vermindert. Die Streuung der Mittelwerte war teils beträchtlich.

Beim Vergleich der Analysenergebnisse in der Blutung zu den Werten bei Leberzirrhosekranken im Blutungsintervall (Tab. 32, Spalte 1) fanden wir die Aminosäuren überwiegend erhöht. Stark erhöht waren Prolin, Alpha-Aminobuttersäure, Valin und Leuzin. Serin, Glyzin, Alanin, Zystin und Ornithin zeigten nur geringe Abweichungen, Asparaginsäure, Glutaminsäure, Isoleuzin, Histidin und Arginin eine leichte Verminderung. Die Streuung der Einzelwerte lag in der Blutung wesentlich höher als im blutungsfreien Intervall.

Zum Vergleich wurde die quantitative Analyse der Aminosäuren bei einer Patientin mit gesunder Leber in einer Varizenblutung infolge prähepatischen Blocks durchgeführt (Tab. 37). Außer Methionin und Isoleuzin fanden sich alle Aminosäuren höher als im Kollektiv der blutenden Zirrhosekranken. Glutaminsäure, Alpha-Aminobuttersäure, Phenylalanin und Histidin waren über den Streuungsbereich der Zirrhosekranken vermehrt.

Tab. 35
Aminosäurenkonzentration im peripheren arteriellen und venösen Blut bei einer Patientin mit Leberzirrhose und Pfortaderhochdruck vor und nach Anlegung einer koronario-kavalen Anastomose. Angaben in μg/ml Serum

Amino-säuren	ante op. arteriell	ante op. venös	1. Tag p. op. arteriell	1. Tag p. op. venös	3. Woche p. op. arteriell	3. Woche p. op. venös
Tau	15,00	11,68	10,89	12,02	8,50	7,16
Asp	5,52	3,90	4,89	5,54	4,22	4,94
Thr	17,60	16,95	12,91	11,49	30,00	16,95
Ser	15,49	14,10	12,31	10,43	15,29	16,72
Glu	52,10	46,00	46,90	47,60	30,51	42,40
Pro	–	8,00	15,29	14,70	20,00	19,50
Cit	–	7,70	4,09	4,54	4,67	4,35
Gly	24,05	22,30	17,73	17,00	24,70	30,18
Ala	27,40	27,20	33,79	30,10	35,30	23,21
ABS	2,71	2,46	2,27	1,95	0,94	1,06
Val	20,10	19,55	21,30	19,27	14,79	16,49
Cys	14,69	13,21	3,67	2,86	15,06	15,88
Met	3,47	3,88	4,57	3,97	–	5,50
Ile	6,92	6,50	3,96	3,59	5,53	6,25
Leu	12,34	12,45	15,04	11,68	8,89	10,19
Phe	9,34	8,33	14,08	13,79	10,19	10,22
Tyr	12,82	12,58	15,55	13,95	15,32	15,30
Orn	8,98	8,90	5,44	6,83	7,53	7,72
Lys	19,81	18,55	18,28	16,88	14,49	14,84
His	12,85	12,10	12,26	10,55	11,92	10,82
Trp	8,72	11,40	–	–	–	–
Arg	16,50	15,15	15,30	11,42	16,15	14,85

Die freien Aminosäuren im Blutserum bei Leberzirrhosekranken mit Pfortaderhochdruck im Coma hepaticum. Fünf Kranke wurden im Coma hepaticum erfaßt. Bei 3 Patienten war wegen unstillbarer Blutung aus Notindikation eine porto-kavale Anastomose angelegt worden. Bei 2 Leberzirrhosekranken hatte sich ein Leberkoma als Folge einer Varizenblutung entwickelt. Alle 5 Patienten verstarben. – Die Aminosäurenkonzentrationen wichen von Fall zu Fall stark ab. Wir verzichteten deshalb auf eine Mittelwertberechnung. In der Einzelangabe (Tab. 38) wurden erfaßbare, die Höhe der Werte beeinflussende Faktoren mit aufgeführt. Dies sind vor allem Anämie und Blutkonserven. Im Vergleich zu den Befunden bei Leberzirrhosekranken im blutungsfreien Intervall (Tab. 32, Spalte 1) zeigte sich eine deutliche Vermehrung der freien Aminosäuren im Blutserum bei den Fällen 1, 4 und 5, eine Verminderung bei Fall 2 und 3. Bei allen komatösen Kranken fand sich eine Erniedrigung von Isoleuzin und eine Konstanz bzw. ein Abfall von Arginin.

In den Fällen 1 und 5 könnte eine kurz zuvor erfolgte Bluttransfusion die Höhe der Aminosäurenkonzentration beeinflußt haben. Im Fall 3 ist für die Erniedrigung der Aminosäuren die Gabe von Arginin und Äpfel-

Tab. 36
Aminosaurenkonzentration wahrend einer Varizenblutung bei Leberzirrhosekranken (venös 5, arteriell 3 Patienten). Angaben in µg/ml Serum

Amino-säuren	arteriell x̄	arteriell ± s	venös x̄	venös ± s
Tau	9,16		9,20	6,95
Asp	4,42		4,35	2,74
Thr	14,35		18,24	9,53
Ser	11,81		12,00	5,73
Glu	39,31		49,41	20,30
Pro	21,76		25,78	20,50
Cit	6,04		7,73	6,60
Gly	13,08		14,10	5,93
Ala	24,17	nicht	26,53	13,50
ABS	3,67	berechnet,	3,73	1,82
Val	24,91	da nur	39,84	28,40
Cys	16,86	drei	11,93	7,65
Met	3,97	Bestimmungen	3,84	1,92
Ile	4,07		5,95	5,31
Leu	12,84		18,81	15,20
Tyr	15,38		15,22	5,18
Phe	13,95		13,64	9,30
Orn	8,57		9,88	4,50
Lys	19,53		23,05	11,60
His	14,08		9,91	5,26
Trp	–		–	–
Arg	14,35		15,37	7,92

säure in einem handelsüblichen Präparat neben der starken Anämie von kausaler Bedeutung (s. Belastungsversuche).

Arterio-venöse Differenz der Konzentration freier Aminosäuren im Blutserum. Bei den Verlaufskontrollen nach porto-kavaler Anastomose konnte von 5 Kranken arterielles und venöses Blut analysiert werden. In den Tabellen 39 - 41 sind die Quotienten venöser zu arterieller Konzentration aufgezeichnet. Hinzugefügt wurden die Quotienten der Patienten mit spleno-renaler und koronario-kavaler Anastomose.

Bei den 7 Kranken mit Leberzirrhose und Pfortaderhochdruck fand sich im blutungsfreien Intervall (ante op.) im Mittel ein Quotient über 1, die venösen Aminosäuren-Konzentrationen überstiegen die arteriellen. In den Fällen 2, 5 und besonders 7 ließ sich aber ein arteriell höherer Gehalt vieler freier Aminosäuren erkennen.

Am ersten postoperativen Tag waren bis auf Taurin im Mittel alle arteriellen Aminosäurenwerte höher als die venösen. Bei 2 Kranken, denen am 3. und 5. Tag p. op. Blut entnommen wurde, fand sich ein gleichsinniges Verhalten. Im Fall 2 war bei 6 Aminosäuren eine Erhöhung der venösen Konzentration zu sehen, im Fall 1 keine; bei den übrigen

Tab. 37
Aminosaurenkonzentration während einer Varizenblutung bei einer lebergesunden Patientin mit prähepatischem Block.
Angaben in μg/ml Serum

AS	arteriell	venös
Tau	13,75	13,29
Asp	1,68	5,66
Thr	10,82	26,21
Ser	8,59	16,15
Glu	61,20	104,75
Pro	–	–
Cit	–	–
Gly	11,80	19,25
Ala	23,18	36,20
ABS	2,66	5,76
Val	24,98	58,98
Cys	–	16,62
Met	2,52	3,16
Ile	4,35	3,93
Leu	10,21	27,00
Tyr	15,83	16,79
Phe	16,09	26,80
Orn	13,75	11,20
Lys	8,47	34,00
His	17,08	21,40
Trp	–	–
Arg	–	–

Kranken fanden sich zwischen 1 und 5 Aminosäuren venös gesteigert.

Vier Wochen nach einer Shuntoperation näherte sich im Mittel der Quotient der Zahl 1 und damit dem Ausgleich zwischen venöser und arterieller Konzentration. Eine stärkere Erhöhung des arteriellen Wertes war nur noch für Taurin festzustellen. Bis auf 4 Aminosäuren überwog aber noch die Vermehrung in der arteriellen Blutstrombahn. Im Fall 6 und 7, nach indirekter porto-kavaler Anastomose, lagen 4 Wochen p. op. die venösen Konzentrationen der freien Aminosäuren im Serum generell höher als die arteriellen. Hier wurde somit früher wieder der Ausgangsstatus erreicht.

Ein bis drei Jahre nach Anlegung einer porto-kavalen Anastomose fanden wir außer Ornithin bei allen Aminosäuren die venösen Werte höher als die arteriellen (Tab. 42).

Bei einer Patientin mit biliärer Leberzirrhose und Pfortaderhochdruck überwogen für alle Aminosäuren präoperativ die venösen Konzentrationen. Am ersten Tage nach dem operativen Eingriff waren außer bei Taurin und Prolin alle venösen Werte gegenüber den arteriellen erniedrigt, nach 4 Wochen bei allen Aminosäuren.

Unter den Leberzirrhosekranken während einer Varizenblutung fand

Tab. 38
Die Konzentration freier Aminosäuren im Blutserum bei Leberzirrhosekranken mit Pfortaderhochdruck im Coma hepaticum nach Anlegung einer porto-kavalen Anastomose oder einer Varizenblutung (in μg/ml)

Patient	1	2	3	4	5
Vorbelastung	pkA	pkA	pkA in Blutung	Blutung	Blutung
Anämie	mäßig	leicht	stark	mäßig	stark
Medikation	3 Std. zuvor 500,0 Blut	–	7 Std. zuvor Arginin-Äpfelsäure	–	5 Std. zuvor 500,0 Blut
Aminosäuren					
Tau	23,60	5,39	3,97	12,54	10,25
Asp	17,75	3,25	3,48	8,48	12,20
Thr	75,30	10,39	15,63	34,00	23,35
Ser	38,40	5,90	10,02	20,70	14,46
Glu	140,50	42,30	37,50	147,80	115,20
Pro	–	13,43	16,00	62,40	–
Cit	–	1,99	3,94	4,93	–
Gly	49,70	8,82	13,59	21,20	27,20
Ala	–	26,10	45,70	115,00	57,60
ABS	5,75	2,90	1,63	6,64	3,46
Val	44,20	9,32	14,95	19,32	27,00
Cys	19,65	6,02	5,42	12,82	36,98
Met	16,21	–	5,13	8,45	10,11
Ile	5,82	3,76	3,49	7,02	6,30
Leu	31,50	6,47	9,50	14,80	17,40
Tyr	59,30	15,32	16,32	40,70	44,50
Phe	70,50	10,05	14,15	20,38	39,40
Orn	25,75	6,37	11,51	9,75	23,50
Lys	73,40	24,30	21,80	65,20	48,70
His	51,40	6,56	20,98	21,18	27,70
Trp	–	–	4,30	5,74	–
Arg	14,60	8,89	–	4,90	14,29

sich generell eine Vermehrung der Aminosäuren im venösen Blut gegenüber dem arteriellen. Nur Zystin und Histidin waren venös vermindert.

Die Patientin mit prähepatischem Block zeigte in der Varizenblutung eine Zunahme der venösen Konzentration der Aminosäuren gegenüber der arteriellen außer für Taurin und Ornithin.

Wir fanden bei Leberzirrhosekranken mit Pfortaderhochdruck im blutungsfreien Intervall die Konzentrationen der freien Aminosäuren im Serum des venösen Blutes generell höher als im arteriellen Blut. Auch während einer Varizenblutung, 4 Wochen nach indirekter und 1 - 3 Jahre nach direkter porto-kavaler Anastomose waren die Aminosäuren venös am stärksten angereichert. Das gleiche Verhältnis ergab sich in einer Varizenblutung bei einer lebergesunden Patientin mit prähepatischem Block. Nur in unmittelbarer Folge einer Shuntoperation stiegen die arteriellen Kon-

Tab. 39
Quotient venöser zu arterieller Konzentration der freien Aminosäuren im Blutserum bei 7 Leberzirrhosekranken mit Pfortaderhochdruck

Patient	1	2	3	4	5	6	7	Mittelwerte
Alter	20J.	43J.	37J.	17J.	60J.	21J.	22J.	
Geschlecht	m	m	w	m	m	m	w	
Aminosäuren	Quotient: venös / arteriell							
Tau	–	–	2,66	0,66	0,99	1,21	0,78	1,24
Asp	–	0,82	2,96	1,07	1,54	1,63	0,71	1,45
Thr	–	1,02	1,73	0,99	0,73	1,11	0,96	1,09
Ser	–	0,89	1,83	0,60	0,92	1,33	0,91	1,08
Glu	–	1,01	1,68	0,97	1,04	1,28	0,88	1,14
Pro	–	0,97	1,68	–	–	1,67	–	1,44
Cit	–	0,86	1,95	–	–	1,05	–	1,29
Gly	–	1,01	2,64	0,96	0,96	1,25	0,93	1,29
Ala	–	0,94	1,62	1,03	0,94	1,00	0,99	1,09
ABS	–	1,08	1,19	0,67	1,27	1,12	0,91	1,04
Val	–	0,95	1,60	1,20	1,01	1,20	0,97	1,15
Cys	–	1,30	2,44	–	–	1,04	0,90	1,42
Met	–	1,09	2,03	1,07	1,04	1,02	1,12	1.23
Ile	–	0,92	1,35	1,09	0,84	1,31	0,80	1,05
Leu	–	0,90	1,25	1,04	0,83	1,25	1,01	1,05
Tyr	–	1,06	2,27	1,13	0,94	1,17	0,98	1,26
Phe	–	0,96	2,38	1,14	0,89	1,29	0,89	1,26
Orn	–	0,59	1,64	0,98	0,87	1,10	0,99	1,03
Lys	–	3,24	1,61	0,94	1,13	1,09	0,94	1,49
His	–	1,18	1,74	1,00	0,98	1,05	0,94	1,15
Trp	–	–	–	–	–	2,00	1,30	–
Arg	–	0,44	1,82	1,10	1,09	1,17	0,92	1,09

zentrationen der Aminosäuren über die des venösen Blutes deutlich an. Hierin ist wohl eine vorübergehende Insuffizienz im Aminosäurenhaushalt zu sehen.

Beim Pfortaderhochdruckkranken überwiegt die Konzentration der freien Aminosäuren im venösen Blut. Somit scheint die Peripherie an der Aminosäurenproduktion beteiligt oder aber wahrscheinlicher die Freisetzung gebundener Aminosäuren zu bewirken. Während der Passage des Blutes durch die Lungenkapillaren werden vermutlich die freien Aminosäuren teilweise gebunden. Es scheint eine sauerstoffabhängige Steuerung des Gehaltes freier Aminosäuren im Blutserum vorzuliegen.

Vergleich der Konzentration freier Aminosäuren im Blutserum verschiedener zentraler Gefäßabschnitte bei Leberzirrhosekranken. Bei der Verwendung langer, meist relativ englumiger Kanülen zur Blutentnahme während der Laparotomie kam es häufiger zur Hämolyse des in eine

Tab. 40
Quotient venöser zu arterieller Konzentration der freien Aminosäuren im Blutserum bei 7 Leberzirrhosekranken am 1., 3. oder 5. Tag nach porto-kavaler, spleno-renaler oder koronario-kavaler Anastomose (Mittelwerte wurden nur für die am 1. Tag p. op. entnommenen Seren berechnet)

Patient	1	2	3	4	5	6	7	Mittelwerte
Tag p. op.	1.	1.	1.	3.	5.	1.	1.	
Operation	pkA	pkA	pkA	pkA	pkA	srA	kkA	
Aminosäuren	Quotient: venös / arteriell							
Tau	0,26	–	2,80	0,25	0,27	0,78	1,10	1,23
Asp	0,14	–	0,57	0,92	0,74	0,62	1,13	0,61
Thr	0,44	–	0,54	0,89	0,78	0,77	0,89	0,66
Ser	0,30	–	0,73	0,82	0,57	0,74	0,85	0,66
Glu	0,25	1,13	0,36	0,83	1,09	0,60	1,01	0,67
Pro	0,30	1,00	1,13	–	–	0,95	0,96	0,87
Cit	0,25	0,92	0,84	–	–	0,49	1,10	0,72
Gly	0,31	0,96	0,62	0,62	0,67	0,72	0,96	0,71
Ala	0,31	1,00	0,75	0,80	0,92	0,68	0,89	0,72
ABS	0,30	0,77	0,21	0,94	0,77	0,62	0,86	0,55
Val	0,32	0,90	0,31	0,92	0,68	0,69	0,90	0,62
Cys	0,60	0,83	0,42	1,16	1,09	0,99	0,78	0,72
Met	0,34	0,85	0,47	0,76	0,89	0,71	0,87	0,65
Ile	0,35	0,82	0,54	0,83	0,48	0,76	0,91	0,68
Leu	0,36	1,06	0,33	0,84	0,48	0,80	0,78	0,67
Tyr	0,38	0,84	–	0,88	0,84	0,74	0,90	0,71
Phe	0,38	0,76	–	0,87	0,71	1,01	0,98	0,76
Orn	0,52	0,91	0,83	0,70	0,52	0,93	1,25	0,89
Lys	0,52	1,23	0,46	0,85	0,61	0,72	0,92	0,77
His	0,43	1,26	0,51	–	0,84	0,79	0,86	0,73
Trp	–	–	0,73	–	–	2,82	–	–
Arg	0,31	0,95	0,50	0,91	4,06	0,65	0,75	0,63

Spritze aufgesogenen Blutes. Wir haben deshalb mehrere Testseren verwerfen müssen. Analysieren konnten wir das aus der Aorta abdominalis entnommene Blut von 5 Patienten, das Blut der Vena cava inferior von 8 Kranken und das der Vena portae von allen 9 Probanden (Tab. 43).

Die freien Aminosäuren fanden sich in der Vena cava zum Teil etwas erhöht gegenüber den Werten in der Aorta, teils geringfügig vermindert. In der Vena portae war die Konzentration aller Aminosäuren bis auf Serin, Alpha-Aminobuttersäure und Arginin höher als in der Aorta und außer für Serin, Prolin, Zystin, Isoleuzin und Arginin auch höher als in der Vena cava.

Diese Befunde bestätigen auch für den Leberzirrhosekranken mit Pfortaderhochdruck die von *van Slyke* (1917) mitgeteilte Beobachtung

Tab. 41
Quotient venöser zu arterieller Konzentration der freien Aminosäuren im Blutserum bei 7 Leberzirrhosekranken 4 Wochen nach porto-kavaler, spleno-renaler oder koronario-kavaler Anastomose

Patient	1	2	3	4	5	6	7	Mittel-werte
Operation	pkA	pkA	pkA	pkA	pkA	srA	kkA	
Aminosäuren	Quotient: venös/arteriell							
Tau	1,11	0,94	0,41	0,67	0,48	–	0,84	0,73
Asp	2,83	0,88	0,39	1,42	0,80	1,29	1,17	1,27
Thr	0,77	0,95	0,82	1,03	0,87	1,15	0,57	0,88
Ser	1,00	0,87	0,95	1,10	1,40	1,10	1,09	1,06
Glu	1,13	0,79	0,65	1,22	0,70	0,99	1,39	0,98
Pro	1,24	0,93	1,99	–	–	0,88	0,98	1,18
Cit	0,83	0,87	0,94	–	–	0,68	0,93	0,85
Gly	1,08	0,89	0,74	0,91	0,87	1,23	1,22	0,99
Ala	1,14	1,00	0,85	1,03	0,98	1,23	0,66	0,98
ABS	1,36	0,84	0,43	1,28	0,92	1,40	1,13	1,05
Val	1,00	0,88	0,44	1,03	1,03	1,24	1,12	0,96
Cys	0,93	0,96	0,28	0,93	1,02	1,00	1,05	0,88
Met	1,00	0,99	0,72	1,05	0,94	1,15	–	0,97
Ile	0,89	0,87	0,60	0,95	1,00	1,18	1,13	0,95
Leu	0,97	0,93	0,42	0,95	1,06	1,19	1,15	0,95
Tyr	0,94	0,90	0,64	1,01	1,05	1,25	1,00	0,97
Phe	1,09	0,87	0,35	0,98	1,07	1,47	1,00	0,98
Orn	0,99	0,77	0,82	0,95	0,83	1,22	1,02	0,94
Lys	0,93	0,91	0,39	0,88	0,87	1,23	1,02	0,89
His	0,97	0,89	0,40	0,82	0,84	0,84	0,91	0,81
Trp	–	0,62	0,50	–	–	0,25	–	–
Arg	0,73	0,94	0,46	0,85	0,92	1,08	0,92	0,84

daß die höchste Konzentration freier Aminosäuren im Blut der Vena portae zu finden sei.

Das Verhalten der freien Aminosäuren bei Leberzirrhosekranken mit Pfortaderhochdruck im Belastungstest vor und nach Anlegung portokavaler Anastomosen. Bei zwei Männern im Alter von 17 und 60 Jahren – beim älteren bestand neben der Leberzirrhose ein Diabetes mellitus – wurde vor Durchführung der geplanten porto-kavalen Anastomose eine Belastung mit einem handelsüblichen Aminosäurengemisch vorgenommen. Am Folgetage führten wir eine erneute Aminosäurenbelastung bei gleichzeitiger Infusion eines Therapeutikums durch.

Versuchsanordnung: Wenige Tage vor der geplanten Shuntoperation wurde morgens nüchtern Blut aus einer Femoralarterie und aus einer Armvene entnommen. Durch die zur Blutentnahme in die Vene eingeführte Kanüle wurden anschließend 500,0 ml Steramin-S* in einem Zeitraum von genau drei Stunden in gleichmäßiger Tropfenfolge infun-

Tab. 42
Aminosaurenkonzentration 1 - 3 Jahre nach Anlegung einer porto-kavalen Anastomose im peripheren arteriellen und venösen Blut. Mittelwerte von 9 Patienten (5 Männer und 4 Frauen). Angaben in μg/ml Serum

Aminosäuren	arteriell		venös	
	$\bar{x}$	± s	$\bar{x}$	± s
Tau	6,81	2,33	9,07	4,70
Asp	7,11	2,92	8,06	2,85
Thr	15,62	4,84	18,13	5,81
Ser	14,00	5,04	16,03	5,20
Glu	62,44	18,33	71,15	23,96
Pro	15,64	6,26	19,01	6,62
Cit	7,21	6,74	10,77	3,32
Gly	16,43	4,30	18,92	3,98
Ala	28,47	11,56	32,32	10,80
ABS	2,30	2,53	2,76	2,76
Val	17,37	5,26	18,49	4,84
Cys	12,92	5,72	13,59	2,21
Met	5,20	2,36	6,35	2,79
Ile	5,77	2,07	6,20	2,64
Leu	9,68	3,14	10,74	3.69
Tyr	20,13	8,49	23,18	10,27
Phe	13,45	4,90	15,61	4,98
Orn	13,71	4,25	13,60	3,36
Lys	20,88	5,95	22,91	6,93
Trp	14,56	4,91	15,99	4,72
His	–	–	–	–
Arg	21,29	5,88	24,09	9,70

diert. 3 und 21 Stunden nach Infusionsende (6 und 24 Stunden nach Versuchsbeginn) wurde Blut zur Kontrolle aus der Arteria femoralis und einer Armvene entnommen. – Der letzte ermittelte Wert war gleichzeitig Ausgangsbasis für den am Folgetage des ersten Testversuches angeschlossenen zweiten Test. Hier wurden 500,0 ml Steramin-S und gleichzeitig in eine andere Armvene 500,0 ml Rocmaline** innerhalb von 3 Stunden infundiert. Die Blutentnahmen erfolgten wieder 3 und 21 Stunden nach Infusionsende.

Steramin-S enthält 5 % Aminosäuren, 10 % Sorbit, 1 % Meso-Inosit, L-Askorbinsäure, Nikotinsäureamid, Pyridoxin-Monochlorhydrat, Kobalt, Mangan, Kalium, Natrium und Chlorid. An Aminosäuren sind in 500 ml enthalten:

L-Lysin-Monochlorhydrat	2,31 g
D,L-Tryptophan	0,5 g
D,L-Threonin	0,845 g

* B. Braun, Melsungen
** HEK-GMBH, Lübeck

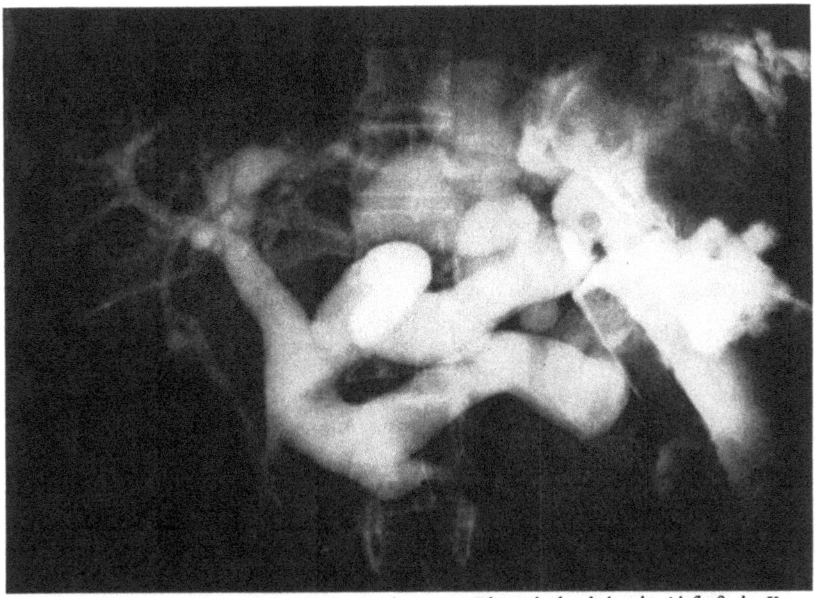

Abb. 44. Splenoportogramm bei Leberzirrhose mit Pfortaderhochdruck. Abfluß des Kontrastmittels aus der Milzvene vorwiegend über die extrem dilatierte V. coronaria ventriculi in paragastrale Varizen und weiter in Speiseröhrenkrampfadern

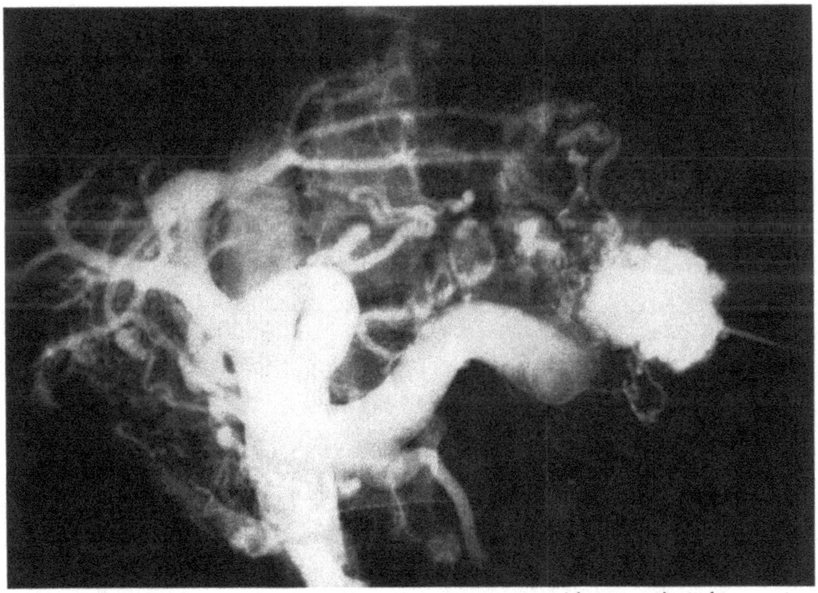

Abb. 45. Splenoportogramm der selben Patientin wie in Abb. 44 nach Anlegung einer koronario-kavalen Anastomose. Vorwiegender Abfluß des Kontrastmittels aus der Milzvene und Pfortader über die V. coronaria ventriculi in die V. cava inferior bei gleichzeitiger Anfärbung der intrahepatischen Pfortaderäste. Ein geringerer Teil des Kontrastmittels fließt über die Nabelvene und Vv. gastricae breves ab

Tab. 43
Die Konzentration der freien Aminosäuren im Blutserum bei Leberzirrhosekranken mit Pfortaderhochdruck in zentralen Gefäßabschnitten (Mittelwerte von 9 Kranken - Aorta 5, V.cava 8, V.portae 9 Analysen - in μg/ml)

Amino-säuren	Aorta abdominalis		Vena cava inferior		Vena portae	
	$\bar{x}$	$\pm$ s	$\bar{x}$	$\pm$ s	$\bar{x}$	$\pm$ s
Tau	6,91	1,24	7,99	3,20	9,04	3,32
Asp	2,87	0,99	4,05	0,79	4,93	1,83
Thr	10,38	3,26	11,22	2,85	14,57	3,63
Ser	13,34	8,15	12,01	3,03	11,43	2,23
Glu	37,19	16,20	40,14	10,90	43,83	18,40
Pro	–	–	11,48	4,47	10,30	3,09
Cit	–	–	4,88	2,03	5,03	2,14
Gly	11,11	2,55	12,64	3,05	12,96	1,94
Ala	25,56	16,30	29,44	10,90	30,22	9,34
ABS	2,32	1,04	2,19	0,83	2,21	0,64
Val	18,38	8,44	18,27	4,89	20,81	8,52
Cys	10,99	1,32	12,79	2,42	11,68	4,35
Met	2,65	0,89	2,51	0,69	2,94	0,84
Ile	6,66	1,93	6,29	2,10	5,91	2,06
Leu	11,07	5,35	10,04	4,31	12,15	7,22
Tyr	10,10	2,58	10,91	2,28	13,66	4,98
Phe	6,70	2,34	7,23	2,21	9,97	7,58
Orn	7,78	2,49	6,94	1,74	8,12	2,48
Lys	19,33	6,48	18,33	5,09	20,26	5,41
His	9,01	2,59	10,23	2,13	12,22	3,04
Trp	–	–	–	–	–	–
Arg	15,25	7,32	13,30	2,66	11,92	1,94

D,L-Methionin	1,375 g
D,L-Isoleuzin	0,845 g
L-Leuzin	1,345 g
D,L-Phenylalanin	1,145 g
D,L-Valin	1,145 g
L-Arginin-Dihydrat	0,6 g
Glyzin (Glykokoll)	15,625 g

Rocmaline enthält in 500 ml:

D,L-Äpfelsäure	7,35 g
L-Arginin	8,4 g
Na OH	2,3 g
Na_2 SO_3	0,32 g

Von beiden Patienten wurden die Infusionen gut vertragen. Im allgemeinen Verhalten der Kranken war keine Änderung festzustellen.

Die bei diesen Testversuchen ermittelten Konzentrationen der einzelnen Aminosäuren sind in den Tabellen 44 - 48 wiedergegeben.

Tab. 44
Verhalten der freien Aminosäuren unter Belastung mit Steramin-S bei Leberzirrhose mit Pfortaderhochdruck (Mittelwerte zweier Patienten in μg/ml Serum)

Amino-säuren	Nüchternwert		3 Std. nach Infusionsende		21 Std. nach Infusionsende	
	arteriell	venös	arteriell	venös	arteriell	venös
Tau	18,57	8,39	6,85	7,07	16,46	9,67
Asp	3,66	4,71	5,56	4,59	6,69	6,55
Thr	15,19	12,43	20,17	15,14	16,87	15,41
Ser	15,37	11,57	22,82	15,41	16,65	16,90
Glu	51,90	51,85	66,40	57,13	63,87	32,37
Pro	–	–	–	–	–	–
Cit	–	–	–	–	–	–
Gly	13,93	13,37	31,11	31,64	21,32	21,37
Ala	27,71	29,04	38,05	37,23	33,74	37,21
ABS	2,51	2,27	4,20	4,03	3,39	4,02
Val	25,40	27,55	34,86	32,19	26,19	29,42
Cys	–	–	–	–	–	–
Met	3,47	3,66	6,31	7,99	4,15	4,79
Ile	9,15	8,99	11,45	9,29	8,34	10,21
Leu	15,07	13,67	17,81	16,31	15,67	16,80
Tyr	11,48	11,59	15,93	18,24	12,78	15,96
Phe	11,12	10,96	18,25	15,57	11,08	12,87
Orn	9,94	9,20	11,28	16,82	–	–
Lys	23,21	24,69	34,28	43,50	27,30	31,85
His	11,05	10,95	14,89	14,65	12,92	13,74
Trp	–	–	–	–	–	–
Arg	14,79	16,20	19,10	–	–	19,16

Nach der gleichen Versuchsanordnung führten wir in der dritten Woche nach Anlegung einer porto-kavalen Anastomose Belastungstests bei denselben Personen durch. Auch einer 54 - jährigen Frau mit Diabetes mellitus bei Leberzirrhose mit Pfortaderhochdruck wurden die Testsubstanzen postoperativ verabfolgt.

Der Versuch wurde jetzt erweitert durch eine am dritten Untersuchungstage durchgeführte Belastung mit Fleischeiweiß. Wir gaben 125 g Schabefleisch von makroskopisch fettfreiem Rindfleisch mit einem rohen Ei.

In 125 g Rindfleisch sind 21,1 g Proteine enthalten, in einem rohen Ei mittlerer Größe 7,7 g. Wir errechneten den Aminosäurengehalt der Fleisch- und Ei-Proteine nach Angaben der Wissenschaftlichen Tabellen der Documenta Geigy (6. Auflage, Basel 1960:

Alanin	1,53 g
Arginin	1,63 g
Asparaginsäure	2,06 g

Tab. 45
Verhalten der freien Aminosäuren unter Belastung mit Steramin-S und gleichzeitiger Infusion von Rocmaline bei Leberzirrhose mit Pfortaderhochdruck (Mittelwerte zweier Patienten in μg/ml Serum)

Aminosäuren	Nüchternwert		3 Std. nach Infusionsende		21 Std. nach Infusionsende	
	arteriell	venös	arteriell	venös	arteriell	venös
Tau	16,47	9,67	9,42	6,98	9,04	10,50
Asp	6,69	6,55	6,88	4,39	4,44	3,92
Thr	16,87	15,41	14,47	13,40	11,39	14,95
Ser	16,65	16,90	15,10	15,02	11,12	12,50
Glu	63,87	52,37	55,07	59,25	50,27	57,39
Pro	–	–	–	–	–	11,13
Cit	–	–	–	–	–	5,35
Gly	21,32	21,37	30,30	33,00	15,12	18,11
Ala	32,96	37,21	34,32	37,22	23,74	19,22
ABS	3,39	4,02	2,41	2,02	1,47	2,04
Val	26,19	29,42	27,61	28,19	23,05	27,23
Cys	–	–	14,49	12,14	9,66	11,33
Met	4,15	4,79	7,12	10,16	3,16	4,17
Ile	8,34	10,21	10,56	10,33	6,79	8,27
Leu	15,67	16,80	15,45	15,70	12,50	14,77
Tyr	12,78	15,96	12,68	14,23	12,14	14,19
Phe	11,08	12,87	15,65	16,50	9,81	11,02
Orn	–	–	15,50	16,30	11,39	11,34
Lys	27,30	31,85	27,07	29,00	24,19	28,05
His	12,92	13,74	12,59	12,50	10,31	11,83
Trp	–	–	–	–	–	–
Arg	14,49	19,16	22,95	24,78	16,43	18,30

Zystein	0,44 g
Glutaminsäure	3,36 g
Glyzin	0,95 g
Histidin	0,95 g
Leuzin	1,73 g
Isoleuzin	1,10 g
Lysin	2,35 g
Methionin	1,00 g
Phenylalanin	1,39 g
Prolin	0,76 g
Serin	0,95 g
Threonin	1,29 g
Tryptophan	0,11 g
Tyrosin	1,23 g
Valin	1,05 g

Wir sahen bei der Belastung mit Steramin-S 3 Stunden nach Infusionsende vor Anlegung porto-kavaler Anastomosen einen generellen

Tab. 46
Verhalten der freien Aminosäuren unter Belastung mit Steramin-S nach Anlegung einer porto-kavalen Anastomose (Mittelwerte dreier Patienten in μg/ml Serum)

Amino-säuren	Nüchternwert		3 Std. nach Infusionsende		21 Std. nach Infusionsende	
	arteriell	venös	arteriell	venös	arteriell	venös
Tau	8,94	5,80	8,75	7,44	10,40	12,15
Asp	4,55	5,15	4,97	4,69	5,78	5,14
Thr	13,19	11,62	16,63	15,72	15,49	17,11
Ser	12,94	15,89	18,09	18,74	17,46	17,81
Glu	57,33	52,62	48,68	46,12	62,77	59,60
Pro	23,90	21,18	25,64	23,50	18,02	23,13
Cit	7,66	8,43	7,04	6,53	10,83	8,01
Gly	16,93	14,92	35,50	36,63	23,20	23,35
Ala	29,72	29,03	33,63	34,93	30,65	32,47
ABS	0,86	0,80	1,00	1,01	1,57	1,33
Val	14,64	14,47	16,98	17,15	18,62	18,36
Cys	13,26	12,29	11,88	10,94	15,46	14,69
Met	4,24	3,87	9,37	8,83	5,77	5,54
Ile	5,50	5,39	6,56	6,25	6,93	6,54
Leu	8,38	8,39	7,79	7,55	9,50	9,07
Tyr	17,35	16,85	16,04	15,60	22,52	21,95
Phe	9,52	9,30	16,04	16,81	11,91	11,82
Orn	12,85	11,34	11,92	13,57	14,42	16,34
Lys	18,36	16,14	18,27	18,27	19,73	18,70
His	11,82	9,62	10,77	11,64	12,13	12,10
Trp	–	–	–	–	–	–
Arg	22,45	19,60	20,94	–	20,49	24,90

Anstieg der zugeführten Aminosäuren (nur Taurin war erniedrigt), auch eine Vermehrung der nicht zugeführten Aminosäuren. Die stärkste Erhöhung der Konzentration registrierten wir für Glyzin (arteriell 120 %/ venös 125 %), Methionin (80/125 %), Phenylalanin (65/42 %), und Lysin (50/75 %) sowie Alpha-Aminobuttersäure (67/77 %), Tyrosin (39/57 %) und Ornithin (13/68 %). – Nach 21 Stunden waren bis auf Isoleuzin, Phenylalanin und Arginin im arteriellen Wert noch alle Aminosäuren über den Ausgangsbefund erhöht. Am auffälligsten war die Vermehrung von Glyzin (52/55 %), Lysin (18/29 %) und Leuzin (15/23 %) sowie Asparaginsäure (82/39 %), Taurin (51/15 %), Alpha-Aminobuttersäure (35/77 %), Tyrosin (11/37 %) und Serin (8/46 %), (s. Abb. 46, 47).

Nach gleichzeitiger Infusion von Steramin-S und Rocmaline war der Aminosäurenanstieg insgesamt geringer, nur das vermehrt zugeführte Arginin (9,0 gegenüber 0,6) stieg höher an (58/29 %) als im vorhergehenden Test. Die Konzentrationserhöhung war jetzt am auffälligsten

Tab. 47

Verhalten der freien Aminosäuren unter Belastung mit Steramin-S und gleichzeitiger Infusion von Rocmaline nach Anlegung einer porto-kavalen Anastomose
(Mittelwerte dreier Patienten in μg/ml Serum)

Amino-säuren	Nüchternwert		3 Std. nach Infusionsende		21 Std. nach Infusionsende	
	arteriell	venös	arteriell	venös	arteriell	venös
Tau	10,40	12,15	7,39	6,68	10,21	7,62
Asp	5,78	5,14	4,57	4,04	4,19	4,10
Thr	15,49	17,11	15,48	22,33	16,45	13,52
Ser	17,46	17,81	21,78	21,17	18,99	16,16
Glu	62,77	59,60	35,48	38,58	55,80	60,60
Pro	18,02	23,13	26,32	26,95	18,40	23,15
Cit	10,83	8,01	12,17	12,53	8,52	–
Gly	23,20	23,35	41,10	41,47	21,65	21,72
Ala	30,65	32,47	37,60	37,87	29,33	32,55
ABS	1,57	1,33	1,74	1,72	1,38	1,25
Val	18,62	18,36	20,45	18,86	18,09	18,14
Cys	15,46	14,69	12,82	11,11	17,17	17,68
Met	5,77	5,54	12,41	11,97	4,64	4,49
Ile	6,93	6,54	6,75	5,49	5,98	6,81
Leu	9,50	9,07	10,24	8,49	8,14	8,20
Tyr	22,52	21,95	19,45	16,37	16,57	19,46
Phe	11,91	11,89	19,62	19,08	9,14	10,33
Orn	14,42	16,34	19,63	23,49	13,91	13,88
Lys	19,73	18,70	18,75	20,77	16,99	17,93
His	12,13	12,10	5,82	7,56	11,53	11,36
Trp	–	–	–	–	–	–
Arg	20,49	24,90	26,50	31,17	20,95	24,67

bei Methionin (72/111 %), Glyzin (42/54 %), Arginin (58/29 %) und Phenylalanin (41/28 %). Die im Steramin-S nicht enthaltenen Aminosäuren stiegen nicht an, fanden sich zum Teil erniedrigt. – Nach 21 Stunden post infusionem waren bis auf Arginin (nur arteriell um 13 % erhöht) alle Aminosäuren unter den Ausgangswert erniedrigt. Die nicht zugeführten Aminosäuren waren zum Teil sehr stark vermindert (Alpha-Aminobuttersäure, Asparaginsäure, Serin).

Bei den postoperativen Testuntersuchungen erhielten wir ähnliche Ergebnisse. Drei Stunden nach der Infusion von Steramin-S wurden Methionin (120/128 %), Glyzin (109/145 %) und Phenylalanin (69/80 %) stark vermehrt gefunden, Leuzin, Arginin und Lysin unter den Ausgangswert erniedrigt. Die im Steramin-S nicht enthaltenen Aminosäuren waren größtenteils unter den Ausgangsbefund erniedrigt. Nur Serin (39/18 %), Alanin (13/20 %), Alpha-Aminobuttersäure (16/25 %) und Prolin (7/11 %) waren gering erhöht. – Nach 21 Stunden lagen nur Threonin und Arginin sowie im arteriellen Wert Prolin unter dem Ausgangsstatus.

Tab. 48
Verhalten der freien Aminosäuren unter Eiweißbelastung (125 g Schabefleisch und ein rohes Ei) nach Anlegung einer porto-kavalen Anastomose (Mittelwerte dreier Patienten in μg/ml Serum)

Aminosäuren	Nüchternwert		3 Std. nach Probemahlzeit		21 Std. nach Probemahlzeit	
	arteriell	venös	arteriell	venös	arteriell	venös
Tau	10,21	7,62	7,66	9,66	14,67	14,79
Asp	4,19	4,10	9,18	7,24	6,87	6,78
Thr	16,45	13,52	19,68	17,47	13,80	14,33
Ser	18,99	16,16	20,75	20,70	15,71	13,48
Glu	55,80	60,60	58,75	56,90	55,23	60,68
Pro	18,40	23,15	16,69	24,50	–	–
Cit	8,52	–	–	9,12	–	–
Gly	21,65	21,72	20,47	22,48	17,10	19,52
Ala	29,33	32,55	48,63	47,05	33,37	35,67
ABS	1,38	1,25	1,72	1,57	1,68	1,29
Val	18,09	18,14	25,61	24,61	17,07	20,49
Cys	17,17	17,68	14,78	14,26	14,15	14,47
Met	4,64	4,49	8,29	8,16	4,66	5,64
Ile	5,98	6,81	11,65	10,89	7,87	8,32
Leu	8,14	8,20	15,43	15,08	11,26	12,17
Tyr	16,57	19,46	28,60	26,29	18,75	18,49
Phe	9,14	10,33	19,43	19,77	12,19	12,37
Orn	13,91	13,88	17,68	19,83	15,07	14,63
Lys	16,99	17,93	31,75	29,09	21,44	22,50
His	11,53	11,36	16,19	16,96	11,99	13,94
Trp	–	–	–	–	–	–
Arg	20,95	24,67	29,44	29,11	22,87	25,26

Alle übrigen Aminosäuren zeigten eine mäßig starke Erhöhung. Die stärkste Konzentrationszunahme wurde für Glyzin (37/56 %) und Methionin (36/43 %) sowie für Alpha-Aminobuttersäure (81/65 %), Tyrosin (30/30 %) und Ornithin (12/44 %) registriert.

Die Aminosäurenbelastung unter gleichzeitiger Gabe von Rocmaline ergab im 3-Stundenwert eine starke Erhöhung für Methionin (115/115 %), Glyzin (77/77 %) und Phenylalanin (36/61 %) sowie eine mäßige Vermehrung von Ornithin (36/44 %), Zitrullin (12/56 %) und Prolin (45/16 %). Von den zugeführten Aminosäuren waren Isoleuzin, Leuzin venös, Lysin arteriell unter den Ausgangswert erniedrigt, von den übrigen Taurin, Asparaginsäure, Glutamin, Zystin, Tyrosin und Histidin stärker vermindert. – 21 Stunden nach Infusionsende lagen bis auf die leichte Erhöhung im arteriellen Wert von Threonin (6 %) und Arginin (2 %) alle Aminosäuren unter dem Ausgangsstatus. Von den im Steramin-S nicht enthaltenen Aminosäuren fanden sich Zystin (11/20 %) und arteriell Serin (9 %) leicht erhöht, alle übrigen im Bereich des Ausgangs-

Abb. 46

Verhalten der Aminosäuren im Belastungstest. Mit Steramin-S zugeführte Aminosäuren (Abweichung vom jeweiligen Ausgangswert in Prozent).

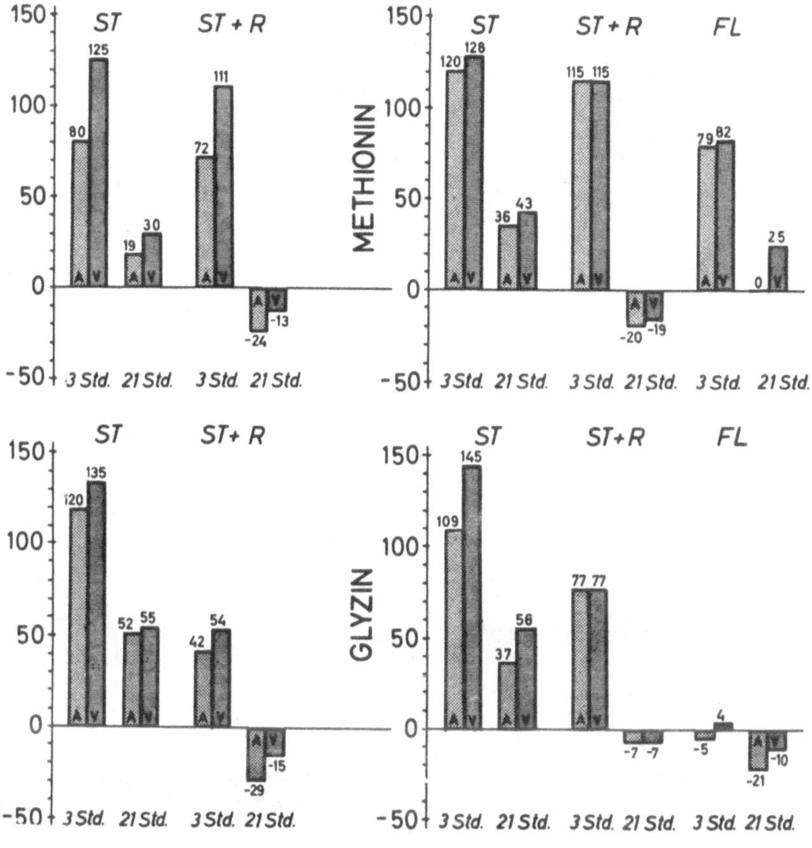

St = Steramin-S, St + R = Steramin-S und Rocmaline, Fl = Fleisch

I A bei Leberzirrhose mit Pfortaderhochdruck

I B nach Anlegung einer porto-kavalen Anastomose

status oder erniedrigt. –

Beim Vergleich der Testergebnisse vor und nach Anlegung einer portokavalen Anastomose ergeben sich keine wesentlichen Differenzen. Die Belastung mit einem Aminosäurengemisch führt zu einem starken Anstieg

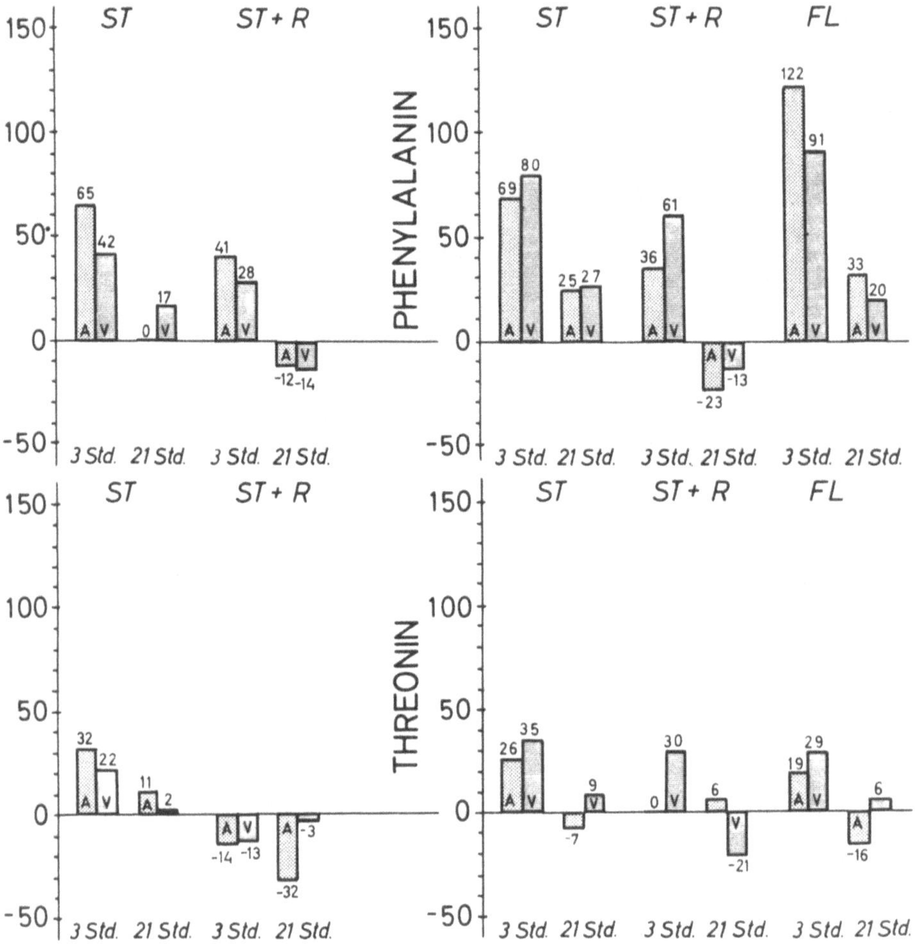

I A bei Leberzirrhose mit Pfortaderhochdruck

I B nach Anlegung einer porto-kavalen Anastomose

fast aller, auch der nicht zugeführten Aminosäuren. Sie sind auch 21 Stunden nach Infusionsende noch nicht zum Ausgangswert zurückgekehrt. – Bei gleichzeitiger Gabe von Rocmaline mit den Wirksubstanzen Arginin und Äpfelsäure kommt es jedoch nur zu einem geringen Anstieg der Aminosäuren-Konzentrationen nach 3 Stunden und zu einer überschießenden Eliminierung fast aller Aminosäuren nach 21 Stunden.

Beim Vergleich der Einzeltests zeigt der ältere der vor und nach Operation untersuchten Patienten im präoperativen Test, der jüngere im

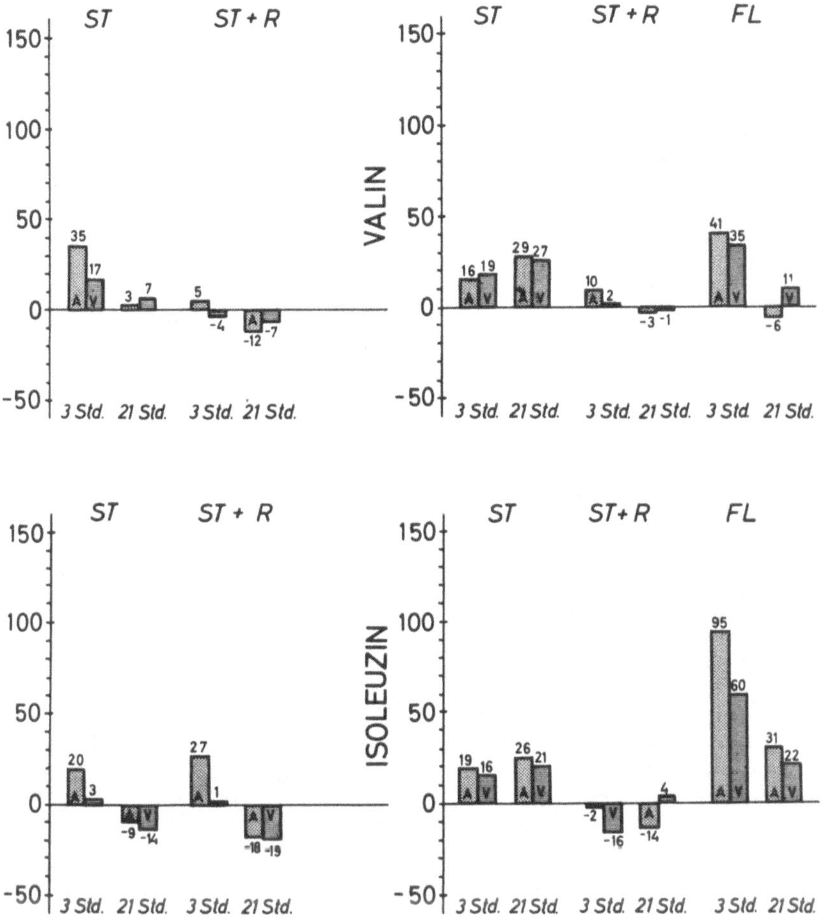

I A bei Leberzirrhose mit Pfortaderhochdruck

I B nach Anlegung einer porto-kavalen Anastomose

postoperativen die vollständigste Aminosäureneliminierung im Kombinationsversuch. –

In der dritten Testbelastung, der Gabe von 125 g Schabefleisch mit einem rohen Ei, trat wie bei den vorhergehenden Untersuchungen keine Störung in der Verhaltensweise oder Bewußtseinslage der Versuchspersonen auf. – Drei Stunden nach Verspeisen des Tartars wurde Blut aus Arterie und Vene entnommen. Die Analyse ergab einen Anstieg der meisten Aminosäuren. Lediglich Glyzin, Zystin und arteriell Taurin und

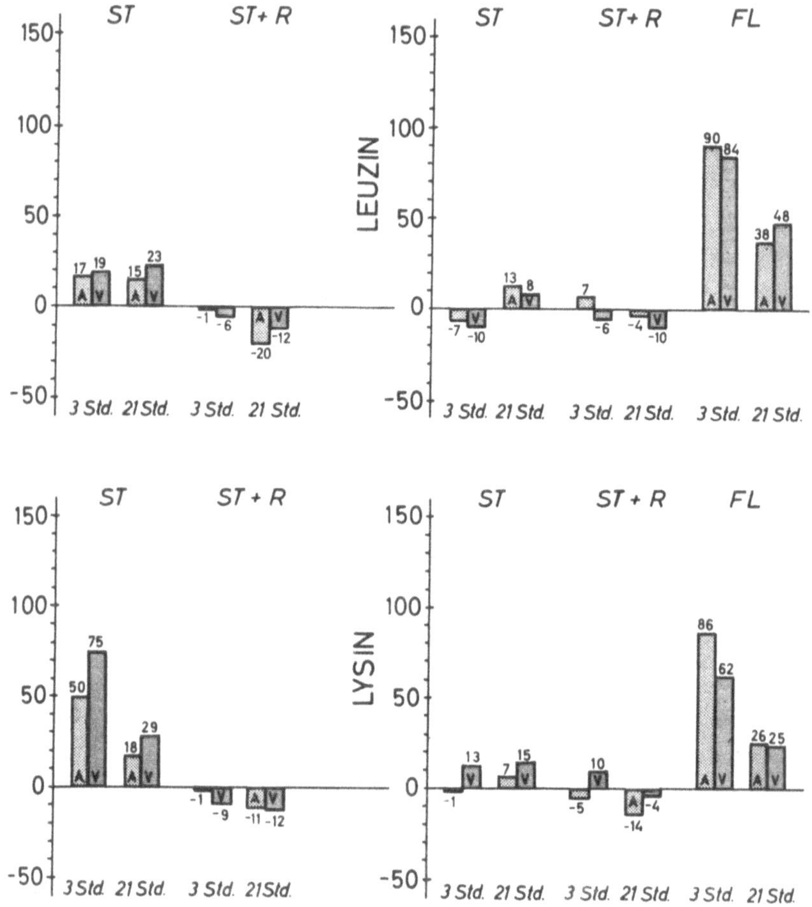

I A bei Leberzirrhose mit Pfortaderhochdruck

I B nach Anlegung einer porto-kavalen Anastomose

Prolin waren vermindert. Den stärksten Anstieg zeigten Phenylalanin (122/91 %), Asparaginsäure (118/76 %), Isoleuzin (95/60 %), Leuzin (90/84 %), Lysin (86/62 %), Methionin (79/82 %) und Tyrosin (72/35 %). – Nach 21 Stunden waren etwa die Hälfte der Aminosäuren in den Ausgangsbereich zurückgekehrt, einige mäßig erhöht. Eine stärkere Konzentrationsvermehrung zeigten Asparaginsäure (64/65 %), Taurin (43/94 %) und Leuzin (38/48 %). –

Während bei den Belastungstests mit Aminosäuren p. op. 3 Stunden

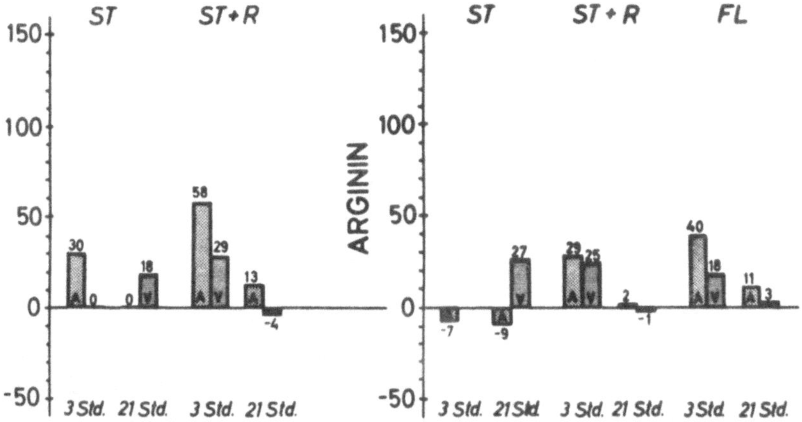

I A bei Leberzirrhose mit Pfortaderhochdruck

I B nach Anlegung einer porto-kavalen Anastomose

nach vollständiger Aufnahme der Testsubstanz vor allem Methionin, Glyzin und Phenylalanin eine starke Vermehrung erkennen ließen, stiegen bei Fleisch/Ei-Belastung die Werte für Phenylalanin, Asparaginsäure, Methionin, Leuzin, Isoleuzin und Lysin stark an. 21 Stunden nach der Gabe von Steramin-S waren noch stark vermehrt: Alpha-Aminobuttersäure, Taurin, Glyzin, Methionin und Tyrosin, nach der oralen Aufnahme von Tartar. Asparaginsäure, Taurin, Leuzin und Phenylalanin. Parallelen finden sich im 3-Stundenwert für Methionin und Phenylalanin, nach 21 Stunden für Taurin.

Im Verhalten der Konzentration der Aminosäuren im arteriellen und venösen Blut ließ sich bei den Testuntersuchungen keine Gesetzmäßigkeit erkennen.

Zusammenfassung der Ergebnisse der Aminosäurenanalysen. Gegenüber einem Kollektiv Lebergesunder fand sich bei Leberzirrhosekranken mit Pfortaderhochdruck im operationsfähigen Zustand keine Erhöhung der Konzentration der freien Aminosäuren im Blutserum. Lediglich Glutaminsäure war sehr stark erhöht.

In der Folge einer Shuntoperation trat eine mit dem Zeitabstand wachsende Zunahme der freien Aminosäuren im Blut in Erscheinung. Eine Ausnahme bildeten eine Patientin mit biliärer Leberzirrhose und eine Kranke nach Anlegung einer koronario-kavalen Anastomose. Die Ursache der Aminosäurenzunahme im Serum ist im Shunt oder im Fortschreiten der Zirrhoseerkrankung zu suchen.

Auch in einer Varizenblutung fand sich eine Konzentrationszunahme der freien Aminosäuren im Serum, dieses aber nicht nur bei Zirrhose-

Abb. 47

Verhalten der Aminosäuren im Belastungstest. Im Steramin-S nicht enthaltene Aminosäuren

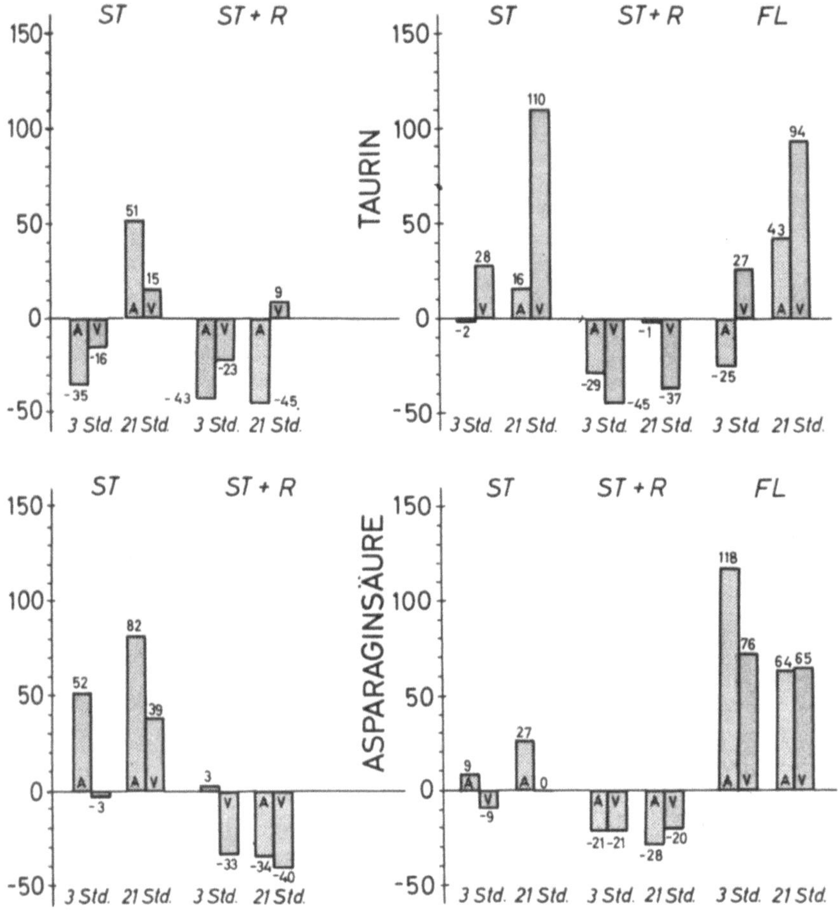

II A bei Leberzirrhose mit Pfortaderhochdruck

II B nach Anlegung einer porto-kavalen Anastomose

kranken sondern gesteigert bei einer Patientin mit prähepatischem Block.

Im Leberkoma waren die Aminosäuren im Serum ebenfalls erhöht. Nur Arginin und vor allem Isoleuzin lagen in geringerer Konzentration vor. Anämie und Gaben von Arginin und Äpfelsäure scheinen eine

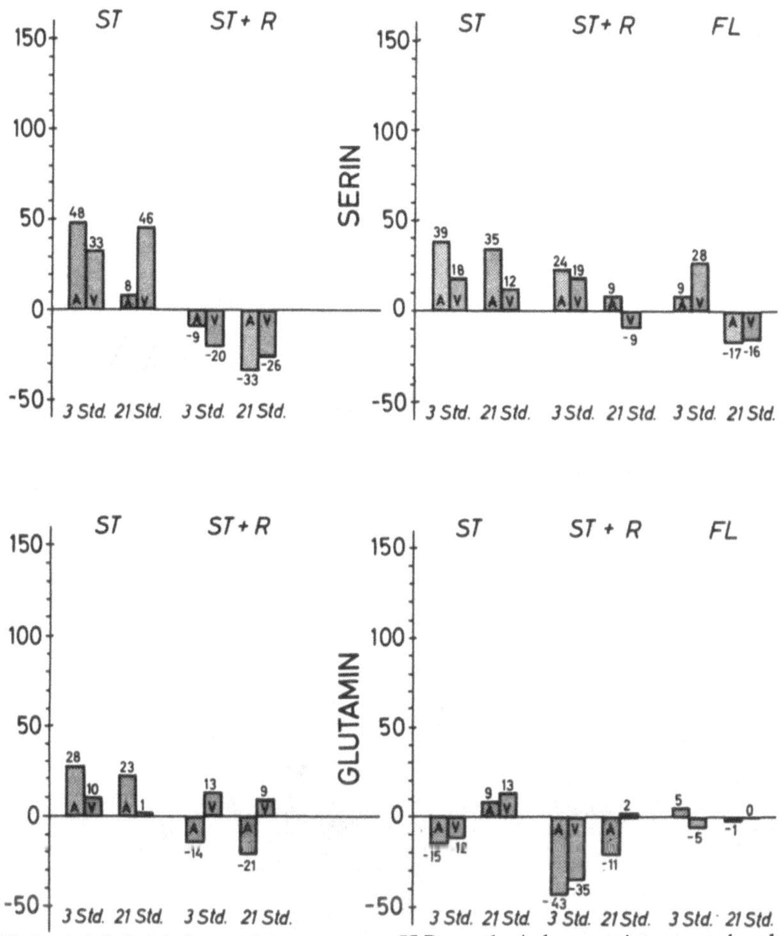

II A bei Leberzirrhose mit Pfortaderhochdruck

II B nach Anlegung einer porto-kavalen Anastomose

Minderung der Blutkonzentration der freien Aminosäuren herbeizuführen, Blutkonservengaben eine Vermehrung zu bewirken.

Die höchsten Werte für freie Aminosäuren bei Leberzirrhosekranken mit Pfortaderhochdruck wurden im peripheren venösen Blut ermittelt. In unmittelbarer Folge einer Shuntoperation waren dagegen die arteriellen Konzentrationen stärker angestiegen, später dann wieder die venösen. Die Körperperipherie scheint Aminosäuren freizusetzen, die unter Sauerstoffeinwirkung in den Lungenkapillaren wieder gebunden werden. Eine

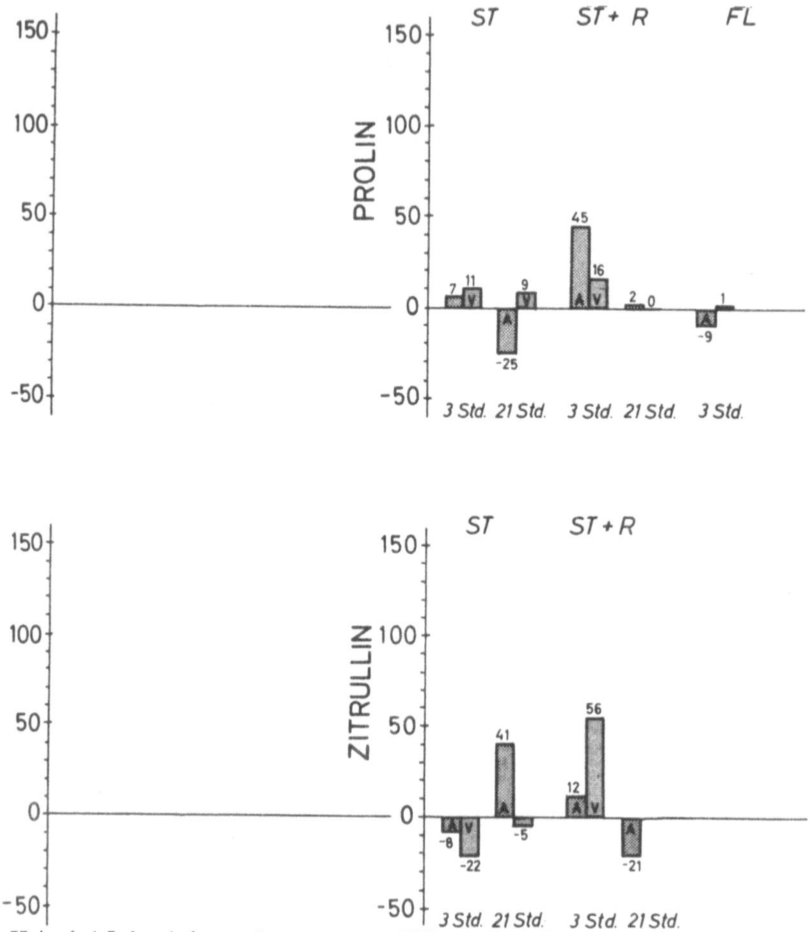

II A bei Leberzirrhose mit Pfortaderhochdruck

II B nach Anlegung einer porto-kavalen Anastomose

über diese Deutung hinausgehende Aussage ist aufgrund unserer Untersuchungen nicht möglich.

Die höchste Aminosäurenkonzentration im zentralen Gefäßbereich ermittelten wir für Leberzirrhosekranke mit Pfortaderhochdruck im Blut der Vena portae. Die Differenz zwischen Aorta und Vena cava war geringfügig. Die Aminosäurenkonzentration in der Körperhohlvene lag gering höher.

Bei der Infusion eines Aminosäurengemisches (Steramin-S) kam es

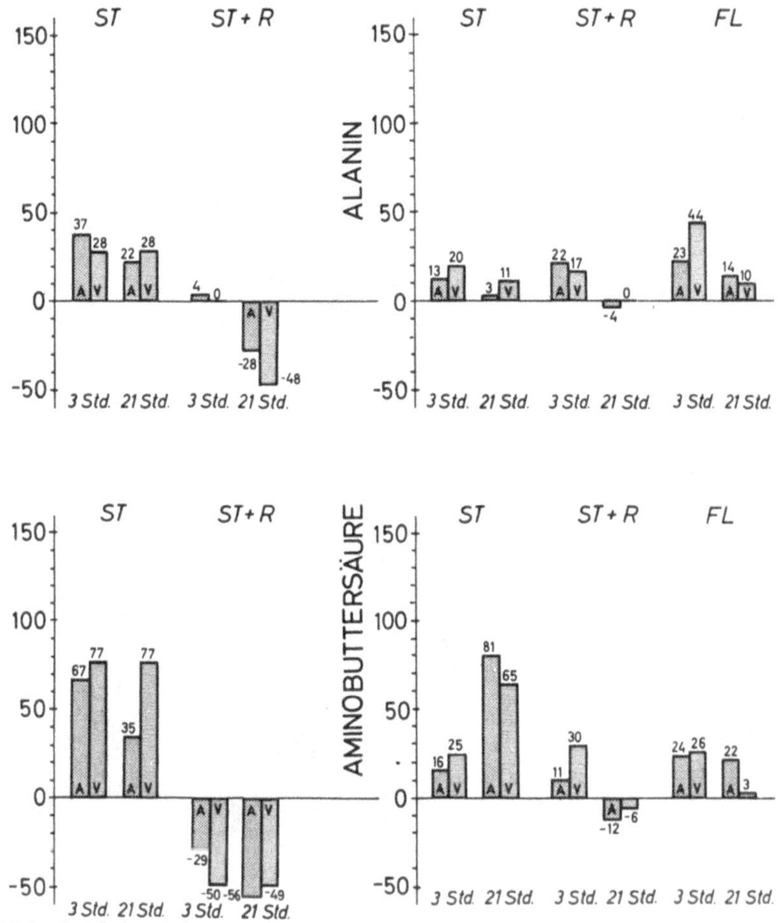

II A bei Leberzirrhose mit Pfortaderhochdruck

II B nach Anlegung einer porto-kavalen Anastomose

zu einem langfristigen Anstieg fast aller freien Aminosäuren im Blut. Bei gleichzeitiger Gabe von Arginin und Äpfelsäure (Rocmaline) mit Aminosäuren wurde die Vermehrung der freien Aminosäuren wesentlich reduziert und die Eliminierung erheblich beschleunigt, sogar überstiegert. Dem Verdünnungseffekt durch die vermehrte intravenöse Flüssigkeitszufuhr bei diesem Test kommt wohl keine Bedeutung zu. Alle Patienten nahmen beim ersten Versuch entsprechende Flüssigkeitsmengen oral auf. Beweisend scheinen die Differenzen in den 21-Stun-

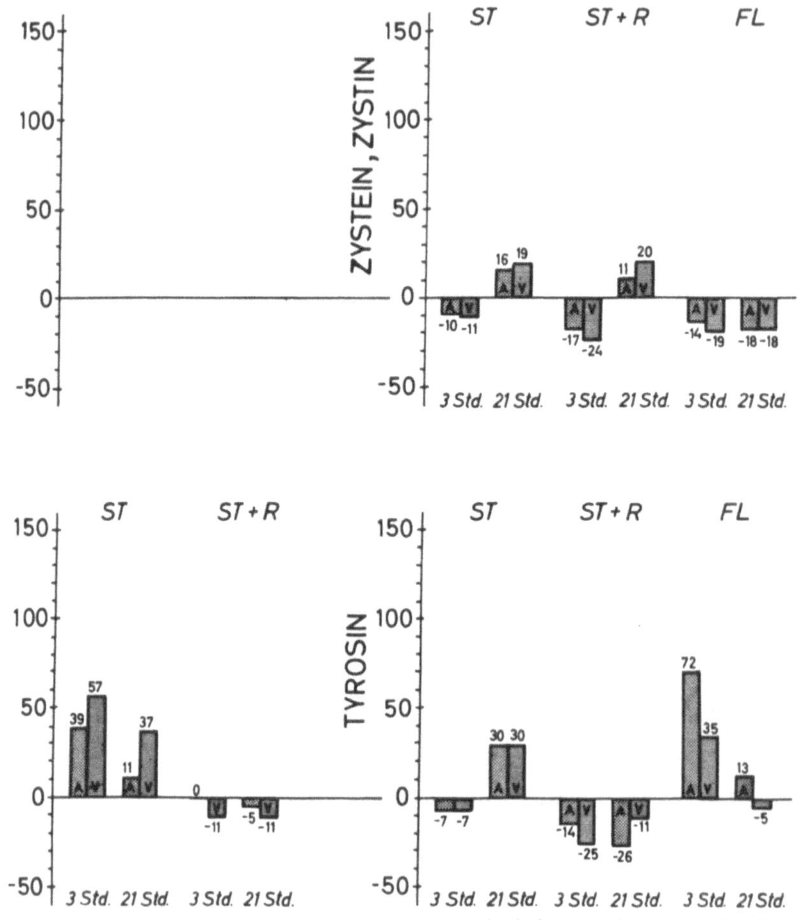

II A bei Leberzirrhose mit Pfortaderhochdruck

II B nach Anlegung einer porto-kavalen Anastomose

denwerten morgens nüchtern.

Die Gabe von Fleischeiweiß führte zu keinen Wesensveränderungen der Probanden. Die Eliminierung der angestiegenen Aminosäuren war auch hier stark verzögert.

4. Diskussion der Ergebnisse

Die von uns ermittelten Konzentrationen freier Aminosäuren im Blut-

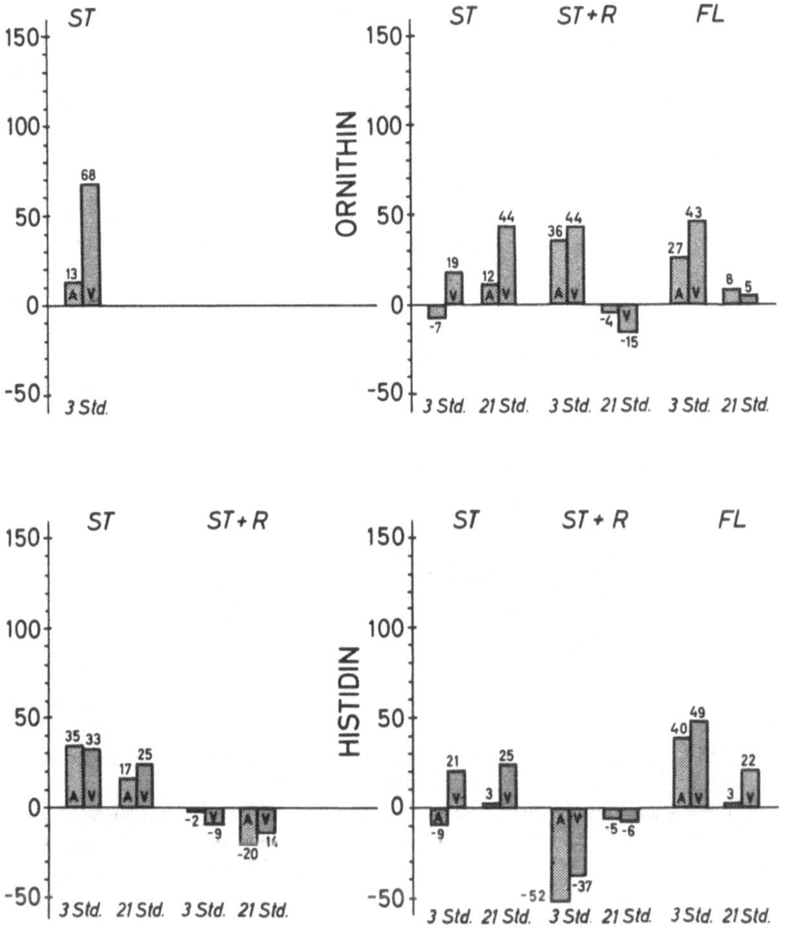

II A bei Leberzirrhose mit Pfortaderhochdruck

II B nach Anlegung einer porto-kavalen Anastomose

serum Gesunder entsprechen den von *Stein* und *Moore* (1954), *Evered* (1965) und *Spackmann, Stein* und *Moore* (1958) mitgeteilten. Höher liegen unsere Werte für Asparaginsäure, Threonin, Glutaminsäure, Zystin, Ornithin und Histidin. Beim Vergleich des Kollektivs Gesunder mit dem Leberzirrhosekranker mit Pfortaderhochdruck ergibt sich in Abweichung von den Angaben anderer Autoren keine Erhöhung der freien Aminosäuren im Blutserum bei den Zirrhosekranken. In Übereinstimmung mit *Walshe* (1953), *Cachin* und Mitarbeitern (1954), *Brauner* und

Mitarbeitern (1958) und *Gerok* (1963) fanden wir jedoch eine sehr starke Erhöhung von Glutaminsäure.

Eine Vermehrung der freien Aminosäuren im Blutserum war mit der Zeitdifferenz vom Operationstag zunehmend festzustellen. Eine Kranke mit biliärer Leberzirrhose unterschied sich hier deutlich. So könnte der Anstieg bei Kranken mit posthepatitischer Leberzirrhose mehr auf die Veränderung des Verhaltens der Leber, denn auf den Shunt zu beziehen sein. Dagegen spricht allerdings das Verhalten der Kranken mit inkomplettem Shunt (koronario-kavale Anastomose). Bei ihr wurde die Leber noch genügend mit Portalblut durchströmt und damit wohl eine gewisse hepatogene Regulation aufrechterhalten. Die Auswirkung der koronario-kavalen Anastomose auf die Leberfunktion entsprach in den postoperativen Funktionstests aber der direkter porto-kavaler Anastomosen.

Bei Varizenblutungen kommt es stets zu einer Vermehrung der freien Aminosäuren im Blut. Dieses ist Ausdruck einer transitorischen Leberschädigung mit Beeinträchtigung der Proteinbiosynthese. Im Leberkoma ist die generelle Erhöhung der Aminosäuren im Blut sicher als Dekompensationserscheinung anzusehen.

Den Angaben anderer Autoren für Lebergesunde entsprechend ermittelten wir die höchste Konzentration freier Aminosäuren im Serum des Blutes zentraler Gefäßabschnitte auch bei Leberzirrhosekranken in der Pfortader. Die Erhöhung gegenüber Körperschlagader und Körperhohlvene war jedoch nur geringgradig, für keine Aminosäure in der Differenz signifikant. In der Peripherie fanden wir die höchsten Werte im venösen, demgegenüber geringere im arteriellen Blut. So läßt sich vermuten, daß in der Körperperipherie Aminosäuren freigesetzt, in den Lungenkapillaren aber gebunden werden. Eine Einwirkung des Sauerstoffpartialdrucks auf dieses Geschehen wäre möglich.

Unmittelbar nach einer Shuntoperation stiegen die arteriellen Konzentrationen freier Aminosäuren über die des venösen Blutes an. Aber schon nach 4 Wochen übertrafen die venösen Werte wieder die arteriellen. Postoperativ tritt somit eine kurzfristige Gefügestörung im Verhalten der freien Serumaminosäuren auf.

Die parenterale Gabe von Aminosäuren führte im Test zu einem langfristigen generellen Anstieg der freien Aminosäuren im Blutserum Leberzirrhosekranker mit Pfortaderhochdruck sowohl vor als auch nach Anlegung einer direkten porto-kavalen Anastomose. Diese Konzentrationszunahme blieb wesentlich geringer bei gleichzeitiger Verabreichung von Arginin und Äpfelsäure. Die Eliminierung der freien Aminosäuren aus dem Blut wurde hierdurch sogar übersteigert.

Bei Enzephalopathien und im Präkoma sahen wir Besserungen nach der therapeutischen Gabe von Arginin und Äpfelsäure. Der Wirkungseffekt dieser Substanzen wurde bislang in der Einwirkung auf die Ammoniakentgiftung vermutet. Unsere Testuntersuchungen bei Leberzirrhosekranken mit Pfortaderhochdruck ließen keine sichere Erniedrigung der Ammoniakwerte des Blutes durch Arginin und Äpfelsäure erkennen. Demgegenüber fanden wir aber eine Beeinflussung der Konzentration freier Aminosäuren im Blutserum durch diese Substanzkombination. Die freien Aminosäuren wurden beschleunigt aus dem Blut eliminiert. Dieses wohl weniger durch eine vermehrte Utilisation der Aminosäuren, als durch eine vermehrte Ausscheidung.

Die Wirksamkeit von Arginin und Äpfelsäure im Handelspräparat Rocmaline zeigt bei Belastung mit D,L-Aminosäuren keine Einschränkung nach Anlegung einer porto-kavalen Anastomose.

Bei der Verabfolgung von Aminosäurengemischen sahen wir keine Verhaltensänderung der Patienten. Die Verträglichkeit des angewandten Präparates war gut. Bei dem langfristigen Anstieg freier Aminosäuren ist jedoch von der Anwendung beim Leberzirrhosekranken zunächst abzuraten. Ob die Gabe von Aminosäuren in Verbindung mit Arginin-Äpfelsäure sinnvoll ist, müssen Bilanzuntersuchungen zeigen.

Bei Fleisch-Eiweißbelastung beobachteten wir bei Shuntoperierten einen langfristigen Anstieg der freien Aminosäuren. Nach 24 Stunden waren die Ausgangswerte noch nicht erreicht. Die von uns empfohlene Meidung tierischen Eiweißes für 6 Monate p. op. erscheint damit begründet. Bei der von uns gewählten Fleischmenge traten bei keinem der Patienten Störungen in der Verhaltensweise auf. Die regelmäßige Fleischgabe könnte hier aber wohl zu enzephalopathischen Erscheinungen führen.

Ein Vergleich unserer Untersuchungsergebnisse mit Angaben der Literatur ist nicht möglich. Über Aminosäuren-Analysen bei Leberzirrhosekranken nach porto-kavalen Anastomosen beim Menschen wurde uns bisher erst eine Mitteilung bekannt. Während der Durchführung unserer Untersuchungen erschien eine Arbeit von *Knauff, Hamelmann, Seybold* und *Kanters* (1966) "Über die Auswirkung einer porto-kavalen Anastomose bei Leberzirrhose auf freie Plasmaaminosäuren und Blutammoniak nach oraler Proteinzufuhr." Die hier mitgeteilten Ergebnisse basieren auf dem Vergleich nur bedingt miteinander korrelierender Kollektive von Leberkranken. Es fehlen die Bestimmungen der freien Aminosäuren bei Leberzirrhosekranken mit Pfortaderhochdruck, also präoperative Werte. Wir führten unsere Untersuchungen prä- und postoperativ bei denselben Personen (postoperativ nach 1 - 3 Jahren zumindest bei Shuntoperierten mit Zirrhosen präoperativ gleichen Schweregrades) durch und glauben damit auch bei einer noch relativ kleinen Zahl getesteter Patienten zu einer verbindlicheren Aussage über das Verhalten der freien Aminosäuren bei Leberzirrhosekranken mit Pfortaderhochdruck und die Auswirkung einer Shuntoperation zu gelangen. Die individuellen Schwankungen sind bei dieser Versuchsanordnung weitgehend ausgeschaltet. –

F. Tierexperimentelle Untersuchungen

Unsere bisherigen Studien erfolgten bei Leberzirrhosekranken mit Pfortaderhochdruck, sowohl nichtoperierten als auch bei Kranken mit einer porto-kavalen Anastomose. Zur Lösung einiger Fragestellungen hielten wir es für zweckmäßig, lebergesunde Individuen mit porto-kavalen Kurzschlüssen zu beobachten und klinisch zu untersuchen. Hier waren wir auf das Tierexperiment angewiesen.

Wir laparotomierten insgesamt 37 große Hunde und legten direkte termino-laterale und latero-laterale porto-kavale Anastomosen an. 22 dieser Tiere überlebten, einige bis zu 18 Monaten. Frühtodesfälle traten aus verschiedensten Ursachen auf: Narkoseunverträglichkeit, Lagerungsfehler nach der Operation, Platzbauch, Bißverletzungen u.ä.m.. Die ein Jahr überlebenden Hunde wurden getötet, um die Organstruktur der Leber nach porto-kavalen Anastomosen zu überprüfen.

Wir führten eine Vielzahl von Untersuchungen an den überlebenden Tieren durch. Unsere hier zu erörternden Fragestellungen sind:

1. *Verhalten sich gesunde Hunde nach Anlegung porto-kavaler Anastomosen analog operierten Zirrhosekranken?*
2. *Treten Veränderungen im Eiweißhaushalt auf, die auf eine Minderung der Leberleistung schließen lassen?*
3. *Wie verhalten sich Ammoniak und Aminosäuren im Blut von Hunden mit gesundem Leberparenchym vor und nach Anlegung porto-kavaler Anastomosen und nach postoperativer Fleischbelastung?*

a) Beobachtungen nach Anlegung porto-kavaler Anastomosen

Alle zur Operation ausgewählten Hunde waren lebhaft, kräftig und und von normalem Gewicht. Die porto-kavale Anastomose wurde im Allgemeinanaesthesie durchgeführt. Eine besondere Vorbereitung der Tiere erfolgte nicht. Die Schnittregion, der Rand des rechten Rippenbogens, wurde geschoren und mit Dibromol gereinigt. Die Anastomosen legten wir zur Hälfte End-zu-Seit, zum anderen Teil Seit-zu-Seit, analog der auch beim Menschen angewandten Technik der mündungserweiternden Läppschenplastik an.

Im Anschluß an die Operation lagen die Hunde 12 bis 18 Stunden. Nach 24 Stunden wurden sie erstmals ins Freie geführt. Am 2. Tage nach Anlegung der porto-kavalen Anastomose begannen die Tiere bereits wieder umherzuschnüffeln, Duftmarken an Ecken und Bäumen anzubringen und schneller zu laufen. Sie bekamen am 2. Tage zu fressen, bis dahin täglich ein- bis zweimalige Infusionen von 500 ml Laevulose mit Zusatz von B-, und C-Vitaminen, Purinor und Penicillin und etwas Wasser zu saufen. Vom 4. Tage an bedurften die Hunde keiner besonderen Betreuung mehr.

Bei längerer postoperativ Nachbeobachtung (bis zu 18 Monaten) verhielten sich die meisten Tiere unauffällig. Sie waren lebhaft, im Verhalten zum Menschen und zu den anderen Hunden im Zwinger nicht verändert.

Bei dem häufigen Neuzugang im Tierstall ließ es sich nicht vermeiden, daß Erkrankungen mit eingeschleppt wurden, so die Staupe und die Räude. Alle unsere Hunde hatten zur Zeit der Operation entweder die mitgebrachte Staupe überstanden oder waren geimpft. Viele der Tiere aber bekamen Wochen und Monate nach der Shuntoperation die Räude. Das Allgemeinverhalten der meisten Tiere war hierbei weiterhin unauffällig. Drei Hunde aber entwickelten jetzt die von *Eck*, *Stolnikow*, *Hahn* und Mitarbeitern sowie *Fischler* beschriebenen Symptome der "Fleischintoxikation". Die Tiere wurden ataktisch in ihren Bewegungen, standen herum, waren antriebsarm, mitunter aber bissig, die Freßlust nahm ab, oft wurde die Nahrungsaufnahme überhaupt verweigert. Trotz Weglassens von Eiweiß, insbesondere Fleischnahrung, trat keine Besserung auf, Infusionstherapie führte zu kurzfristigen Remissionen. Alle drei Tiere verendeten schließlich nach mehrere Tage anhaltendem Koma.

Bei weiten porto-kavalen Anastomosen sahen wir wie *Markowitz* und Mitarbeiter (1952) keine Verhaltensstörung und keine Änderung des Allgemeinbefindens der operierten Hunde. Erst bei interkurrierender Erkrankung (Räude) kam es bei drei Hunden (13 %) zur Ausbildung einer der hepatoportalen Enzephalopathie des leberzirrhosekranken Menschen vergleichbaren Wesensveränderung der Tiere.

b) Das Verhalten der Serumproteine

Bei zehn Hunden führten wir in mehrmonatigen Abständen elektrophoretische Untersuchungen der Verteilung der Serumproteine durch (Tab. 49). Hierbei ergab sich ein zunehmender geringer Anstieg des Gesamteiweißes nach sechs und zwölf Monaten. Die Eiweißzunahme erfolgte aber vorwiegend aufgrund einer Gamma-Globulin-Vermehrung. Albumine nahmen deutlich ab, Gamma-Globuline zu (Abb. 48).

Nach Anlegung einer porto-kavalen Anastomose bei gesunder Leber entwickelt sich somit beim Hund innerhalb eines Jahres eine deutliche Dysproteinämie (Abb.49), die nach dem klinischen Eindruck als Folge einer Leberfunktions-Beeinträchtigung aufzufassen ist. Anscheinend wird die Proteinsyntheseleistung der Leber gehemmt.

Tab. 49

Das Verhalten von Gesamteiweiß und den elektrophoretisch bestimmten Serumeiweißfraktionen bei Hunden nach Anlegung porto-kavaler Anastomosen (in g %)

	laufende Nr.	Gesamt-eiweiß	Al-bumin	Globuline Alpha$_1$	Alpha$_2$	Beta	Gamma
Ausgangswerte	1	7,2	4,0	0,3	0,6	1,3	1,1
	2	6,4	3,1	0,3	0,5	1,3	1,2
	3	6,5	3,3	0,3	0,4	1,4	1,1
	4	7,2	3,7	0,4	0,7	1,5	1,0
	5	7,1	3,6	0,4	0,7	1,5	1,0
	6	6,9	3,9	0,3	0,3	1,4	1,0
	7	7,0	3,2	0,3	0,6	1,7	1,3
	8	6,9	3,2	0,3	0,7	1,5	1,3
	9	6,8	3,2	0,2	0,7	1,6	1,2
	10	6,9	3,6	0,3	0,6	1,4	1,0
	$\bar{x}$	6,9	3,5	0,3	0,6	1,5	1,1
	± s	0,27	0,26	0,06	0,14	0,13	0,12
postoperativ nach 6 Monaten	1	6,0	2,6	0,8	0,4	0,7	1,5
	2	8,2	3,5	0,2	0,8	1,9	1,7
	3	8,5	3,3	0,3	0,7	2,1	2,0
	4	7,6	3,1	0,4	0,7	1,6	2,0
	5	5,8	2,1	0,3	0,4	1,7	1,3
	6	8,5	3,7	0,9	0,8	2,1	1,1
	7	8,6	4,7	0,3	0,7	1,7	1,2
	8	6,2	2,8	0,4	0,7	1,6	0,9
	9	5,0	2,0	0,6	0,5	0,9	1,0
	10	5,4	2,1	0,6	0,6	0,9	1,2
	$\bar{x}$	7,0	3,0	0,5	0,6	1,5	1,4
	± s	1,43	0,85	0,24	0,15	0,51	0,39
postoperativ nach 12 Monaten	1	6,9	2,2	0,3	0,8	1,6	1,4
	2	8,1	3,4	0,1	1,0	1,9	1,6
	3	7,6	2,7	0,2	0,7	2,4	1,7
	4	7,1	2,9	0,3	0,8	1,7	1,4
	5	7,1	2,3	0,4	0,8	1,1	2,5
	6	7,8	1,7	0,3	0,9	2,4	2,6
	7	7,7	2,8	0,1	0,6	2,2	2,0
	8	6,9	2,8	0,5	0,9	1,4	1,3
	9	6,8	2,2	0,2	0,6	2,3	1,5
	10	6,7	2,4	0,3	0,5	3,5	3,5
	$\bar{x}$	7,3	2,5	0,3	0,8	2,1	2,0
	± s	0,49	0,48	0,13	0,16	0,68	0,68

c) Das Verhalten des Blutammoniaks

Bei zwei gesunden Schäferhunden gelang es, vor Anlegung einer porto-kavalen Anastomose Blut aus Aorta, Vena cava und Vena portae hämolysefrei für vergleichende Untersuchungen zu gewinnen (Tab. 50).

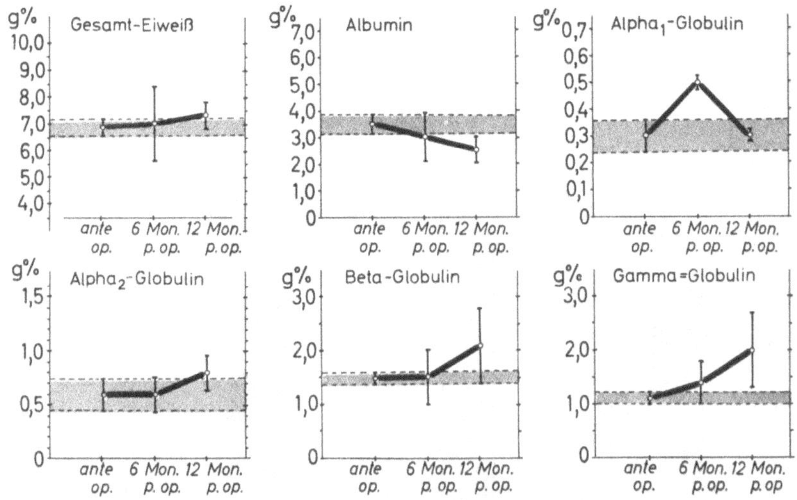

Abb. 48

Verhalten der Serumeiweißfraktionen vor und nach Anlegung porto-kavaler Anastomosen beim Hund (10 Tiere)

Da die Tiere am Vortage der Operation normal gefressen hatten, lagen die im entnommenen Blut bestimmten Ammoniakkonzentrationen recht hoch, zeigen aber, daß beim Hund auch unter Normalbedingungen – die Narkose glauben wir hier vernachlässigen zu dürfen – hohe Ammoniakkonzentrationen im Blut auftreten können. Hierauf wiesen auch *Mann* und Mitarbeiter (1954) hin.

Tab. 50

Der Ammoniakgehalt des Blutes in verschiedenen zentralen Gefäßabschnitten bei gesunden Schäferhunden (in μg NH_3-N/100 ml)

	Aorta abdominalis	Vena portae	Vena cava inferior
Hund A	118	366	162
Hund C	205	609	318

Um einen Anhalt für den Regulationsvorgang in der Ammoniakbindung nach Anlegung porto-kavaler Anastomosen bei reichlichem Angebot zu gewinnen, führten wir einen Eiweißbelastungstest durch. *Schreiber* (1962) verfütterte an neun Hunde 1200 g Fleischwurst und 30 g Liebigs Fleischextrakt. Bei Ammoniakbestimmungen nach 5, 10, 24 und 29 Stunden fand er keinen Anstieg des venösen Blutwertes gegen-

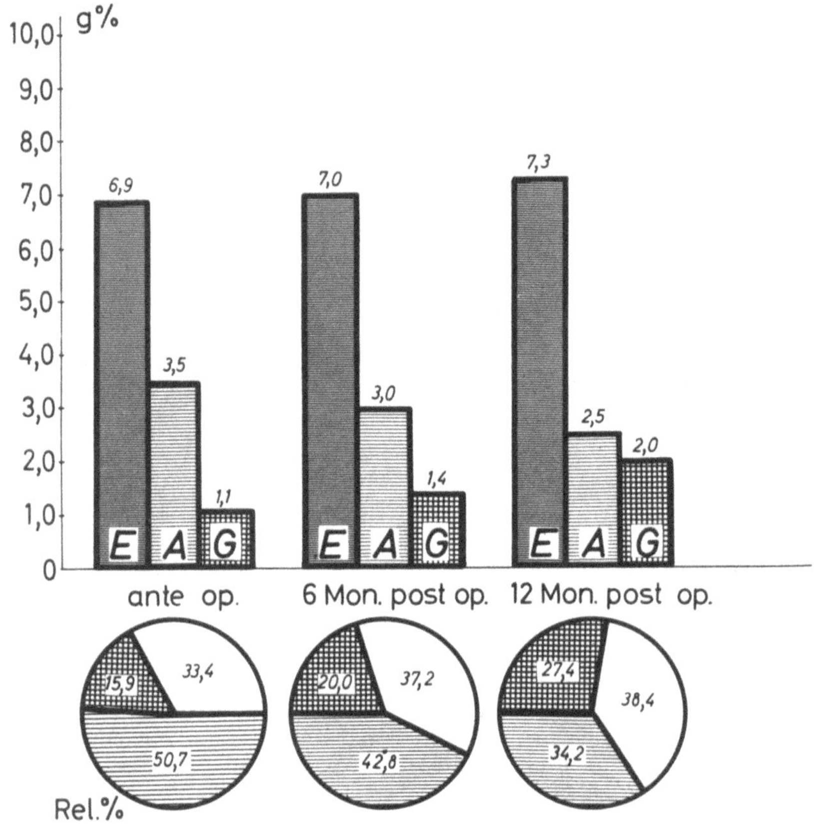

Abb 49

Das Verhalten von Gesamteiweiß (E), Albumin (A) und Gamma-Globulin (G) nach Anlegung porto-kavaler Anastomosen bei lebergesunden Hunden (Mittelwerte von 10 Tieren)

über dem Ausgangswert. Da eine Erhöhung der Ammoniakwerte nach Fütterungen mit Eiweiß evtl. aber schon früher zu erwarten, der Eiweißgehalt in Fleischwurst inkonstant ist, änderten wir die Versuchsanordnung.

Drei Schäferhunde wurden 2 Wochen (1 Hund) und 8 Wochen (2 Hunde) nach Anlegung einer porto-kåvalen Anastomose nach normaler Fütterung an den Vortagen und am Morgen des Untersuchungstages um 10.00 Uhr vormittags mit je 500 g magerem passiertem und mit Maggiwürze angerichtetem frischen Rindfleisch gefüttert. Von allen Hunden wurde das Schabefleisch gierig und restlos innerhalb weniger Minuten verschlungen.

Vor der Fütterung bestimmten wir die venöse Ammoniakkonzentration des Blutes der Hunde. Die Ausgangswerte lagen deutlich höher als die von *Schreiber* beim Hund nach 48-stündigem Fasten. Dieses war erwünscht, da wir eine maximale Belastung erzielen wollten. Nach 3 und 23 Stunden wurden die Ammoniakkonzentrationen im venösen Blut der Tiere kontrolliert (Tab. 51). Es ergab sich ein deutlicher Anstieg des Ammoniakwertes beim ersten Hund nach 3 Stunden mit Näherung zum Ausgangswert nach 23 Stunden. Beim zweiten Hund war nur eine angedeutete Konzentrationsvermehrung des Ammoniaks nach drei Stunden erkennbar, eine deutliche Erniedrigung gegenüber dem Ausgangswert am Folgetage. Der dritte Hund zeigte sogar nach 3 Stunden schon einen deutlichen Abfall des Blutammoniakgehaltes mit weiterer Senkung der Konzentration nach 23 Stunden.

Bei allen unseren Ammoniaktests wurden Dreifachbestimmungen durchgeführt und der Mittelwert eingesetzt.

Tab. 51

Der Blutammoniakgehalt bei Hunden nach Anlegung einer porto-kavalen Anastomose bei Belastung mit 500 Gramm magerem Rindfleisch (in μg NH_3–N/100 ml)

Hund	vor Fleischgabe	3 Std. nach Fleischgabe	23 Std. nach Fleischgabe
B	322	419	350
D	401	412	344
E	305	262	246

Bei keinem Hund sahen wir Unverträglichkeitserscheinungen oder eine Verhaltensänderung nach der Fleischgabe. Die in früheren Schriften angegebenen "Fleischintoxikationen" beim Hund mit porto-kavaler Fistel ließen sich weder in den Belastungstesten von *Schreiber* noch durch unseren Fleischeiweiß-Belastungsversuch reproduzieren.

d) Das Verhalten der freien Aminosäuren im Blutserum

In Ergänzung zu den Bestimmungen und Testuntersuchungen beim Menschen wurden auch beim Hund Aminosäuren-Analysen durchgeführt.

a) Bei vier Hunden entnahmen wir Blut aus der Arteria femoralis und aus einer Vene der Pfoten. Die Analyse der freien Aminosäuren im Serum ließ nur eine geringe arterio-venöse Differenz erkennen (Tab. 52). Die Abweichungen lagen innerhalb der Fehlerbreite der Bestimmungen.

Tab. 52

Die freien Aminosäuren im Serum des peripheren arteriellen und venösen Blutes beim Hund (Mittelwerte von arteriell 5, venös 4 Tieren in μg/ml)

Aminosäuren	arteriell	venös
Tau	4,98	4,77
Asp	7,75	7,36
Thr	30,65	29,01
Ser	28,05	27,20
Glu	108,28	105,49
Gly	16,91	16,13
Ala	40,28	42,65
ABS	3,27	3,25
Val	21,66	20,44
Cys	3,97	6,55
Met	5,81	6,05
Ile	8,67	8,52
Leu	16,73	17,23
Tyr	7,73	10,19
Phe	10,96	10,81
Orn	4,49	5,55
Lys	34,13	31,92
His	22,16	21,01
Arg	29,47	31,08

Im Vergleich zur Aminosäurenkonzentration beim gesunden Menschen, lagen die Werte beim lebergesunden Hund höher, außer für Taurin, Threonin, Glyzin, Valin, Zystin und Ornithin. Im Verhältnis zum Leberzirrhosekranken fiel auf, daß die Serumwerte des Hundes für Threonin, Serin, Glutaminsäure, Alanin, Valin, Leuzin, Phenylalanin, Lysin und Arginin auf ein mehrfaches erhöht waren. Sämtliche Aminosäuren lagen beim Hund höher konzentriert vor.

b) Bei mehreren Schäferhunden bestimmten wir die Konzentration der freien Aminosäuren in zentralen Gefäßabschnitten. Nach Laparotomie entnahmen wir Blut aus der Aorta abdominalis, der Vena cava inferior und der Vena portae. Sehr häufig hämolysierte das Blut bei der Entnahme. Wir konnten letztlich nur von zwei Hunden hämolysefreies Serum aus allen drei Gefäßen gewinnen (Tab. 53). Die höchste Konzentration von Glutaminsäure, Zystin, Phenylalanin, Lysin und Arginin fand sich in der Aorta, in der Pfortader die geringste. Erhöht waren in der Pfortader dagegen die Werte von Glyzin und Alanin, wobei Glyzin in der Körperhohlvene, Alanin in der Körperschlagader am geringsten enthalten war. Die größten Abweichungen der Werte ergaben sich für Glutaminsäure.

Die höchsten Werte der freien Aminosäuren im Serum fanden sich vorwiegend in der Aorta, die niedrigsten in der Vena portae.

Tab. 53
Die Konzentration der freien Aminosäuren im Blutserum zentraler Gefaßabschnitte bei Hunden (Mittelwerte von 2 Tieren in μg/ml)

Aminosäuren	Aorta abdominalis	Vena cava inferior	Vena portae
Tau	10,43	10,25	8,32
Asp	10,01	9,23	8,40
Thr	25,53	24,99	25,98
Ser	25,10	25,45	21,88
Glu	124,50	112,65	99,40
Gly	11,83	10,85	14,08
Ala	54,35	57,45	64,55
ABS	5,73	6,07	3,39
Val	21,55	20,31	18,43
Cys	2,98	2,93	1,90
Met	5,13	4,47	4,23
Ile	9,08	8,65	7,58
Leu	18,58	17,75	16,15
Tyr	6,34	6,83	5,61
Phe	11,50	10,93	9,74
Orn	6,01	6,73	4,88
Lys	49,15	48,25	44,15
His	22,01	23,30	20,07
Arg	31,32	27,80	27,60

Beim Vergleich der Aminosäurenkonzentration in zentralen und peripheren Gefäßabschnitten (Tab. 53 u. 52) fand sich zentral der Aminosäurengehalt höher als in der Gefäßperipherie für Taurin, Asparaginsäure, Glutaminsäure, Alanin, Alpha-Aminobuttersäure und Lysin, niedriger für Threonin, Glyzin, Zystin und Tyrosin.

Gegenüber den Befunden beim Menschen registrierten wir in den zentralen Gefäßabschnitten ein gegensätzliches Konzentrationsgefälle der freien Aminosäuren.

c) Zur Erforschung des Einflusses der Pfortaderblutumleitung auf den Gehalt des Serums an freien Aminosäuren wurden Verlaufskontrollen vor und dann nach Anlegung einer porto-kavalen Anastomose im periphevenösen Blut durchgeführt. Diese Untersuchung erfolgte bei vier Hunden. Durch die im entnommenen Hundeblut leicht auftretende Hämolyse mußten wir bei den postoperativen Kontrollen je zwei Seren verwerfen. In der Übersicht (Tab. 54) zeigte sich unmittelbar nach der Operation ein deutlicher Anstieg der meisten analysierten Aminosäuren, besonders von Taurin, Threonin, Glutaminsäure, Phenylalanin, Ornithin und Lysin. Die Werte für Serin und vor allem Alanin und Arginin fielen stärker ab. Nach 6 Wochen waren die Konzentrationen von Glutaminsäure, Tyrosin, Phenylalanin und Lysin gegenüber dem Ausgangsstatus stark erhöht, die von Threonin, Glyzin, Alanin, Valin, Leuzin und Arginin stärker erniedrigt. Zwei Monate nach Anlegung der porto-kavalen Anastomose fanden sich gegenüber den präoperativen Analysen die Konzentrationen von Taurin, Glutaminsäure, Tyrosin, Phenylalanin und Lysin stärker erhöht, die von Threonin, Alanin und Valin deutlich erniedrigt. Beim Vergleich der Analysen 6 und 8 Wochen nach der Operation fiel eine Inkonstanz der Werte für Taurin auf. –

Tab. 54

Das Verhalten der freien Aminosäuren im Serum des peripheren venösen Blutes bei Hunden nach Anlegung porto-kavaler Anastomosen. (Mittelwerte in μg/ml)

Anzahl der Hunde	4	4	2	2
Aminosäuren	ante op	1 Tag p. op	6 Wochen p. op	8 Wochen p. op
Tau	4,77	11,08	5,63	13,84
Asp	7,36	7,16	10,27	8,77
Thr	29,01	38,96	19,60	17,72
Ser	27,20	22,13	22,45	26,20
Glu	105,49	114,15	117,25	147,50
Gly	16,13	14,23	11,81	14,13
Ala	42,65	23,95	27,90	38,25
ABS	3,25	4,03	4,09	4,36
Val	20,44	23,03	16,16	12,30
Cys	6,55	7,28	3,74	6,24
Met	6,05	7,27	5,71	8,29
Ile	8,52	11,73	8,27	6,17
Leu	17,23	19,75	13,20	16,35
Tyr	10,19	14,14	24,10	24,90
Phe	10,81	25,15	26,31	27,85
Orn	5,55	12,48	4,22	6,57
Lys	31,92	43,40	65,10	53,90
His	21,01	26,48	23,10	24,15
Arg	31,08	27,50	27,53	29,60

Nach Anlegung einer porto-kavalen Anastomose beim lebergesunden Hund kommt es nur zu einer begrenzten Erhöhung oder Erniedrigung der freien Blutaminosäuren. Die stärkeren Konzentrationszunahmen beim Menschen sind somit wohl mehr auf die Leberzirrhose zu beziehen, denn als Folge der Blutumleitung des Pfortadersystems zu deuten. Die Konzentration freier Aminosäuren im Serum 8 Wochen nach Anlegung einer porto-kavalen Anastomose beim Hund ist gegenüber dem Ausgangswert etwa so verändert, wie die Spätwerte (1 - 3 Jahre p. op.) beim Menschen gegenüber dem Kollektiv der Gesunden. Hierin übereinstimmend läßt sich ein sehr starker Anstieg für Glutaminsäure, Tyrosin und Phenylalanin feststellen.

d) Da um die Jahrhundertwende und auch später über "Fleischintoxikationen" beim Hund mit porto-kavaler Anastomose berichtet wurde, prüften wir den Einfluß einer Fleischbelastung auf die freien Aminosäuren im Serum. Wir verfütterten morgens 500 g Schabefleisch von makroskopisch fettfreiem Rindfleisch. Nach 3, 6 und 21 Stunden wurden venös Blutproben zur Analyse entnommen (Tab. 55). Die Aminosäurebestimmungen erfolgten gleichzeitig mit den Ammoniakanalysen bei drei Hunden. Der Zeitabstand von der Operation (bei einem Hund 14 Tage, zwei Hunden 8 Wochen) zeigte hier keinen Einfluß auf das Testergebnis.

Tab. 55

Das Verhalten der freien Aminosäuren im Blutserum von Hunden nach Anlegung porto-kavaler Anastomosen bei Belastung mit 500 Gramm magerem Rindfleisch (Mittelwerte von 3 Tieren in μg/ml)

Aminosäuren	vor Belastung	3 Std. nach Fleischgabe	6 Std. nach Fleischgabe	23 Std. nach Fleischgabe
Tau	12,56	8,72	14,63	7,41
Asp	8,63	13,73	12,18	5,90
Thr	20,81	49,72	60,52	16,79
Ser	25,09	38,65	45,20	20,50
Glu	133,93	121,30	150,93	104,23
Gly	13,66	31,01	35,37	18,23
Ala	35,93	45,97	49,27	25,93
ABS	4,01	5,15	8,74	4,65
Val	13,17	33,95	33,74	14,37
Cys	6,27	9,15	9,41	5,85
Met	8,54	19,90	20,80	6,92
Ile	6,39	18,61	18,73	7,33
Leu	15,51	28,92	27,08	11,91
Tyr	23,17	35,40	42,83	17,73
Phe	24,47	39,41	45,91	19,01
Orn	5,40	14,43	13,10	5,45
Lys	46,20	91,05	96,12	45,73
His	23,44	41,97	43,92	20,27
Arg	18,63	41,47	47,12	31,53

In 500 g magerem Rindfleisch sind 85 g Protein * enthalten und darin folgende Konzentrationen der Aminosäuren **:

Alanin	6,2 g
Arginin	4,7 g
Asparaginsäure	8,3 g
Cystin	1,1 g
Glutaminsäure	13,5 g
Glycin	3,8 g

*, ** Die Konzentrationen sind nach den Angaben in den Wissenschaftlichen Tabellen der Documenta Geigy, 6. Auflage, 1960, berechnet.

Histidin	3,2 g
Leucin	7,0 g
Isoleucin	4,4 g
Lysin	7,9 g
Methionin	2,5 g
Phenylalanin	3,8 g
Prolin	3,1 g
Serin	3,8 g
Threonin	4,0 g
Tyrosin	3,5 g
Valin	4,3 g

Drei Stunden nach der Fleischfütterung waren fast alle Aminosäuren stärker angestiegen. Nur Taurin und Glutaminsäure zeigten einen Abfall der Konzentration. Nach 6 Stunden waren alle Aminosäuren gegenüber dem Ausgangswert erhöht. Nur wenige Aminosäuren zeigten eine geringe Minderung im 6-Stundenwert gegenüber dem 3-Stundenwert. Eine weitere Erhöhung wiesen Taurin, Threonin, Glutaminsäure, Alpha-Aminobuttersäure, Tyrosin, Phenylalanin und Arginin auf. – 23 Stunden nach der Fleischgabe waren fast alle Aminosäuren unter den Ausgangsstatus erniedrigt, nur Ornithin war ausgeglichen, Glyzin, Alpha-Aminobuttersäure, Valin, Isoleuzin und besonders Arginin blieben erhöht. –

Im Tierexperiment kommt es beim lebergesunden Hund nach porto-kavaler Anastomose bei vermehrter Proteingabe zu einem gleichsinnigen Anstieg der freien Aminosäuren im Blutserum wie beim leberzirrhosekranken operierten Menschen. Die Eliminierung der Aminosäuren aus dem Blut ist nach 23 Stunden beim lebergesunden Hund jedoch vollständiger, sogar überschießend.

Die Anlegung porto-kavaler Anastomosen wurde von den überlebenden Hunden gut toleriert. Wir sahen zunächst keine Wesensveränderungen ("Intoxikationen") der Tiere. Nach *Markowitz* und Mitarbeitern (1952) könnten Pfortaderstauungen bei zu enger Anastomosenlichtung zu Intoxikationserscheinungen führen. Die von uns nach den Weisungen von *Gütgemann* und *Schreiber* (1960, 1965) angewandte Technik berücksichtigte diesen Faktor, und autoptische Untersuchungen der Hunde zeigten die ausreichende Weite der porto-kavalen Anastomosen.

Allerdings beobachteten auch wir später Wesensveränderungen bei drei Hunden, als eine den Stoffwechsel beeinträchtigende Erkrankung (Räude) auftrat. Diese drei Tiere verendeten nach Wochen im Koma. Andere Hunde dagegen überstanden die Räude nach der Shuntoperation ohne Zeichen einer zerebralen Störung.

Es läßt sich aus diesen Befunden schliessen, daß bei weiter porto-kavaler Anastomose der Shunt keine klinisch erkennbaren zerebralen Veränderungen hervorruft. Gegenüber Stoffwechselverschiebungen zeigt sich aber ein vermindertes Kompensationsvermögen der Leber und des Gesamtorganismus, so daß auch beim primär lebergesunden Hund durch stoffwechselbelastende Erkrankungen Wesensveränderungen und sogar ein Koma herbeigeführt werden können.

Bei Untersuchungen der Eiweißfraktionen vor Anlegung einer portokavalen Anastomose und postoperativ nach sechs und zwölf Monaten, läßt sich eine zunehmende Dysproteinämie mit Absinken des Albumin- und Anstieg des Gamma-Globulin-Wertes registrieren. Diesem Verhalten scheint eine Minderung der Leberleistung beim shuntoperierten zum Operationszeitpunkt lebergesunden Hund zugrunde zu liegen.

Beim gesunden Hund können unter normalen Ernährungsbedingungen hohe Ammoniakwerte im Blut registriert werden. Auch hier findet sich Ammoniak im Pfortaderblut am meisten angereichert. Das arterio-venöse Konzentrationsgefälle aber ist umgekehrt wie beim Menschen. Die Körperperipherie scheint beim Hund weniger an der Ammoniakbindung beteiligt.

Fleischbelastung führte weder zu einem signifikanten Ammoniakanstieg, noch zur "Intoxikation". Bei je einem Hund erfolgte innerhalb von drei Stunden nach der Testfütterung ein Anstieg, Gleichbleiben oder Abfall der Ammoniakkonzentration im venösen Blut. Hier war im Belastungstest also keine Beeinträchtigung der Entgiftungsleistung festzustellen.

Die freien Aminosäuren im Blutserum von Hunden lagen generell höher als beim Menschen. In zentralen Gefäßabschnitten war der Aminosäurengehalt teils höher, teils niedriger. In Abweichung vom Befund beim Menschen ist die Aorta das zentrale Gefäß mit der höchsten Aminosäurenkonzentration.

In der Verlaufsbeobachtung nach porto-kavalen Anastomosen zeigte sich eine insgesamt nur geringe Veränderung der Aminosäurenkonzentration beim lebergesunden Hund. Somit scheint beim Menschen vor allem die Zirrhoseerkrankung der Leber Ursache für den Aminosäurenanstieg nach einer Shuntoperation zu sein.

Bei einer Fleischbelastung mit 500 g Schabefleisch kam es zunächst zu einem stärkeren Anstieg der freien Aminosäuren im Blutserum. In Abweichung vom Verhalten des Menschen ließ sich aber 24 Stunden nach der Fleischgabe eine sogar überschießende Eliminierung der freien Aminosäuren aus dem Blutserum registrieren.

G. Zusammenfassung der Untersuchungsergebnisse

Von 225 Leberzirrhosekranken mit Pfortaderhochdruck wurden die Ausgangswerte für die Serumeiweißfraktionen, die Serumlabilitätsteste und die Blutgerinnungsfaktoren zusammengestellt. Nach Anlegung direkter porto-kavaler Anastomosen wurden diese Funktionsproben in regelmäßigen Zeitabständen kontrolliert und für die Zeit vom dritten postoperativen Tage bis zum vierten Jahre aufgezeichnet.

In der Verlaufskontrolle ergab sich, daß eine in der Folge der Anlegung porto-kavaler Anastomosen aufgetretene transitorische Dysproteinämie nach im Mittel vier Wochen p. op. ausgeglichen war und eine direkte Auswirkung der Anastomose auf die Fähigkeit der Leber zur Proteinsynthese nicht erkennbar wurde. Anders im Tierexperiment bei gesunden Hunden, hier tritt offensichtlich als Folge der Shuntoperation im Laufe von zwölf Monaten eine Funktionsbeeinträchtigung der Leber für die Eiweißbildung auf. Es kommt zur Gamma-Dysproteinämie.

Die Serumlabilitätsteste erfuhren beim Menschen ebenfalls nur eine vorübergehende Beeinträchtigung und veränderten sich später dem normalen Ablauf der Zirrhosekrankheit entsprechend. Lediglich die Takata-Reaktion blieb nach Anlegung einer porto-kavalen Anastomose erniedrigt. Wie *Schreiber* (1962) im Tierexperiment zeigen konnte, veränderten sich beim operierten Hund mit einer primär gesunden Leber die Serumlabilitätsteste nicht.

Die Blutgerinnungsfaktoren wiesen beim Menschen postoperativ eine anhaltend geringfügige Aktivitätsminderung auf.

Bei der Überprüfung des Letalitätsverhaltens zeichneten sich deutliche Indikationshinweise aus den eiweißabhängigen Leberfunktionstesten ab. Aus dem Verhalten von Albumin, Gamma-Globulin, der Takata-Reaktion, den Gerinnungsfaktoren II, V und VII läßt sich das Risiko einer Shuntoperation weitgehend ableiten. –

Eine Überprüfung des Ammoniakhaushaltes bei Kranken mit einer Leberzirrhose vor und nach Anlegung porto-kavaler Anastomosen zeigte eine deutliche Zunahme der Ammoniakkonzentration im Blut nach der Shuntoperation. Je höher der Ammoniakanstieg im Blut, desto stärker tritt eine kompensatorische Ammoniakbindung in der Körperperipherie zutage, wie die Zunahme der arterio-venösen Differenz erkennen läßt. Die verminderte Ammoniakzufuhr zur Leber über die Leberarterie auf dem Umweg über den Gesamtkreislauf bedingt eine Umstellung des Regulationsgefüges.

Zusammenfassung der Untersuchungsergebnisse

Beim Hund ließ sich nach der Shuntoperation nur eine geringe Erhöhung der Ammoniakkonzentration im peripheren Blut erkennen. Nach Eiweißbelastung war weder ein signifikanter Ammoniakanstieg noch eine "Intoxikation" zu beobachten. Eine Regulationsstörung für den Ammoniakhaushalt war beim lebergesunden Hund mit porto-kavaler Anastomose nicht zu erkennen, obwohl die Peripherie beim Hund weniger an der Ammoniakbindung beteiligt zu sein scheint als beim Menschen.

Der Versuch einer therapeutischen Beeinflussung des erhöhten Ammoniakspiegels beim shuntoperierten Menschen in der Rekonvaleszenz mit Arginin und Äpfelsäure brachte kein eindeutiges Resultat. Die klinisch beobachtete günstige Wirkung dieser Präparate auf enzephalopathische Wesensänderungen und präkomatöse Erscheinungen beruht somit wohl nicht auf einer Senkung des Blutammoniakgehaltes. Nach unseren Beobachtungen kann dem Ammoniak bei der Entwicklung einer Enzephalopathie nur eine sehr geringe kausale Bedeutung zugemessen werden.

Die Analysen freier Aminosäuren im Blutserum Lebergesunder und Leberzirrhosekranker mit Pfortaderhochdruck ergaben im Vergleich in Abweichung von den Mitteilungen anderer Untersucher über Zirrhosekranke keine Erhöhung der Konzentration freier Aminosäuren im Blut Leberkranker mit portaler Hypertension.

Der Gehalt des Blutes an freien Aminosäuren erwies sich bei Leberzirrhosekranken im peripheren venösen Blut höher als im peripher arteriellen. Auf die Bindung oder Freisetzung der Aminosäuren im Blutserum scheint der Sauerstoffpartialdruck (Lungenkapillaren – Kapillaren der Körperperipherie) beim Menschen eine regulative Funktion auszuüben. – Beim lebergesunden Hund fanden sich nur geringe arteriovenöse Differenzen.

Im zentralen Gefäßbereich konnte bei Leberzirrhosekranken mit Pfortaderhochdruck die höchste Konzentration der freien Aminosäuren im Blutserum der Pfortader, die niedrigste im Blut der Aorta ermittelt werden. Diese Befunde entsprechen annähernd denen bei Lebergesunden. – Die Untersuchungsergebnisse beim lebergesunden Hund überraschten hier. Das Konzentrationsgefälle der freien Aminosäurem im Blut zentraler Gefäße lag umgekehrt wie beim Menschen, die Aorta hatte den höchsten, die Vena portae den niedrigsten Aminosäurengehalt.

In unmittelbarer Folge einer Shuntoperation überwog beim Menschen die Aminosäurenkonzentration des arteriellen Blutes gegenüber dem venösen, kehrte dann aber zum Ausgangsverhalten zurück.

Nach Anlegung einer porto-kavalen Anastomose trat eine zunehmende Anreicherung freier Aminosäuren im Blutserum auf. Diese war beim Leberzirrhosekranken Menschen sehr viel ausgeprägter als beim lebergesunden Hund.

Eine Konzentrationszunahme der freien Aminosäuren im Blutserum

Leberzirrhosekranker fanden wir auch bei akuten Varizenblutungen und im Leberkoma.

Bei Belastung mit Aminosäuren registrierten wir bei Leberkranken mit portaler Hypertension einen langfristigen Anstieg der zugeführten wie auch der nicht verabreichten Aminosäuren im Blutserum. Die Zunahme der freien Aminosäuren im Blutserum konnte bei gleichzeitiger parenteraler Zufuhr von Arginin und Äpfelsäure gering gehalten, die Eliminierung sogar übersteigert werden. – Der postoperative Test entsprach im Verhalten dem präoperativen.

Die orale Aufnahme von Fleischeiweiß führte weder beim Menschen noch beim Hund zu einer Änderung der Verhaltensweise. Beim Leberzirrhosekranken mit porto-kavaler Anastomose war die Eliminierung der angestiegenen freien Aminosäuren aus dem Blutserum stark verzögert. Beim shuntoperierten lebergesunden Hund kam es dagegen nach einem zunächst starken Anstieg der freien Aminosäuren im Blutserum zu einer sogar überschießenden Eliminierung. –

H. Folgerungen

a) Die Indikationsstellung zur porto-kavalen Anastomose

Wir fanden eine deutliche Abhängigkeit der Letalität von Leberzirrhosekranken bei der Anlegung porto-kavaler Anastomosen von der Höhe der Albumin- und Gamma-Globulin-Werte (Abb. 29), vom Ausfall der Takata-Reaktion, vom Serumbilirubingehalt (Abb. 30) und von der Aktivität der Blutgerinnungsfaktoren II, V und VII (Abb. 31). *Penin* (1967) ermittelte eine ähnliche Korrelation zwischen der Funktionsbreite der Leber und hepato-portalen Enzephalopathien. Übereinstimmend war in beiden Fällen auch die Cholinesteraseaktivität, die ein wertvolles Kriterium darstellt (s. bei *Breuer* u. Mitarb., 1961). Unsere Untersuchungsergebnisse ermöglichen nun eine Beantwortung der eingangs gestellten Fragen nach einer Risikominderung bei der Anlegung portokavaler Anastomosen und nach der Indikation zur prophylaktischen Anastomosierung bei der Leberzirrhose mit Pfortaderhochdruck.

Eine Risikominderung der porto-kavalen Anastomose bei Zirrhosekranken ist nur noch möglich durch sorgfältige Voruntersuchung und Auswahl der Kranken nach ihrer Leberleistung. Sowohl die Letalität des Eingriffes als auch die Quote der Enzephalopathien läßt sich unter Berücksichtigung dieser Faktoren wesentlich senken. Die besondere Problematik des Grenzfalles haben wir bereits diskutiert (S. 57).

Prophylaktische porto-kavale Anastomosen sind nur dann zu erwägen, wenn ausgedehnte Ösophagusvarizen bei Leberzirrhosekranken nachweisbar sind und im Seriensplenoportogramm ein vorwiegend kranial gerichteter Kollateralkreislauf zur Darstellung kommt. Hier ist die Auswahl der Kranken zur Operation nach der Leberfunktionsbreite sehr kritisch vorzunehmen. Sind zwei der aufgeführten Funktionskriterien im ungünstigen Bereich der Letalitätsbeziehung, so verbietet sich der Eingriff. Im anderen Falle ist auch hinsichtlich der Entwicklung einer postoperativen hepato-portalen Enzephalopathie keine wesentliche Belastung anzunehmen.

Eine besondere Bedeutung für die Indikationsstellung zur Shuntoperation kommt selbstverständlich auch dem Allgemeinstatus, den Herz-, Kreislaufverhältnissen, dem Elektrolyt- und Wasserhaushalt sowie interkurrierenden Erkrankungen, vor allem der Ulkuskrankheit, zu.

b) Stoffwechselbelastungen und Enzephalopathie

Die Enzephalopathie bei Leberkrankheiten wurde in ihrer Symptomatik von *Burgmann* (1965) sehr anschaulich geschildert. Die wesentlichsten Erscheinungen der beginnenden Hirnstörung sind Verlangsamung im Denken, Sprechen, Gehen, verlängerte Schmerzreaktionszeit, Gedächtnislücken, Schreibstörungen, Nachlassen der zeitlichen und örtlichen Orientierung, Müdigkeit, Schlafneigung oder auch Unfähigkeit zu schlafen, Umkehr des Schlafrhythmus, nächtliches Umherwandeln. Als weitere auffällige Veränderungen bei Leberzirrhosekranken finden sich reizbare Verstimmungen, Erregungszustände, Rückfälle in Primitivreaktionen, vor allem der Anal-, Sexualsphäre, Enthemmungen, Verlust von Kritik und Urteilsfähigkeit (*Sherlock,* 1957; *Kühn,* 1958; *Martini,* 1961; *Burgmann,* 1965). Alle diese Veränderungen wurden auch häufiger der porto-kavalen Anastomose als vermeintlichem Therapieschaden angelastet.

Im wohl bisher größten Umfange führte *Penin* (1967) eingehende neuropsychiatrische und EEG-Untersuchungen bei operierten und nichtoperierten Leberzirrhosekranken durch. Ihm stand hierbei das reiche Krankengut *Burgmanns* und das unserer Klinik zur Verfügung. Es wurden 304 Kranke mit Pfortaderhochdruck untersucht. 256 Patienten, bei denen eine gesicherte Leberzirrhose und ein nachgewiesener ausgedehnter portaler Kollateralkreislauf bestand, wurden ausgewertet. Bei 114 dieser Probanden war eine porto-kavale Anastomose angelegt worden. 63 der Kranken wurden vor der Operation und langfristig nachher kontrolliert, 51 ausschließlich postoperativ. Es ergaben sich folgende sehr wichtige Befunde: Die Anzahl und das Entwicklungstempo hepato-portaler Enzephalopathien waren in den Beobachtungsgruppen der operierten und nichtoperierten Zirrhosekranken gleich groß. Die Verteilung der Schweregrade der Enzephalopathie unterschied sich nicht. Nach Shuntoperationen wurden lediglich mehr akute Formen, bei Nichtoperierten mehr chronische Enzephalopathien gefunden. Während einer Beobachtungszeit von 8 Jahren fanden sich nach Anlegung porto-kavaler Anastomosen knapp 1/3 psychisch unauffällige Patienten, mehr als 1/3 blieben in psychischer Hinsicht unverändert und genau 1/3 hatte sich verschlechtert. Unter den letzteren konnten zwei Verlaufstypen unterschieden werden, die Kranken mit permanent subakuter Enzephalopathie und die Patienten mit progredient chronischer Enzephalopathie.

Die EEG-Veränderungen bei hepato-portalen Enzephalopathien sind nicht spezifisch. So fand *Penin* im akuten Stadium ein pathologisch verändertes EEG, häufig in Form der "Delta-Theta-Parenrhythmie", bei chronischer Enzephalopathie ein "normalisiertes" bzw. nicht sicher pathologisches Kurvenbild (Grenzbefund). Insofern besteht zwischen psychopathologischem Befund und Hirnstrombild keine zwingende Korrelation (s. Tab. 56), es sei denn, man berücksichtigt die Akuität des Zustandsbildes im Verlauf.

Tab. 56

Gegenüberstellung von psychopathologischen und EEG-Veranderungen bei hepato-portalen Enzephalopathien Leberzirrhosekranker (nach *Penin*, 1967)

Gruppen		Psychopathologische Veränderungen		Elektroenzephalographische Veränderungen	
operiert	nicht operiert	operiert	nicht operiert	operiert	nicht operiert
I	V	13 %	29 %	2 %	9 %
II	VI	27 %	38 %	18 %	7 %
III	VII	41 %	32 %	25 %	8 %
IV	VIII	29 %	30 %	11 %	3 %

Gruppe I = Kompensierte Zirrhosen vor der Shuntoperation (62 Fälle)
Gruppe II = Zirrhosekranke mit porto-kavalen Anastomosen, 1. Untersuchung innerhalb des 1. Jahres p. op. (100 Fälle)
Gruppe III = Operierte Zirrhosekranke z. Zt. ihrer stärksten EEG-Abwandlung (114 Fälle)
Gruppe IV = Operierte Zirrhosekranke z. Zt. ihrer geringsten EEG-Abwandlung (114 Fälle)
Gruppe V = Leberzirrhosekranke mit Ösophagusvarizen ohne Blutung (69 Fälle)
Gruppe VI = Leberzirrhosekranke nach Varizenblutungen (73 Fälle)
Gruppe VII = Leberzirrhosekranke ohne Shuntoperation z. Zt. ihrer stärksten EEG-Abwandlung (142 Fälle)
Gruppe VIII = Leberzirrhosekranke ohne Shuntoperation z. Zt. ihrer geringsten EEG-Abwandlung (142 Fälle)

Wie wir aus den Laboratoriumsbefunden der eiweißabhängigen Leberfunktionstests, den Veränderungen des Serumeiweißes und der Gerinnungsfaktoren eine deutliche Korrelation der Werte mit der Leberbelastungsfähigkeit für die Anlegung porto-kavaler Anastomosen ermitteln konnten, fand *Penin* auch eine deutliche Beziehung dieser Funktionstests zur Entwicklung einer hepato-portalen Enzephalopathie. Bei Abnahme des Takata-Wertes, Zunahme der Gamma-Globuline und Abfall der Konzentration der Blutgerinnungsfaktoren trat eine wesentliche Mehrung psychopathologischer Befunde und von EEG-Abweichungen auf. Eine Korrelation fand sich auch zum Bilirubingehalt des Blutserums und zur Höhe des Spiegels der Cholinesterase.

Unsere Untersuchungen haben gezeigt, daß bei der Leberzirrhose eine Einschränkung der Syntheseleistung für Eiweiß in der Leber eintritt. Es fallen vermehrt Aminosäuren an, da sie in ungenügender Menge in der Leber umgesetzt werden. Auch ist eine Störung in der Entgiftungsfunktion der Leber zu verzeichnen, die sich unter anderem in einer Erhöhung der Blutammoniakwerte erkennen läßt. Die Verlaufsbeobachtungen der operierten Leberzirrhosekranken demonstrieren, daß in unmittelbarer Folge der Anlegung einer porto-kavalen Anastomose eine zusätzliche Leberfunktionsbeeinträchtigung auftritt. – Nur wenn eine ausreichende Kompensationsbreite der Leber vorhanden ist, wird ein Zusammenbruch der vielfältigen Leberfunktionen und damit das tödliche Leberkoma verhindert. – Innerhalb von 6 - 12 Monaten nach überstandener Shuntoperation kommt es zur weitgehenden Wiederherstellung des Ausgangsstatus und damit zur schicksalsmäßigen Weiterentwicklung der Leberzirrhose. Die günstigen Ausgangs- und Verlaufswerte der Leberfunktionsproben der drei Jahre und länger Überlebenden in Abbildung 28 demonstrieren die Bedeutung der Selektion der Patienten. Auffällig ist, daß wir unter diesen lange überlebenden Kranken kaum oder erst im Finalstadium der Leberzirrhoseerkrankung enzephalopathische Veränderungen beobachten konnten. Die meisten dieser Patienten sind weiterhin in ihren oft körperlich sehr anstrengenden Berufen (z.B. Kranführer) oder geistig anspruchsvollen Aufgabenbereichen (z.B. Architekt) voll arbeitsfähig.

Hinsichtlich der Stoffwechselbelastung und Entwicklung enzephalopathischer Veränderungen nach der Anlegung porto-kavaler Anastomosen ergibt sich die gleiche Konsequenz wie bei der Beurteilung der Operationsfähigkeit. Es läßt sich bis heute nicht sicher voraussagen, welcher Leberzirrhosekranke nach einer Shuntoperation eine akute hepato-portale Enzephalopathie bekommt (*Sherlock*, 1957; *Kühn*, 1958; *Martini*, 1961; *Müting*, 1963; *Burgmann*, 1965). Sicher ist aber, daß am ehesten die Kranken dazu neigen, deren Leberfunktion am stärksten beeinträchtigt ist (*Penin*, 1967). Pfortaderhochdruckkranke mit enzephalopathischen Erscheinungen oder EEG-Veränderungen sollten nicht operiert werden. Sorgfältige präoperative Untersuchungen sind daher erforderlich. Für die psychisch Unauffälligen bleibt bis heute die einzige Prophylaxe gegen die postoperative Enzephalopathie die sorgfältige Auswahl der Kranken zur porto-kavalen Anastomose nach ihrer Leberfunktionsbreite.

c) Therapiemöglichkeiten bei Stoffwechselentgleisungen

Die Vor- und Nachbehandlung ist in der Pfortaderchirurgie im wesentlichen auf die Grundkrankheit, die Leberzirrhose, ausgerichtet. Die Operationsbelastung der Patienten und insbesondere der Leber, die Umstellung der Durchblutungsverhältnisse des zentralen Stoffwechselorgans geht mit unterschiedlich starken Stoffwechselstörungen einher. Es ist darum erforderlich, prophylaktisch Maßnahmen zu treffen und erkennbare Schäden therapeutisch zu beeinflussen. Auch nach der Krankenhausentlassung ist eine ständige Kontrolle der Kranken mit porto-kavalen Anastomosen bei Leberzirrhose durch die Hausärzte erforderlich und fortgesetzte medikamentöse Leberschutztherapie sowie spezielle Behandlung auftretender Stoffwechselentgleisungen von wesentlicher Bedeutung für den weiteren Krankheitsverlauf.

Störungen des *Elektrolythaushaltes* sind in der Regel auf eine Kaliumverminderung zurückzuführen. Adynamie und Muskelkrämpfe sind untrügliche Zeichen des Kaliummangels. Hier ist ein schneller Elektrolytausgleich mit handelsüblichen Kaliumpräparaten zu erzielen. Das sogenannte "falsche Koma" (*Kalk*, 1957), ausgelöst durch einen hochgradigen Kaliummangel, sahen wir bisher bei Leberzirrhosekranken allerdings nicht.

Wasserhaushaltsstörungen, Ödeme oder Aszites, lassen sich erfolgreich mit Aldosteronantagonisten behandeln (*Wülfing* u. *Eßer*, 1963). Unter über 200 Aszitesfällen bei Leberzirrhosekranken haben wir bislang keinen wirklich therapieresistenten Fall gesehen. Die konsequente Behandlung mit Bettruhe, Diät, Kochsalzeinschränkung und genügend hoher Dosierung der Aldosteronantagonisten versagte nur zweimal: Bei einem Kranken hatte sich ein primäres Karzinom in der Zirrhoseleber entwickelt, bei der anderen Patientin eine ausgedehnte Bauchfellkarzinose nach Ablatio mammae wegen Brustdrüsenkrebses bei bestehender Leberzirrhose. – Auf die Anwendung anderer Diuretika wird im Folgenden noch eingegangen. – Die Aszitespunktion beim Zirrhosekranken ist nur noch bei Atemdepression durch Zwerchfellhochstand indiziert und muß auf höchstens drei Liter beschränkt bleiben.

Bei Zirrhosekranken sahen wir eine Häufung der Korrelation mit der *Zuckerkrankheit* (*Burgmann* u. *Eßer*, 1965; s. auch *Müting* u. Mitarb., 1966). Nach Anlegung porto-kavaler Anastomosen kam es bei sorgfältiger Beachtung und Ausgleich der Blutzuckerwerte nie zu einer Entgleisung des Diabetes mellitus (*Eßer* u. *Schreiber*, 1965). – Die Zuckerkrankheit erfordert p. op. in der Regel eine Einstellung mit Insulinpräparaten.

Wie Untersuchungen von *Fazckas* und *Bessman* (1953) sowie von *Erbslöh* und Mitarbeitern (1958) gezeigt haben, sinkt bei allen schweren Leberparenchymschäden die Glukoseutilisation des Gehirns trotz normalen Blutzuckerspiegels stark ab. Hierin wird eine der Möglichkeiten zur Entwicklung einer Bewußtseinstrübung gesehen (*Erbslöh* u. Mitarb., 1958; *Knauff*, 1958). – Die therapeutische Glukosegabe ist in ihrer Zweckmäßigkeit bisher aber umstritten.

Der *Fettstoffwechsel* erleidet bei Leberzirrhosekranken eine Beeinträchtigung durch die Gefügestörung im Brenztraubensäureumsatz. Hier gilt es, die Fettzufuhr auf ein Minimum (40 - 70 g tgl.) zu beschränken.

Die wesentlichsten pathologischen Veränderungen finden sich im *Protein- und Ammoniakstoffwechsel* sowie im Unvermögen der kranken Leber die *Entgiftungsfunktion* in vollem Maße aufrecht zu erhalten. Nach *Williams* (1959, zit. n. *Müting*) haben beim Menschen folgende Mechanismen für die Entgiftung Bedeutung: 1. Bindung an Glukuronsäure,

2. Bindung an Sulfate, 3. Bindung an Aminosäuren [z.B. Benzoesäure, Glykokoll (Hippursäuresynthese), an Zystein (Merkaptursäurebildung) und an Glutaminsäure], 4. an Rhodamid, 5. Azetylierung und Methylierung.

Die beiden wichtigsten Entgiftungswege der Leber gehen über die Bindung an Glukuronsäure und an Sulfate (*Müting,* 1965), Voraussetzung ist eine genügende Bildung oder das Vorhandensein einer ausreichenden Menge von Kofaktoren zur Koppelung der im Organismus gebildeten oder körperfremden giftigen Substanzen in der Leber für die Ausscheidung über die Nieren.

Toxisch wirken bei Leberzirrhosekranken vor allem die Stoffwechselprodukte des bakteriellen Eiweißabbaues im Darm. Bekannte Einzelfaktoren dieses Geschehens sind ein Methioninabbauprodukt und das Ammoniak, vermutet werden Intoxikationen durch Phenol, Kresol, Indol, Indikan, Amine u.a.m.

Zur Therapie dieser Störungen sind mehrere Wege möglich. Bei Auftreten von *enzephalopathischen Erscheinungen* ist eine absolute Eiweißkarenz zu verordnen. Die orale Gabe darmwirksamer Antibiotika (Neomyzin) ermöglicht durch Minderung der Darmbakterienflora die Entstehung toxischer Produkte wesentlich abzublocken (*Dawson* u. Mitarb., 1957; *Fisher* u. *Faloon,* 1957; *Sherlock,* 1958; *Kühn,* 1958; *Martini* u. Mitarb., 1959; *Eßer,* 1962; *Knauff,* 1963; *Mütung* u. Mitarb., 1966). *Martini* (1961) empfiehlt bei chronischen hepatoportalen Enzephalopathien die Dauermedikation von oralen Antibiotika zur Unterbindung stuporöser Anfälle und der mitunter hieraus folgenden Entwicklung eines Leberkomas. Auch wir konnten feststellen, daß nach Antibiotikagabe wesentliche Besserungen der Bewußtseinstrübungen auftraten. *Sherlock* (1958) beobachtete, daß die auf orale Methioningaben folgenden stuporösen Veränderungen bei Leberzirrhosekranken bei gleichzeitiger Verabfolgung von Antibiotika ausblieben.

Als ein Kausalfaktor in der Entwicklung einer Enzephalopathie gilt das Ammoniak. Dieses wird bei der Glutaminsynthese und im Harnstoffzyklus gebunden. In beiden Vorgängen wurden therapeutische Ansatzmöglichkeiten gesehen. Um die Glutaminbildung zu erhöhen und damit Ammoniak aus dem Blut zu eliminieren empfahl *Sapirstein* (1943) die Gabe von Glutaminsäure. (Im Leberkoma können bis zu 15 g täglich zugeführt werden.) Dieser Vorgang ist aber erschöpfbar (*Walshe,* 1953; *Singh* u. Mitarb., 1954; *Eiseman* u. Mitarb., 1955; *McDermott* u. Mitarb., 1955; *Davidson,* 1956; *Schwartz* u. Mitarb., 1956; *Sherlock* u. Mitarb., 1956; *Varay* u. *Masson,* 1956; *Bessman* u. Mitarb., 1957; *Fazekas* u. Mitarb., 1957; *Chalmers,* 1958; *Kalk,* 1958; *Kühn,* 1958; 1960; *Manning,* 1958; *Najarian* u. Mitarb., 1958; *Webster* u. *Gabuzda,* 1958; *Martini,* 1961; *Knauff,* 1963). Nachhaltiger soll eine Ammoniakreduzierung durch die intravenöse Infusion von Zwischenprodukten des Harnstoffzyklus wie Arginin und Ornithin (bis 30 g tgl.) gelingen. Durch die Zufuhr dieser Aminosäuren werde die Leber in der Produktion hierfür entlastet und der Harnstoffzyklus angeregt (*Greenstein*, 1951; *Davidson*, 1956; *Fazekas*, 1956; *Sherlock* u. Mitarb., 1956; *Manning* u. *Grisolia*, 1957; *Najarian* u. Mitarb., 1958; *Young* u. Mitarb., 1959; *Martini*, 1961; *Knauff*, 1963). Wir prüften bei zehn Leberzirrhosekranken in der dritten Woche nach Anlegung einer porto-kavalen Anastomose, also in einer Phase der akuten Umstellung der Leberdurchblutung, die Wirkung von Arginin-Aspartat auf den Ammoniaksstoffwechsel (Tab. 28). Wir konnten keine medikamentös bedingte Ammoniakminderung feststellen. Dennoch scheint eine klinische Besserung von Bewußtseinstrübungen unter dieser Medikation aufzutreten. Einen deutlichen Wirkungseffekt von Arginin und Äpfelsäure fanden wir für die Eliminierung von Aminosäuren im Belastungstest.

Bei aufgetretenen stuporösen Erscheinungen ist neben den aufgezeigten Maßnahmen eine regelmäßige und gründliche Entleerung des Darmes angezeigt (*Kühn*, 1958; *Martini*, 1961; *Eßer*, 1963; *Müting* u. Mitarb., 1966). Aber auch zur *Vorbeugung* bei Leberzirrhosekranken mit Pfortaderhochdruck und insbesondere nach der Anlegung porto-kavaler Anastomosen ist die regelmäßige Darmentleerung zu beachten. Bei Defäkationsstörungen, die durch Dysfermentie bei der fortgeschrittenen Leberzirrhose häufig vorhanden sind — Meteorismus, Völlegefühl, Verdauungsbeschwerden —, ist die Gabe von Laxantien, vor allem Bittersalz, angezeigt. Bei Enzephalopathien und komatösen Veränderungen sind hohe Hebereinläufe bis zur endgültigen Darmreinigung erforderlich. Blutmassen im Darm bei einer *Varizen- oder Ulkusblutung* sind schnellstens aus dem Darmkanal zu entfernen, da hierin die Bakterien einen guten Nährboden finden und große Mengen toxischer Stoffwechselprodukte bereiten. Bei jeder Blutung droht neben der Verblutung das Koma, einmal infolge Minderung der Sauerstoffversorgung der parenchymatösen Organe bei ungenügendem Blutersatz — einem häufigen therapeutischen Fehler —, zum anderen durch Überschwemmung des Organismus mit resorbierten leber-, hirntoxischen Stoffwechselprodukten. Darum gelten bei der Varizenblutung zur Vermeidung eines Komas drei Hauptprinzipien:

1. sofortige Blutstillung durch Einlegen einer Doppelballonsonde,

2. unmittelbare dem Verlust entsprechende und genügend rasche Blutsubstitution und

3. sofortige Reinigung des Magen-Darm-Kanals von Blut — Magenspülungen, Gabe von Laxantien, Hebereinläufe — und Gabe darmbakterizider Antibiotika.

Bei hepato-portalen Enzephalopathien und bei Auftreten komatöser

Veränderungen wird von *Sherlock* (1958), *Knauff* (1963), *Burgmann* (1965) u.a. das Einlegen einer Duodenalsonde zur Ableitung des Magen-Duodenalsekretes und der Galle empfohlen. *Wildhirt* (1966) schreibt der Thioctsäure (α-Liponsäure) eine Bedeutung für die Therapie bei akuten Schüben mit hohen Transaminasen zu. Von *Burgmann* (1965) wird der Aldosteronantagonist Aldactone A als ein Therapeutikum und Prophylaktikum für Bewußtseinstrübungen angesehen. Auch wir wandten Aldosteronantagonisten therapeutisch bei postoperativen Enzephalopathien an. Der Wirkungseffekt läßt sich schwer beurteilen, da auch andere Substanzen verabreicht wurden. Es gelang nicht, neue enzephalopathische Schübe durch hohe Aldosteronantagonistengabe zu verhindern. Neuerdings wird die Gabe von Bifidummilch zur Umstellung der Bakterienflora im Darm empfohlen.

Zur Prophylaxe von Bewußtseinstrübungen wie auch allgemein zur Verhinderung einer zusätzlichen Leberschädigung ist die *Verabreichung leberschädlicher Substanzen und Medikamente* dringend zu unterlassen:

Methionin kann oral verabfolgt komatöse Veränderungen hervorrufen (*Phear* u. Mitarb., 1956; *Summerskill* u. Mitarb., 1957; *Sherlock*, 1958; *Taubmann*, 1958; *Martini*, 1959; 1961; *Knauff*, 1963). Überdies ist Methionin im Blut bei Lebererkrankungen oft auf ein Vielfaches der Norm erhöht (*Walshe*, 1953; *Müting*, 1957; *Knauff* u. *Windsheimer*, 1960; eigene Untersuchungsbefunde). Auch zysteinhaltige Präparate sind bei Stoffwechselbelastungen zu meiden (*Siede*, 1958; 1961; *Knauff*, 1963).

Barbiturate wirken bereits in geringen Konzentrationen, in denen sie Beruhigungsmitteln und zahlreichen Analgetika beigefügt sind, auf die Zirrhoseleber schädlich. Sie werden an Glukuronsäure und auch an Sulfate gekoppelt (*Müting*, 1964). Selbst bei barbitursäurefreien Schlafmitteln ist nach *Müting* Vorsicht geboten, weil toxisch wirkende Spaltprodukte auftreten könnten.

Opiate, Skopolamin, Phenothiazine sowie Isoproniazid (Monoaminooxydase-Blockierung) können schädigend auf den Leber- und Hirnstoffwechsel einwirken (*Meyer* u. Mitarb., 1941; *Kinrose-Wright* u. *Moyer*, 1956; *Gebhart* u. Mitarb., 1958; *Shay* u. *Sun*, 1958; *Martini*, 1959; *Pare* u. *Sandler*, 1959; *Knauff*, 1963; *Müting*, 1964).

Die Kortisonderivate werden an Glukuronsäure gekoppelt. Neben dem günstigen klinischen Effekt bei akuten Lebererkrankungen steigern sie die Glukuronidsynthese. Infolge ihrer katabolen Wirkung auf den Eiweißstoffwechsel führen sie zu einem Anstieg der freien Aminosäuren und Phenole im Serum und Urin und sind damit vor allem bei längerer Medikation belastend für die Entgiftungstätigkeit der Leber (*Müting*, 1964). Die therapeutische Wirksamkeit von Kortisonpräparaten bei der Leberzirrhose ist sehr umstritten.

Auch vor der längeren Einnahme von Phenazetin und Azetylsalizylsäure warnte *Müting* (1964), da der Abbau einmal über die Hippursäuresynthese, zum anderen über die Bindung an Glukuronsäure und Sulfate erfolgt.

Bei der häufigen Alkalose bewußtseinsgetrübter Leberkranker ist mitunter eine Ansäuerung des Blutes zweckmäßig (*Martini*, 1961). Jedoch sollte kein Ammoniumchlorid gegeben werden, da hierdurch eine Ammoniakvermehrung und unter Umständen ein Leberkoma herbeigeführt werden könnte.

Cholin führt in großen Dosen zu einer zusätzlichen Stickstoffbelastung (*Phillips* u. Mitarb., 1952; *Sherlock*, 1958; *Ammann*, 1960). Der therapeutische Effekt ist umstritten (*Martini*, 1958; *Markoff*, 1962; *Siede*, 1962; *Knauff*, 1963).

Bei der Behandlung des Aszites haben sich die Karboanhydrasehemmer (Diamox, Nirexon) als schädlich für den Ammoniakstoffwechsel erwiesen. Sie verhindern die Ionisierung von freiem Ammoniak, wodurch sowohl die Aufnahme durch peripheres Gewebe, als auch die Ausscheidung von Ammoniumionen durch die Nieren blockiert werden (*Rosenthal* u. Mitarb., 1957; *Webster* u. *Kleinerman*, 1957; *Rissel* u. Mitarb., 1958; *Berry* u. Mitarb., 1959; *Posner* u. *Plum*, 1960). Die Chlorothiazidpräparate (Chlotride, Haflutan, Esidrix, Saltucin) hemmen die zur Harnausscheidung des Ammoniaks erforderliche Nierenglutaminase, führen dadurch zu einem mäßigen Anstieg des Blutammoniaks. Sie vermehren die Kaliumausscheidung im Urin und begünstigen eine unerwünschte alkalische Stoffwechsellage (*Webster* u. *Davidson*, 1956; *Mackie* u. Mitarb., 1958; *Magid* u. Mitarb., 1958; *Read* u. Mitarb., 1958; *Owen* u. Mitarb., 1960; *Knauff*, 1963). Quecksilberdiuretika sind kontraindiziert. Sie blockieren die Dehydrogenasen, können zur hypochlorämischen Alkalose führen und Enzephalopathien bewirken (*Grossmann*, 1958; *Knauff*, 1963; *Burgmann*, 1965). – *Burgmann* (1965) beobachtete das regelmäßige Auftreten enzephalopathischer Schübe sowohl zeitlich abhängig von Diamox-, als auch von Salyrgangaben. – Bei der Aszitesausschwemmung haben sich nach langjähriger Erprobung die Aldosteronantagonisten (Aldactone A) am besten bewährt (*Kalk*, 1958; *Siede*, 1962; *Wülfing* u. *Eßer*, 1963).

Die *Therapie der Leberzirrhosekranken mit porto-kavalen Anastomosen* erfordert eine weitgehende Einschränkung der Eiweißzufuhr. Die Eiweißtoleranz muß ausgetestet werden (*Kühn*, 1958; *Martini*, 1961). Durch Antibiotikagabe kann im Bedarfsfalle die Toleranzgrenze für Eiweiß heraufgesetzt werden (*Sherlock*, 1958; *Martini* u. Mitarb., 1961; u.a.). Fett ist auf ein Minimum (40 - 70 g/die) zu beschränken. Die Kost muß kohlehydrat- und schlackenreich (Obst) sein. Kaliumhaltige Früchte (Aprikosen, Pfirsiche, Äpfel, Bananen, Rosinen u.a.) sollten in die Diät eingeschlossen sein. Auf tägliche Darmentleerung ist zu achten. Die übrige routinemäßige Leberschutztherapie unterscheidet sich nicht von der anderer Leberzirrhosekranker.

Folgerungen

Bei der Vielfalt der Funktionen der Leber und der unmittelbaren Auswirkung einer Schädigung dieses Organs auf das Gesamtgefüge des Organismus wird es nur durch langwierige intensive Forschung gelingen, spezifische Lebertherapeutika zu finden. Bislang müssen wir uns im allgemeinen noch mit einer, wie *Müting* (1966) es ausdrückt, "gezielten Polypragmasie" begnügen.

I. Zusammenfassung

Die chirurgische Behandlung des Pfortaderhochdrucks fand nach tierexperimenteller Erprobung und vereinzelter Anwendung in der Klinik um die Jahrhundertwende erst während der letzten 10 bis 20 Jahre einen festen Platz innerhalb der klinischen Chirurgie. In der überwiegenden Zahl der Fälle ist eine Leberzirrhose Anlaß zur Entwicklung einer portalen Hypertension; so traten sehr bald Stoffwechselprobleme auf, die zwangsläufig auch die chirurgische Disziplin beschäftigen müssen. Das Verhalten des Eiweißstoffwechsels erwies sich als außerordentlich wichtig für die Indikationsstellung zur Anlegung porto-kavaler Anastomosen, wie auch für den gesamten Krankheitsverlauf. Postoperativ auftretende Bewußtseinstrübungen einzelner Patienten wurden auf Veränderungen des Umsatzes und der Entgiftung von Proteinen und deren Metaboliten zurückgeführt, die Shuntoperation unberechtigterweise als Kausalfaktor hierfür angesehen.

In der vorliegenden experimentellen und klinischen Studie wurde versucht, Einblicke in die Auswirkung einer porto-kavalen Anastomose auf die zirrhosekranke Leber und den Eiweißhaushalt zu gewinnen. Die klinischen Untersuchungen galten unter anderem auch dem Bemühen um eine Minderung des Operationsrisikos und um eine objektive kritische Analyse eventueller Therapieschäden.

Zur Klärung des Fragenkomplexes sahen wir uns veranlaßt, zum Teil scheinbar außerhalb unseres Fachgebietes liegende aufwendige Untersuchungen durchzuführen.

Die präoperativen Laboratoriumsbefunde für die Serumeiweißfraktionen, die Serumlabilitätsteste und die Blutgerinnungsfaktoren von 225 Leberzirrhosekranken mit Pfortaderhochdruck wurden mit den Ergebnissen der Verlaufskontrollen nach Anlegung porto-kavaler Anastomosen bis zu 4 Jahren p. op. verglichen. Zur Differenzierung der Auswirkung der Shuntoperation einerseits oder der Leberzirrhose andererseits auf den Eiweißstoffwechsel wurden im Tierexperiment bei lebergesunden Hunden porto-kavale Anastomosen angelegt, und wurde das Verhalten des Serumeiweisses überprüft.

Um einen besseren Einblick in das Funktionsgefüge der Leber zu gewinnen, wurde prä- und postoperativ der Ammoniakgehalt des Blutes und die Konzentration der freien Aminosäuren im Blutserum leberzirrhosekranker Patienten sowie lebergesunder Hunde untersucht. Lebergesunde Vergleichspersonen, Kranke mit indirekten porto-kavalen Anastomosen und eine Patientin mit biliärer Leberzirrhose wurden im Verhalten der freien Aminosäuren im Blutserum dem Kollektiv shuntoperierter

Kranker mit posthepatitischer Leberzirrhose gegenübergestellt. Belastungstests im Experiment und in der Klinik präzisierten die Ergebnisse und gaben Aufschlüsse über Behandlungsmöglichkeiten.

Es gelang, praktisch anwendbare zuverlässige Kriterien für die Indikationsstellung zur Anlegung porto-kavaler Anastomosen aufzuzeigen, notwendige Vorbedingungen für prophylaktische Shuntoperationen herauszustellen und Möglichkeiten der Risikominderung für die Operation Leberzirrhosekranker zu ermitteln. Es konnte gezeigt werden, daß die porto-kavale Anastomose zwar zu einem zusätzlichen, jedoch nur transitorischen Leberschaden führt. Zur Kompensation ist eine ausreichende Leberfunktionsbreite erforderlich. Ein bedeutender Therapieschaden, der durch die operative Pfortaderblutumleitung bewirkt ist, ließ sich beim Leberzirrhosekranken nicht nachweisen. Zu erkennen ist nach Shuntoperationen eine verminderte Reaktionsfähigkeit des Organismus und insbesondere der Leber bei Stoffwechselbelastungen. Auswertbare Möglichkeiten zur medikamentösen Behandlung der Leberzirrhosekranken mit porto-kavalen Anastomosen wurden aufgezeigt.

Die Anlegung einer porto-kavalen Anastomose beim Leberzirrhosekranken mit Pfortaderhochdruck als definitiv die Blutungsgefahr bannende Maßnahme erscheint uns berechtigt und in ihrer Auswirkung auf Leber und Gesamtorganismus tragbar. Eine Risikominderung der Shuntoperation ist durch sorgfältige Auslese der Kranken nach den eiweißabhängigen Leberfunktionstesten möglich. Für prophylaktische porto-kavale Anastomosen sollte eine besonders kritische Abgrenzung der Funktionswerte vorgenommen werden. Kranke mit präoperativ erfassbaren enzephalopathischen Erscheinungen sind von der Operation zurückzustellen.

Bei kritischer Auslese der Patienten zur porto-kavalen Anastomose und nach Anlegung genügend weiter Gefäßverbindungen ist die postoperative Nachsorge meist unproblematisch. Die Weiterbehandlung Shuntoperierter entspricht im wesentlichen den Prinzipien der Therapie Leberzirrhosekranker. Selten auftretende gravierende Stoffwechselstörungen erfordern bei Leberkanken mit porto-kavalen Anastomosen gezielte Behandlungsmaßnahmen unter Berücksichtigung der pathophysiologischen Funktionsabläufe in der geschädigten Leber.

Literatur

Adams, R. D., J. M. Folin: The neurological disorder associated with liver disease. Ass. Res. nerv. Dis. Proc. **32**, 198 (1953).

Adlersberg, D., M. Taubenhaus: Arch. exp. Path. Pharm. **121**, 35 (1927), zit. n. Breuer u. Hennrich.

Alberti, K. G., W. Bartley; Further observations on the production of amino acids by rat-liver mitochondria and other subcellular fractions. J. Biochem. **95**, 641 (1965).

Alexander, B., G. Landwehr: Evolution of a prothrombin conversion accelerator in stared human plasma and prothrombin fractions. Am. Z. Phys. **159**, 322 (1949).

Alexander, B., R. Goldstein, G. Landwehr, C. D. Cook: Congenital SPCA-deficiency: A hitherto unrecognized coagulation defect with hemorrhage rectified by serum and serum factors. J. clin. Invest. **30**, 596 (1951).

Ammann, R:. Über das Coma hepaticum und seine Behandlung. Med. Klinik **55**, 143 (1960).

Anker, H. S.: The biosynthesis of plasma proteins, in: Putman, F. W., The plasma proteins. Academic Press. New York-London 1960.

Anker, H. S.: The biosynthesis of plasma proteins. Am. Acad. Sci., New York **94**, 14 (1961).

Aron, E., R. Vargues, P. Groussin: L'hypo-alpha-globulinémie des cirrhotiques et ses rapports avec certains activités biologiques des sérums. Arch. Mal. Appar. dig. **51**, 585 (1962).

Artz, C. P., T. V. Stanley, W. R. Eure, H. G. Langford, J. R. Snavely: Inflow and outflow changes in ammonia concentrations of liver, muscle and brain. Surg. **44**, 22 (1958).

Artz, C. P.: Newer concepts of nutrition by the intravenous route. Ann. Surg. **149**, 841 (1959).

Aschoff, L.: Pathologische Anatomie. I, Jena 1928.

Bachmann, F., F. Duckert, M. Geiger, P. Baer, F. Koller: Differentiation of the factor VII complex studies on the Stuart-Prower-factor. Thromb. Diath. haem., Stuttgart **1**, 169 (1957).

Bachmann, F., F. Duckert, F. Koller: The Stuart-Prower-factor assay and its clinical significance. Thromb. Diath. haem. Stuttgart **2**, 24 (1958).

Bauer, C. D., C. P. Berg: J. Nutr. **26**, 51 (1943), zit. n. Müting.

Becker, W. H.: Eiweissverlust bei Operationen. Langenbecks Arch. klin. Chir. **262**, 279 (1949).

Beckmann, K.: Die Leberkrankheiten. Thieme-Verlag, Stuttgart 1957.

Berg, G., H. Schön: Immunologische und chemische Untersuchungen an isolierten Serumfraktionen unter besonderer Berücksichtigung der Lipoproteide. Verh. Dtsch. Ges. Inn. Med. **65**, 715 (1959).

Berg, G., F. Scheiffarth, H. Götz: Bluteiweiß, in: Henning, N., Klinische Laboratoriumsdiagnostik, 3. Aufl., Urban u. Schwarzenberg-Verlag, München-Berlin-Wien 1966.

Berg, J., R. E. Pund, V. P. Sydenstricker, W. Knowlton Hall, L. E. Bowles, C. W. Hock: J. Nutr. **33**, 271 (1947).

Berry, J. N., J. F. Flanagan, E. E. Owen, M. P. Tyor: The kidney as a source of blood ammonia in restling and hyperventilated cirrhotics. Clin. Res. **7**, 154 (1959).

Bergsagel, D. E., C. Hougie: Intermediate stages in the formation of of blood ammonia in resting and mat. **2**, 113 (1956).

Bessman, S. P., A. N. Bessman: The cerebral and peripheral uptake of ammonia in liver disease with an hypothesis for the mechanism of hepatic coma. J. clin. Invest. **34**, 622 (1955).

Bessman, S. P., J. E. Bradley: Uptake of ammonia by muscle. Its implica-

tions in ammoniagenic coma. New Engl. J. Med. **253**, 1143 (1955).
Bessman, S. P.: The role of ammonia in clinical syndromes. Ann. Int. Med. **44**, 1037 (1956).
Bessman, S. P., S. Phear, J. Fitzgerald: Effect of arginine and glutamate on the removal of ammonia from the blood in normal and cirrhotic patients. New Engl. J. Med. **256**, 941 (1957).
Bickel H., F. Souchon: Die Papierchromatographie in der Kinderheilkunde. Arch. Kinderheilk. **31**, Beih. (1955).
Biggs, R., I. Bidwell: The kinetics of blood thromboplastin formation. Proc. 4. Internat. Congr. Biochem. **10**, 172 (1958).
Biggs, R., A. A. Sharp, J. Margolis, R. M. Hardisty, J. Stewart, W. M. Davidson: Defects in the early stages of blood coagulation, a report of four cases. Brit. J. Haemat. **4**, 177 (1958).
Blakemore, A. H.: The portacaval shunt for portal hypertension with special reference to cirrhosis of the liver. Bull. Acad. Med. N. Y. **27**, 477 (1951).
Blakemore, A. H.: Portacaval shunt for portal hypertension. Follow up results in cases of cirrhosis of the liver. Am. Med. Ass. **145**, 1335 (1951).
Blakemore A H.: Portacaval shunting for portal hypertension. Surg. Gyn. Obstet. **94**, 443 (1952).
Blakemore, A. H., J. W. Lord: The technique of using vitallium tubes in establishing portacaval shunts for portal hypertension. Ann. Surg. **122**, 476 (1945).
Bockus, H. C.: Gastroenterology, Vol. III. Saunders Company, Philadelphia-London 1965.
Booth, A. N., M. S. Masri, D. J. Robbins, O. H. Emerson, F. J. Jones, F. de Eds: Urinary phenolic acid metabolism of tyrosine. J. Biol. Chem. **235**, 2649 (1960).
Braun, P., S. Kisfaludy, M. Dubsky: Quantitative analysis of free amino acids in normal and pathological human serum and urine. Acta Med. Hungar. **7**, 147 (1955).
Brauner, R., E. Soru, D. Tanasescu, V. Negoescu: Aminoacidemia in chronic hepatitis and cirrhosis. Medicina interna, Bukarest **10**, 1617 (1958).
Breuer, J., H. Ise, E. Döllefeld, H. Breuer: Eine rechnerische Methode zur quantitativen Bestimmung von Prolin und Citrullin bei der automatischen Aminosäurenanalyse. Z. klin. Chem. **4**, 267 (1966).
Breuer, H., H. W. Schreiber, C. Schlenker: Blutammoniakkonzentration bei Leberzirrhosekranken. II. Weltkongress f. Gastroent., München 1962, **3**, 495 (1963).
Breuer, H., M. Schönfelder, H. W. Schreiber, K. H. Schriefers: Über die Bedeutung der Cholinesterase und Transaminasen bei chirurgischen Lebererkrankungen. Bibl. gastroent. **4**, 90 (1961).
Broch, O. J.: Serum protein and tissue protein with special references to conditions of protein depletion. Acta Med. Scand. **141**, 7 (1951).
Broicher, H., H. Egli, K. Kesseler: Gerinnungsphysiologische Untersuchungen und Leberfunktion. Dtsch. Med. Wschr. **85**, 350 (1960).
Broicher, H., H. Egli, K. Kesseler, H. Oberhoffer: Über die Bedeutung gerinnungsphysiologischer Untersuchungen bei akuten und chronischen Lebererkrankungen. Dtsch. Arch. klin. Med. **205**, 292 (1958).
Brühl, W.: Leber- und Gallenwegserkrankungen. Thieme-Verlag, Stuttgart 1966.
Brunner, L., H. E. Hoffmeister, U. Köhn, J. Koncz: Verlaufsbeobachtungen bestimmter Leberfunktionsproben nach Shuntoperationen bei portaler Hypertension. Med. Klinik. **61**, 55 (1966).
Bürger, M.: Pathologische Physiologie, 6. Aufl., VEB-Thieme-Verlag, Leipzig 1958.
Burchi, R.: Fol. clin. chim. microsc. **2**, 5 (1927), zit. n. Kühn.
Burgmann, W.: Zerebrale Störungen und Wesensänderungen bei Leberkranken. Medizin. Welt **1965**, 915.
Burgmann, W., G. Eßer: Diabetes mellitus bei chronisch Leberkranken.

Dtsch. Z. Verdauungskrkh. **25**, 317 (1965).

Cachin, M.: Presse Méd. **69**, 1473 (1961), zit. n. Gerok.

Cachin, M., J. Durlach, J. Blass: Les acides aminés du serum sanguin en pathologie hépatique. Sem. Hôp. Paris **28**, 3231 (1952).

Cachin, M., M. Girard, Ch. Lévy, F. Jarreau: Étude de l'ammoniémie dans 42 cas de coma hépatique. Bull. Mém. Soc. méd. Hôp. Paris, **4**, 76 (1960).

Calkins, W. G.: J. Lab. clin. Med. **47**, 343 (1956), zit. n. Zöllner u. Birk.

Ceschka, J., E. Rissel, F. Wewalka: Papierelektrophoretische Serumeiweißuntersuchungen bei Leberzirrhosen. Klin. Wschr. **34**, 241 (1956).

Chalmers, T. C.: An evaluation of dietary protein in the treatment of liver disease. Arch. Int. Med. **48**, 320 (1958).

Chatagnon, C., P. A. Chatagnon: Ann. méd. psychol. **2**, 591 (1964), zit n. Nordmann.

Child, C. G.: The hepatic circulation and portal hypertension. Saunders Company, Philadelphia 1954.

Child, C. G., A. D. Callow: The general problems of portal hypertension. Bull. Tufts-New Engl. med. Cent, **1**, 1 (1955).

Cholopoff, A. D.: Herkunft des Blutammoniaks und dessen Verteilung im Organismus nach Versuchen an angiostomierten Tieren. Pflügers Arch. ges. Phys. **214**, 320 (1926).

Consden, R., A. H. Gordon, A. J. P. Martin: Biochem. J. **38**, 224 (1944), zit. n. Riva.

Conway, E. J.: Apparatus for the microdetermination of certain volatile substances, IV. The blood ammonia, with observations on normal human blood. Biochem. J. **27**, 430 (1933).

Crampton, R. F., D. H. Smyth: J. Physiol. **122**, 1 (1953), zit. n. Gerok u. Gayer.

Davidson, C. S.: In L. Schiff: Diseases of the liver. Lippincott Company, New York-Philadelphia 1956.

Dawson, A M., J. Mc. Laren, S. Sherlock: Neomycin in the treatment of hepatic coma. Lancet **2**, 1263 (1957).

Deutsch, E., W. Schaden: Zur Reinigung und Charakterisierung des VII. Blutgerinnungsfaktors. Biochem. Z. **324**, 266 (1953).

Dock, W.: Role of increased hepatic arterial flow in portal hypertension of cirrhosis. Trans. Ass. Am. Phycns **57**, 302 (1942).

Documenta Geigy: Wiss. Tabellen, 6. Aufl., Basel 1962.

Duckert, F.: Die Nomenklatur der Gerinnungsfaktoren und ihre Eigenschaften. Therapeut. Berichte, **38**, 83 (1966).

Duckert, F., P. Flückiger, F. Koller: Le rôle du facteur X dans la formation de la thromboplastique sanguine. Rev. Hémat. **9**, 489 (1954).

Duckert, F., P. Flückiger, M. Matter, F. Koller: Clotting factor X. Physiologic and physico — chemic properties. Proc. Soc. exp. Bioph., New York **90**, 177 (1955).

Dunn, M. S., S. Akawaie, H. L. Yeh, H. Martin: Urinary excretion of amino acids in liver disease. J. clin. Invest. **29**, 302 (1950).

Durrum, E.: J. Amer. Chem. Soc. **72**, 2943 (1951), zit. n. Emmrich.

Eck, N. V.: Voprosu o perevyazkie vorotnois veni. Predvaritelnoye soobshtsienye (Pfortaderligatur). Voen. med. St. Petersburg **130**, 1 (1877).

Ebeling, W. C., J. C. Bunker, D. S. Ellis, A. B. French, R. R. Linton, C. M. Jones: Management of patients with portal hypertension undergoing venous shunt surgery. New Engl. J. Med. **254**, 141 (1956).

Egli, H.: Zur Physiologie der Blutgerinnung. Dtsch. Med. Wschr. **84**, 2290 (1959).

Egli, H.: Welche Aktivatoren und Fermente und Inhibitoren spielen bei der Gerinnung und Fibrinolyse eine Rolle? Therapeut. Berichte, **38**, 71 (1966).

Eiseman, B., W. Bakewell, G. Clark:

Studies in ammonia metabolism: I. Ammonia metabolism and glutamate therapy in hepatic coma. Am. J. Med. **20**, 890 (1956).

Eiseman, B., G. M. Clark: Studies in ammonia metabolism: III. The experimental production of coma by carotid arterial infusion of ammonium salts. Surgery **43**, 476 (1958).

Eiseman, B., W. G. Fowler, P. J. White, G. M. Clark: The role of ammonia in the production of hepatic coma. Surg. Forum **6**, 369 (1955).

Erbslöh, F., A. Bernsmeier, H. R. Hillesheim: Der Glucoseverbrauch des Gehirns und seine Aghängigkeit von der Leber. Arch. Psych. Z. Neur. **196**, 611 (1958).

Ekman, C. A.: Portal hypertension, diagnosis and surgical treatment. Acta chir. scand. **113**, 22 (1957).

Ekman, C. A.: Surgical treatment of liver cirrhosis. Nord. Med. **69**, 79 (1963).

Ellis, D. S., R. R. Linton, C. M. Jones: Effect of venous shunt surgery on liver function in patients with portal hypertension. New. Engl. J. Med. **254**, 931 (1956).

Emmrich, R.: Das Bluteiweißbild. 2. Aufl., Enke-Verlag, Stuttgart 1957.

Eßer, G.: Die prae- und postoperative Behandlung des Leberzirrhotikers bei planmässigen Operationen und Noteingriffen. Med. Welt. *1963*, 2388.

Eßer, G., A. Gütgemann, H. Hünerbein, H. W. Schreiber, K. H. Schriefers: Die akute Blutung aus Oesophargusvarizen. Münchn. med. Wschr. **108**, 2436 (1966).

Eßer, G., H. W. Schreiber: Die Bedeutung des Diabetes mellitus für die Indikationsstellung porto-kavaler Anastomosen beim Pfortaderhochdruck der Leberzirrhose. Langenbecks Arch. klin. Chir. **312**, 41 (1965).

Evered, D. F.: The excretion of amino acids by the human. Biochem. J. **62**, 416 (1956).

Everson, T. C., M. J. Fritschel: The individual essential amino acids in plasma and urine of surgical patients. With particular reference to a comparison between well-nourished and mal-nourished patients. Surg. **30**, 931 (1951).

Everson, T. C., M. J. Fritschel: The effect of surgery on the plasma levels of the individual essential amino acids. Surg. **31**, 226 (1952).

Faloon, W. W., C. J. Fisher: Clinical experience with the use of neomycin in hepatic coma. A. M. A. Arch. intern. Med. **103**, 43 (1959).

Fazekas, J. F., A. W. Bessman: Coma mechanism. Am. J. Med. **15**, 804 (1953).

Fazekas, J. F., H. E. Ticktin, W. R. Ehrmantraut, R. W. Alman: Cerebral metabolism in hepatic insufficiency. Am. J. Med. **21**, 843 (1956).

Fazekas, J. F., H. E. Ticktin, J. G. Shea: Effect of 1-glutamic acid on metabolism of patients with hepatic encephalopathy. Am. J. Med. Sci. **234**, 145 (1957).

Filippi, N. de: Der Kohlehydratstoffwechsel bei den mit Eckscher Fistel nach Pawlowscher Methode operierten Hunden. Z. Biol. **49**, 511 (1907).

Fisch, U.: Über einen neuen Accelerator der Blutthrombokinasebildung. Thromb. Diath. haem., Stuttgart **2**, 60 (1958)

Fischer, A.: Physiologie und experimentelle Pathologie der Leber. Akademie-Verlag, Berlin 1959.

Fischler, F:. Über die Fleischintoxikation bei Tieren mit Eckscher Fistel. Der Krankheitsbegriff der Alkalosis. Dtsch. Arch. klin. Med. **104**, 300 (1911).

Fischler, F.: Physiologie und Pathologie der Leber. 2. Aufl., Springer-Verlag, Berlin 1925.

Fischer, C. J., W. W. Faloon: Blood ammonia levels in hepatic cirrhosis: their control by the oral administration of neomycin. New Engl. J. Med. **256**, 1030 (1957).

Fiske, C. H., H. T. Karsner: J. Biochem. **18**, 381 (1914), zit. n. Breuer u. Hennrich.

Folin, O., W. Denis: Protein metabolism from standpoint of blood and tissue analysis. J. biol. chem. **11**, 161

(1912).

Forell, M., F. Koller: Die Beurteilung der Leberfunktion durch Bestimmung der Faktoren V, VII und Prothrombin. Wirkung von Synkavit und Vitamin K. Münchn. Med. Wschr. **95**, 433 (1953).

Frei, H.: Zur klinischen Bedeutung der gamma-Hyperglobulinämie. Helv. med. Acta **24**, 411 (1957).

Gasior, E., F. Ibuki, K. Moldave: Interaction between aminoacyl soluble ribonucleic acid and one of the amino-acyl-transferring enzymes (transferase I) in protein synthesis. Biochim. Biophys. Acta **114**, 209 (1966).

Gerok, W.: Biochemische Vorgänge bei der Entstehung einer Hyperammoniaemie. in: K. Lang, R. Frey, M. Halmágyi, Infusionstherapie, Springer-Verlag, Berlin-Heidelberg-New York 1966.

Gerok, W.: Quantitative Bestimmung der freien und gebundenen Aminosäuren im Blutserum durch Elutionschromatographie an Ionenaustauschern. Klin. Wschr. **38**, 1212 (1960).

Gerok, W.: Quantitative Bestimmung der Aminosäuren im Blutserum bei Erkrankungen der Leber. Dtsch. Med. Wschr. **88**, 1188 (1963).

Gerok, W., J. Gayer: Die tubuläre Rückresorption der L-Aminosäuren in der Niere des Hundes. Transportmaxima und competitive Hemmung. Klin. Wschr. **39**, 540 (1961).

Göggel, K. H.: Über die Fermentdiagnostik und ihre klinische Bedeutung. Med. Klinik **53**, 933, (1958).

Gohr, H.: Die Bedeutung des Leberstoffwechsels für die Erkennung und Beurteilung der Leberkrankheiten unter besonderer Berücksichtigung der Leberfunktionsproben. Wissensch. Beiblatt zur Materia Medica Nordmark, Nr. 40 (1964).

Gordon, B. G.: Bjull. eksp. Biol. Med. **41**, 47 (1956), zit. n. Zöllner u. Birk.

Gebhart, W. F., R. A. van Ommen, L. J. McCormack, C. H. Brown: Chlorpromazine jaundice. Arch. Int. Med. **101**, 1085 (1958).

Greenberg, D. M.: Arginase, in: J. B. Summer and K. Myrbäck, The Enzymes. Chemistry and mechanism of action. Academic Press, New York 1951.

Greenstein, J. P., M. Winitz, P. Gullino, S. M. Birnbaum, M. C. Otey: Studies on the metabolism of amino acids and related compounds in vivo. III. prevention of ammonia toxicity by arginine and related compounds. Arch. Biochem. **64** 342 (1956).

Gros, H.: Über die Bedeutung und Prognose postdystrophischer Leberparenchymschäden. Med. Welt **1954**, 1041.

Gros, H.: Therapiewoche **14**, 18 (1964), zit. n. Nordmann.

Gros, H.: Die verschiedenen Formen des Leberkomas und ihre Behandlung. Med. Welt. **1965**, 115.

Grossmann, M. I.: Hepatic coma. Gastroenterology, **34**, 667 (1958).

Günther, P. G., E. Kiefer: Über den Einfluß hoher Dosen Vitamin K auf die Gerinnungsfaktoren Prothrombin, Faktor V und Faktor VII. Med. Klinik **50**, 1944 (1955).

Gürtner, Th., F. Holle: Über neuere Erkenntnisse der Hepatologie und ihre Bedeutung für die Leberdiagnostik in der Chirurgie. Langenbecks Arch. klin. Chir. **309**, 224 (1965).

Gütgemann, A., G. Hennrich, W. Nagel: Zur chirurgischen Behandlung des Pfortaderhochdruckes unter dem Gesichtspunkt der Varizenblutung. Dtsch. Med. Wschr. **80**, 599 (1955).

Gütgemann, A., G. Hennrich, H. W. Schreiber: Die chirurgische Behandlung des Pfortaderhochdruckes und ihre Spätergebnisse Dtsch. med. Wschr. **84**, 1505 (1959).

Gütgemann, A., G. Hennrich, H. W. Schreiber: Splenektomie bei der portalen Hypertension der Leberzirrhose. Med. Welt **1961**, 1815.

Gütgemann, A., H. W. Schreiber: Leberzirrhose-Varizenblutung und chirurgische Therapie. Med. Klinik **55**,

635 (1960).

Gütgemann, A., H. W. Schreiber: Zur Indikation und Technik der direkten porto-kavalen Anastomose. Chirurg **33**, 509 (1962).

Gütgemann, A., H. W. Schreiber: Contribution à la technique de l'anastomose porto-cave directe: la plastie en lambeau. Presse Méd. **73**, 2623 (1965).

Gütgemann, A., H. W. Schreiber, K. H. Schriefers, H. Penin: Porto-kavale Anastomose und sogenannte Enzephalopathie. Dtsch. med. Wschr. **86**, 2370 (1961).

Hahn, M., W. Massen, M. Nenzki, I. P. Pawlow: Die Ecksche Fistel zwischen der unteren Hohlvene und der Pfortader und ihre Folgen für den Organismus. Naunyn-Schmiedeberg's Arch. exp. Path. Pharm. **32**, 161 (1892).

Hallmann, L.: Klinische Chemie und Mikroskopie. 10. Aufl., Thieme-Verlag, Stuttgart 1966.

Hallenbeck, G. A., E. Shocket: An evaluation of portacaval shunts for portal hypertension. Surg. Gyn. Obstet. **105**, 49 (1957).

Hallenbeck, G. A., E. E. Wollaeger, M. A. Adson, R. P. Gage: Results after portal-systemic shunts in 120 patients with cirrhosis of the liver. Surg. Gynec. Obstet. **116**, 435 (1963).

Hamelmann, H., J. Nitschke: Indikationsstellung und Operationsrisiko bei porto-kavalen Anastomosen. Münchn. med. Wschr. **108**, 747 (1966).

Hamilton, P. B., D. C. Bogue, R. A. Anderson: Anal. Chem. **32**, 1782 (1960), zit. n. Holy.

Hanking, B. M., S. Roberts: Stimulation of protein synthesis in vitro by elevated levels of amino acids. Biochim. Biophys. Acta **104**; 427 (1965).

Harper, H. A., M. E. Hutchin, J. R. Kimmel: Concentrations of nineteen amino acids in plasma and urine of fasting normal males. Proc. Soc. exp. Biol. **80**, 768 (1952).

Hartmann, F.: Untersuchungen über die Beurteilung der Funktion der Leber auf Grund von Störungen ihrer Stoffwechselleistungen. Z. f. klin. Med. **147**, 551 (1951).

Haugaard, E., Th. Kroner: J. Amer. Chem. Soc. **70**, 2135 (1948), zit. n. Emmrich.

Hegemann, G., R. Zenker: Die portale Hypertension und ihre chirurgische Bedeutung. Med. Klinik **51**, 493 (1956).

Heinrich, H. G.: Bedeutung der Gerinnungsanalyse des Blutes für die Diagnostik von Lebererkrankungen. Z. Inn. Med. **12**, 594 (1957).

Henning, N.: Klinische Laboratoriumsdiagnostik. 3. Aufl., Urban u. Schwarzenberg-Verlag, München-Berlin-Wien 1966.

Hennrich, G.: Klinische Erfahrungen mit der Ammoniumchloridbelastung beim Pfortaderhochdruck, insbesondere als Funktionstest porto-kavaler Anastomosen. Acta hepato-splen. **9**, 1 (1962).

Hennrich, G., H. Breuer: Blutammoniakbestimmung nach Eiweißbelastung bei porto-kavaler Anastomose. Ärztl. Wschr. **12**, 905 (1957).

Henschen, C.: Die Bedeutung der Leber in der Chirurgie. Arch. klin. Chir. **173**, 488 (1932).

Herlyn, K. E.: Die portale Hypertension vom chirurgischen Standpunkt. Klin. Med., Wien, **12**, 530 (1957).

Herrick, F. C.: An experimental study into the causes of the increased portal pressure in portal cirrhosis. J. exp. Med. 9, 93 (1907).

Hess, W.: Die Erkrankungen der Gallenwege und des Pankreas. Thieme-Verlag, Stuttgart 1961.

Hewson, W.: An experimental inquiry into the properties of the blood. Codell-Verlag, London 1771.

Hiemeyer, V.; M. Hörder: Der Stuart-Prower-Faktor. Seine gerinnungsphysiologische und klinische Bedeutung. Klin. Wschr. **42**, 1103 (1964).

Hoff, F.: Klinische Physiologie und Pathologie. Thieme-Verlag, Stuttgart 1962.

Hörder, M. H.: Der Stuart-Faktor während der Kumarintherapie. Thromb. Diath. haem., Stuttgart **2**,

170 (1958).

Hofmeier, H.: Zur Geschichte von Leber und Pankreas. Materia Medica Nordmark **7**, 537 (1960).

Holy, H.: Neue Wege in der Säulenchromatographie. Sonderdruck R 154 der Technicon GMBH, Frankfurt 1964.

Hougie, C.: Effect of Russell's viper venom (Stypven) on Stuart clotting defect. Proc. Soc. exp. Biol., New York **93**, 570 (1956).

Hougie, C.: Studies on the fate of coagulation factors during the clotting of normal and pathological blood. Thromb. Diath. haem., Stuttgart **3**, 578 (1959).

Hunt, A. H.: A contribution to the study of portal hypertension. Livingstone-Verlag, Edinburgh 1958.

Hunt, A. H.: Surgical treatment of portal hypertension. Verh. Dtsch. Ges. Verdauungs- u. Stoffwechselkrkh. 18. Tagg., Bad Homburg 151 (1955), Stuttgart 1956.

Iber, F. L., H. Rosen, St. M. Levenson, T. C. Chalmers: The plasma amino acids in patients with liver failure. J. Lab. clin. Med. **50**, 417 (1957).

Imdahl, H., H. Egli, R. Henning: Was leisten gerinnungsphysiologische Untersuchungen für die Differentialdiagnose der Ikterus und zur Erkennung eines Leberparenchymschadens? Bruns' Beitr. klin. Chir. **205**, 419 (1962).

Imdahl, H., H. Egli, K. Kesseler: Über die hämostypische Wirkung der Plasmafraktion I nach Cohn. Münchn. Med. Wschr. **98**, 1323 (1956).

Imdahl, H., H. Egli, K. Kesseler, G. Hennrich: Über den Wert gerinnungsphysiologischer Untersuchungen bei Erkrankungen der Leber und des Gallengangsystems in der Chirurgie. Ärztl. Wschr. **12**, 481 (1957).

Jahnke, E. J., E. D. Palmer, V. M. Sborov, C. W. Hughes, S. F. Seeley: An evaluation of the shunt operation for portal decompression. Surg. Gyn. Obst. **97**, 471 (1953).

Jendrassik, L., R. A. Cleghorn: Biochem. Z. **81**, 267 (1938), zit. n. Hallmann.

Johnson, Ch. L., J. H. Ferguson, F. A. O'Hanlow: The fate of VII and Stuart factor during the clotting of normal blood. Throm. Diath. haem., Stuttgart **3**, 367 (1959).

Jürgens, J.: Die praktisch-klinische Bedeutung der Blutgerinnungsanalyse. Z. Inn. Med. **8**, 918 (1953).

Jürgens, J.: Leberdiagnostik mit der Blutgerinnungsanalyse. Med. Welt **1957**, 857.

Jürgens, J.: Über Thrombozytenfunktionsstörungen bei Leberparenchymschädigungen. Proc. 8. Congr. Europ. Soc. Haem., II. Teil, Karger-Verlag, Basel 1962.

Jürgens, R., A. Studer: Beeinflussung der Bildung des Prothrombins im Tierversuch. Schweiz. med. Wschr. **82**, 1119 (1952).

Juzbasic, D. M.: Die Grundlagen für die chirurgische Behandlung der Ösophagusvarizen. Dtsch. Z. Chir. **252**, 711 (1939).

Kalk, H.: Über den portalen Hochdruck und die Indikation zur chirurgischen Behandlung. Therap. d. Gegenw. **94**, 121 (1955).

Kalk H.: Zirrhose und Narbenleber. 2. Aufl., Enke-Verlag, Stuttgart 1957.

Kalk, H.: Pathologie, Diagnostik und Therapie der Leberkrankheiten. Springer-Verlag, Berlin-Göttingen-Heidelberg 1957.

Kalk, H.: Die Klinik der akuten Leberinsuffizienz. Gastroenterologia **90**, 271 (1958).

Kalk, H.: Differentialdiagnose und Therapie des portalen Hochdruckes. Ärztl. Fortbild. 1 (1958)

Kalk, H.: Über das Coma hepaticum. Hippokrates **32**, 623 (1961).

Kalk, H., H. Delkeskamp, E. Wildhirt: Indikation und Ergebnisse der operativen Behandlung der portalen Hypertension, in der Sicht des Internisten. Med. Klinik **53**, 245 (1958).

Kalk, H., E. Wildhirt: Krankheiten der Leber. in: Cobet R., R. K. Gutzeit, H. E. Bock u. F. Hartmann, Klinik der Gegenwart, München-Berlin **7**, 377 (1958).

Karlson, P.: Kurzes Lehrbuch der Biochemie, 5. Aufl., Thieme-Verlag, Stuttgart (1966).

Kinrose-Wright, V., J. H. Moyer: Chlorpromazine and hepatic function. A. M. A. Arch. Neur. Psych. **76**, 675 (1956).

Kinsell, L. W., S. Margen, H. Tarver, J. McB. Frantz, E. K. Flanagan, M. E. Hutchin, G. D. Michaels, D. P. McCallie: Studies in methionine metabolism. 3.: The fate of intravenously administered S^{35}-labelled-methionine in normal adult males, in patients with chronic hepatic disease, 'idiopathic' hypoproteinemia and Cushing's syndrome. J. clin. Invest. **29**, 238 (1950).

Kirk, E.: Amino acid and ammonia metabolism in liver disease. Acta Med. Scand. (Suppl.) **77**, 1 (1936).

Kleinschmidt, K.: Eck-Fistel beim Menschen. Ref. 86. Tagg. Niederrh. Westf. Chir., Duisburg 26.1.1935. Ref. Zbl. Chir. **62**, 1302 (1935).

Knauff, H.: Das Coma hepaticum und seine Behandlung. Münchn. med. Wschr. **105**, 27 (1963).

Knauff, H. G., A. Georgii, K. Matzen, E. Hardy: Der Einfluß toxischer Leberschäden auf das Spektrum der freien Blutaminosäuren. Zit. n. Knauff 1963.

Knauff, H. G., H. Hamelmann, D. Seybold, A. Kanters: Die Auswirkung einer porto-kavalen Anastomose bei Leberzirrhose auf freie Plasmaaminosäuren und Blutammoniak nach oraler Proteinzufuhr. Klin. Wschr. **44**, 147 (1966).

Knauff, H. G., G. Mayer, F. Drücke: Studien zur Verwertung parenteral zugeführter Aminosäurelösungen. Klin. Wschr. **44**, 929 (1966).

Knauff, H. G., H. Selmair, A. Reitlinger: Untersuchungen über die freien Aminosäuren im Harn und Blutplasma von Gesunden und von Leberkranken. Klin. Wschr. **38**, 812 (1960).

Knauff, H. G., D. Seybold, A. Kanters: Freie Plasmaaminosäuren und Blutammoniak nach oraler Proteinzufuhr. Untersuchungen bei Gesunden und bei Patienten mit Leberzirrhose. Klin. Wschr. **43**, 382 (1965).

Knauff, H. G., D. Seybold, B. Miller: Die freien Plasmaaminosäuren bei Leberzirrhose und Hepatitis. Klin. Wschr. **42**, 326 (1964).

Knauff, H. G., F. Windsheimer: Das Verhalten von Gesamtaminostickstoff und 21 freien Plasmaaminosäuren bei der experimentellen Leberschädigung durch Tetrachlorkohlenstoff. Naunyn-Schmiedeberg's Arch. exp. Path. Pharm. **239**, 442 (1960).

Koncz, J.: Die operative Behandlung der portalen Hypertension. Therapiewoche **8**, 67 (1957).

Koncz, J.: Klinische Chirurgie für die Praxis. Beitrag: Der Pfortaderhochdruck. Bd. 3, Thieme-Verlag, Stuttgart 1962.

Kress, H. v.: Müller-Seiffert, Taschenbuch der medizinisch-klinischen Diagnostik. 68. Aufl., Bergmann-Verlag, München 1962.

Kretz, R.: Leberzirrhose. 8. Tagg. Dtsch. Ges. Path., Breslau, 18.9.1904. Verh. dtsch. Ges. Path. **8**, 54 (1905).

Kühn H.: Die Pathogenese des Coma hepaticum. Dtsch. med. Wschr. **83**, 658 (1958).

Kühn, H. A.: Neue Wege zur Behandlung des Leberkomas. Dtsch. med. Wschr. **85**, 393 (1960).

Kühn, H. A.: Pathogenese und Therapie des Coma hepaticum, in: Keiderling, W., Beitr. Inn. Med., Schattauer-Verlag, Stuttgart 1964.

Kühnau, J.: Eiweißmangel als Ernährungsproblem. Ärztl. Wschr. **1**, 161 (1946).

Kühnau, J.: Biochemie des Nahrungseiweißes. Angew. Chem. **71**, 357 (1949).

Lang, K., O. Ranke: Stoffwechsel und Ernährung. Springer-Verlag, Berlin 1950.

Large, A. M., Ch. G. Johnston, D. E. Preshaw: The portacaval venous shunt, with special reference to side-to-side portacaval anastomosis. Ann. Surg. **135**, 22 (1952).

Lasch, H. G.: Über die Hemmung von Antithrombin durch Faktor VII. Dtsch. Arch. klin. Med. **201**, 671 (1955).

Lasch, H. G., K. Huth, D. Heene: Zur Pathophysiologie der Blutgerinnung. Therapeut. Berichte, **38**, 88 (1966).

Lasch, H. G., Pfisterer I., K. Schimpf: Über das Verhalten des Gerinnungsfaktors VII im Kreislauf der Katze

Lasch, H. G., W. Roka: Über den Bil-
Acta haem. **17**, 280 (1957).
dungsmechanismus der Gerinnungsfaktoren Prothrombin und Faktor VII. Klin. Wschr. **32**, 460 (1954).

Lautenbach, B. T.: On a new function of the liver. Philad. med. Times **7**, 7 (1876).

Léger, L., B. Heronce: L'anastomose porto-cave d'emblée au cours des hémorragies de l'hypertension portale. Presse méd. **69**, 1321 (1961).

Léger, L., M. Lande, Y. J. Neveux, G. Corbelle, N. Tessier, L. Lemaigre: Eléments de prognostic immédiat des anastomoses porto-caves pour cirrhose. Critères d'opérabilité. Presse méd. **71**, 1797 (1963).

Léger, L., R. Roy-Camille, J. P. Benhamon: Résultats à distance de l'anastomose porto-cave. Esquisse de la pathologie du cirrhotique shunté. Presse méd. **70**, 1127 (1962).

Lehnartz, E.: Einführung in die chemische Physiologie. 11. Aufl., Springer-Verlag, Berlin 1959.

Leuthardt, F.: Lehrbuch der Physiologischen Chemie. 15. Aufl., de Gruyter u. Co.-Verlag, Berlin 1963.

Lindemuth, W. W., M. M. Eisenberg: The surgical risk in cirrhosis of the liver. Arch. Surg. **86**, 235 (1963).

Linton, R. R.: The selection of patients for portacaval shunts. With summary of results in 61 cases. Ann. Surg. **134**, 433 (1951).

Linton, R. R.: The surgery of portal cirrhosis of the liver. Am. J. Med. **24**, 941 (1958).

Linton ,R. R., J. B. Hardy, W. Volwiller: Portacaval shunt in the treatment of portal hypertension. Surg. Gynec. Obstet. **87**, 129 (1948).

Loeb, R. F., D. W. Atchley, E. M. Benedict: J. biol. Chem. **60**, 491 (1924), zit. n. Martini.

Longmire, W. P., D. G. Mulder, D. S. Mahoney and S. W. Mellinkoff: Side to side portacaval anastomosis for portal hypertension. Ann. Surg. **147**, 881 (1958).

Mackie, J. E., J. M. Stormont, R. M. Hollister, C. S. Davidson: Production of impending hepatic coma by chlorothiazide and its prevention by antibiotics. New Engl. J. Med. **259**, 1151 (1958).

Magid, G. J., S. H. Levitt, H. A. Harper, P. H. Forsham: Ammonia intoxication in a patient with cirrhosis treated with chlorothiazide. J. Am. Med. Ass. **35**, 168 (1958).

Mancke, R., J. Sommer: Münchn. med. Wschr. 1707 (1936), zit. n. Hallmann.

Mani, N.: Die historischen Grundlagen der Leberforschung, I. Teil. Fasc. IX, Basler Veröffentlichungen zur Geschichte der Medizin und der Biologie. Schwalbe-Verlag, Basel-Stuttgart 1959.

Mann, J. D., J. L. Bollmann, K. A. Huizenga, T. Farrar, J. H. Grindlay: Blood ammonia experimental and clinical study in abnormalities of liver and portal circulation. Gastroenterology **27**, 399 (1954).

Mann, J. D., K. G. Wakim, A. H. Baggenstoss: Alterations in the vascular of the diseased liver, Gastroenterology **25**, 540 (1953).

Manning, R. T., M. Delp: Management of hepatocerebral intoxication. New Engl. J. Med. **258**, 55 (1958).

Manning, R. T., S. Grisolia: Serum arginase activity. Proc. Soc. Exp. Biol. Med. **95**, 225 (1957).

Mappes, G.: Porto-kavale Shunt-Operationen und Hyperammoniaemie. in: K. Lang, R. Frey, M. Halmágyi, Infusionstherapie. Springer-Verlag, Berlin-Heidelberg-New York 1966.

Margolis, J.: Activation of plasma by contact with glass: Evidence for a common reaction which releases plasma kinin and initiates coagulation. J. Physiol. **144**, 1 (1958).

Markoff, N. G.: Fortschritte der medikamentösen und diätistischen Behandlung der Leberkrankheiten. Schweiz. med. Wschr. **88**, 1199 (1958).

Markoff, N. G., E. Kaiser: Krankheiten der Leber und der Gallenwege in der Praxis. Thieme-Verlag, Stuttgart 1962.

Markoff, N. G.: Laboratoriumsdiagnostik des Leberkoma. Dtsch. med. Wschr. **90**, 922 (1965).

Markowitz, J., W. Lotto, J. Archibald, H. G. Downie: Technique and effect of portacaval anastomoses (Eck fistula). Surg. Gynec. Obstet. **95**, 407 (1952).

Martini, G. A.: Klinik und Therapie der chronischen Leberinsuffizienz. Gastroenterologia **90**, 240 (1958).

Martini, G. A.: Bedeutung des Blutammoniaks für die Entstehung des Leberkomas. Dtsch. med. Wschr. **86**, 1351 (1961).

Martini, G. A.: Die Behandlung des Leberkomas. Dtsch. med. Wschr. **91**, 221 (1966).

Martini, G. A., E. A. Phear, B. Ruebner, S. Sherlock: Bacterial content of small intestine in normal and cirrhotic subjects: relation to methionine toxicity. Clin. Sci. **16**, 35 (1957).

Martini, G. A., F. Stelzner, W. Dölle: Enzephalopathie nach operativ angelegter porto-kavaler Anastomose. Dtsch. med. Wschr. **86**, 461 (1961).

Maurer, W.: Über die Größe des Umsatzes von Plasma und Körpereiweiß. Verh. Dtsch. Ges. Inn. Med. **66**, 416 (1960).

McDermott, W. V., R. D. Adams jr.: Episodic stupor associated with Eck-fistula in human with particular reference to metabolism of ammonia. J. clin. Invest. **34**, 1 (1954).

McDermott, W. V., H. Palazzi, G. L. Nardi, A. Mondet: Elective portal systemic shunt: an analysis of 237 cases. New Engl. J. Med. **264**, 519 (1961).

McDermott, W. V., J. Wareham, A. G. Riddel: Treatment of 'hepatic coma' with l-glutamic acid. New Engl. J. Med. **253**, 1093 (1955).

McDowall, R. J. S.: Handbook of Physiology and Biochemistry. 42. Aufl., McGraw-Hill Book Company, Inc., New York-Toronto-London, 1955.

McIndoe, A. H.: Vascular lesions of portal cirrhosis. Arch. Path. Lab. Med. **5**, 23 (1928).

McMenamy, R. H., Ch. C. Lund, J. L. Oncley: Unbound amino acid concentrations in human blood plasmas. J. clin. Invest. **36**, 1672 (1957).

Meyer jr., W. N., B. W. Bigger: The prevention of episodic tremors in animals with a portacaval shunt. Ann. Surg. **30**, 856 (1964).

Meyer, K. A., H. Popper, F. Steigmann: Significance of rise of nonprotein nitrogen in medical and surgical jaundice. J. Am. Med. Ass. **117**, 847 (1941).

Miller, L. L.: Entstehungsorte, Speicherorte und Umsatz der Serumproteine. Verh. Dtsch. Ges. Inn. Med. **66**, 250 (1960).

Monden, M.: A Study on the free amino acids in the serum of liver diseases. (Japanese). J. Jap. Soc. Int. Med. Tokyo **53**, 132 (1964), zit. n. Exp. Med. Sect. 6, **18**, 2 (1964).

Monguio, J., F. Krause: Über die Bedeutung des NH_3 des Blutes für die Beurteilung der Leberfunktion. Studien am normalen, lebergeschädigten und Eck'schen Fistelhund. Klin. Wschr. **13**, 1142 (1934).

Morawitz, P.: Die Chemie der Blutgerinnung. Ergebn. Physiol. **4**, 307 (1905).

Morawitz, P.: Zur Differentialdiagnose und Behandlung splenomegaler Zustände. Klin. Wschr. **7**, 731 (1928).

Müller-Beisenhirtz, W., H. Keller: Zur Bestimmung des Blutammoniaks. Klin. Wschr. **43**, 43 (1965).

Müting, D.: Der Aminosäurengehalt des menschlichen Urins. Hoppe-Seyler's Z. physiol. Chem. **297**, 61 (1954).

Müting, D.: Methionin. Stoffwechsel, Wirkung, Vorkommen und Bedeutung für die Therapie. Z. Ges. Inn. Med. **12**, 1007 (1957).

Müting, D.: Der Aminosäurenhaushalt des Menschen. Arzneimittel-Forschung, 8. Beiheft, Editio Cantor-Verlag, Aulendorf 1958.

Müting, D.: Der Eiweißstoffwechsel bei Leberkrankheiten. Beiträge zur prakt. Med. Nr. 45, Enke-Verlag, Stuttgart 1963.

Müting, D.: Die Entgiftungsfunktion der Leber bei Gesunden und bei Lebererkrankungen. Hippokrates, **35**, 388 (1964).

Müting, D.: Die Wirkung einer Langzeitbehandlung mit einer anabolen Substanz (Nandrolondecanoat) auf Proteinsynthese und -abbau sowie Ausscheidungs- und Entgiftungsfunktion der Leber bei chronischen Leberkrankheiten und Diabetes mellitus. Klin. Wschr. **42**, 483 (1964).

Müting, D.: Diagnostik und Therapie des Coma hepaticum. in: K. Lang, R. Frey, M. Halmágyi, Infusionstherapie, Springer-Verlag, Berlin-Heidelberg-New York 1966.

Müting, D. N., N. Lackas, H. Reikowski, S. Richmond: Leberzirrhose und Diabetes mellitus. Dtsch. Med. Wschr. **91**, 1433 (1966).

Müting, D., H. Reikowski, W. Eschrich, U. Matzander: Zur Therapie des Coma hepaticum. Med. Welt **1966**, 1814.

Müting, D., V. Wortmann: Über den Aminosäurenhaushalt bei Leberkrankheiten. Dtsch. Med. Wschr. **81**, 1853 (1956).

Murphy, R. C., W. H. Seegers: Concentration of prothrombin and Ac-globulin in various species. Am. J. Phys. **154**, 134 (1948).

Najarian, J. S., H. A. Harper: Etiology and treatment of ammonia intoxication with disease of the liver. Surg. Gynec. Obstet. **106**, 577 (1958).

Najarian, J. S., H. A. Harper, H. J. McCorkle: Amino acid therapy of ammonia intoxication. Surg. **44**, 11 (1958).

Nash, T. P., S. R. Benedict: J. biol. Chem. **48**, 463 (1921), zit. n. Breuer u. Hennrich.

Nasset, E. S., J. T. Anderson, A. M. Siliciano: J. Nutr. **44**, 477 (1951), zit. n. Müting.

Nenzki, M., J. P. Pawlow, J. Zaleski: Über den Ammoniakgehalt des Blutes und der Organe und die Harnstoffbildung bei den Säugetieren. Naunyn-Schmiedeberg's Arch. exp. Path. Pharm. **37**, 26 (1896).

Niklas, A., W. Maurer: Über die Neubildung einzelner getrennter Serumeiweißfraktionen nach oraler Gabe von S^{35}-l-Methionin an Ratten. Biochem. Z. **323**, 89 (1952).

Nöcker, J.: Die klinische Bedeutung der Schwefelreaktion im Urin. Dtsch. Arch. klin. Med. **202**, 527 (1955).

Nordmann, R.: Zur Therapie der Hyperammoniaemie. in: K. Lang, R. Frey, M. Halmágyi, Infusionstherapie, Springer-Verlag, Berlin-Heidelberg-New York 1966.

Oepen, H., I. Oepen: Elutionschromatographischer Serum-Plasma-Vergleich. Klin. Wschr. **41**, 1048 (1963).

Owen, E. E., M. P. Tyor, J. F. Flanagan, J. N. Berry: The kidney as a source of blood ammonia in patients with liver disease: The effect of acetazolamide. J. clin. Invest. **39**, 288 (1960).

Owen, E. E., M. P. Tyor, F. J. Flanagan, J. N. Berry: J. clin. Invest. **41**, 1139 (1962), zit. n. Gerok.

Owren, P. A.: The diagnostic and prognostic signifiance of plasma prothrombin and factor V levels in parenchymatous hepatitis and obstructive jaundice. Scand. J. clin. lab. Invest, **1**, 131 (1949).

Owren, P. A.: Inactive proconvertin, active puroconvertin and convertin. Rev. Hemat. **10**, 350 (1955).

Pare, C. M. B., M. Sandler: Acute hepatic necrosis following iproniacid therapy. Lancet **272**/I, 182 (1959).

Parnas, J. K., K. Heller: Ammoniakbestimmung im Blut. Biochem. Z. **152**, 1 (1924).

Penin, H.: Über den diagnostischen Wert des Hirnstrombildes bei der hepatoportalen Enzephalopathie. (Habilitationsschrift) Fortschr. Neurol. Psych. **35**, 173 (1967).

Penner, J. A., W. H. Seegers: Activation of prothrombin. Am. J. Phy-

siol. **186**, 434 (1956).
Pezold, F. A.: Leber, in: v. Kress, Müller-Seifert, Taschenbuch der medizinisch-klinischen Diagnostik, 68. Aufl., Bergmann-Verlag, München 1962.
Phear, E. A., B. Ruebner: In vitro production of ammonium and amines by intestinal bacteria in relation to nitrogen toxicity as factor in hepatic coma. Brit. J. exp. Path. **37**, 253 (1956).
Phear, E. A., B. Ruebner, S. Sherlock, W. H. J. Summerskill: Methionine, toxicity in liver disease and its prevention by Chlortetracycline. Clin. Sci. **15**, 93 (1956).
Phear, E. A., S. Sherlock, W. H. Summerskill: Blood-ammonium-levels in liver disease and 'hepatic coma'. Lancet **1**, 836 (1955).
Phillips, G. B., R. Schwartz, G. J. Gabuzda, C. S. Davidson: The syndrome of impending hepatic coma in patients with cirrhosis of the liver given certain nitrogenous substances. New Engl. J. Med. **247**, 239 (1952).
Pitts, R. F.: Am. J. Med. **36**, 720 (1964), zit. n. Gerok.
Pitts, R. F., L. A. Pilkington, J. C. M. Dettaas: J. Clin. Invest. **44**, 731 (1965), zit. n. Gerok.
Poliwoda, H., A. Blasius: Zur Frage der biologischen Halbwertzeit menschlicher Albumine und Globuline bei chronischen Lebererkrankungen. Verh. Dtsch. Ges. Inn. Med. **66**, 697 (1960).
Popper, H., H. Elias, D. E. Petty: Vascular patterns of the cirrhotic liver. Am. J. clin. Path. **22**, 717 (1952).
Popper, H., F. Schaffner: Die Leber: Struktur und Funktion. Thieme-Verlag, Stuttgart 1961.
Posner, J. B., F. Plum: The toxic effects of carbon dioxide and acetazolamide in hepatic encephalopathy. J. clin. Invest. **39**, 1246 (1960).

Rastetter, H., R. Clotten: Die quantitative Bestimmung der freien Aminosäuren des Serums mit Hilfe der Hochspannungselektrophorese unter normalen und pathologischen Verhältnissen. Ärztl. Wschr. **14**, 153 (1959).
Read, A. E., R. M. Haslam, J. Laidlaw, S. Sherlock: Chlorothiazide in control of ascites in hepatic cirrhosis. Brit. Med. J. **1**, 963 (1958).
Richerich, R.: Klinische Chemie. Akadem. Verlagsges., Frankf./M. 1965.
Riddel, A. G., W. V. McDermott: Hepatic coma. Lancet **1**, 1263 (1954).
Ripstein, C. B.: Experiences with portacaval anastomoses in the treatment of portal hypertension. Surg. **34**, 570 (1953).
Rissel, E., A. Schnack, N. Stefenelli, F. Wewalka: Auslösung von Coma hepaticum bei Leberzirrhosen durch Karboanhydrasehemmer. Schweiz. med. Wschr. **88**, 946 (1958).
Rissel, E., N. Stefenelli, F. Wewalka: Über den Ammoniakgehalt des Blutes bei Leberkrankheiten. Klin. Wschr., Wien **69**, 172 (1957).
Riva, G.: Das Serum-Eiweißbild. Huber-Verlag, Bern-Stuttgart 1957.
Riva, G.: Die klinische Bedeutung des Serumeiweißbildes, in: Biochemie und Klinik der menschlichen Bluteiweisse. Schwabe-Verlag, Basel-Stuttgart 1961.
Roman, W., C. Nader: The estimation of ammonia in blood. Biochem. appl. 1961.
Rose, W. C.: The amino acid requirements of adult man. Nutr. Abstr. Rev. **27**, 631 (1957).
Rose, W. C., W. J. Haines, D. T. Warner, J. E. Johnson: The amino acid requirements of man. II. The role of threonine and histidine. J. Biol. Chem. **188**, 49 (1951).
Rosenstein, P.: Über die Behandlung der Leberzirrhose durch Anlegung einer Eckschen Fistel. 41. Dtsch. Chir. Kongr., Berlin 12.4.1912. Verh. Dtsch. Ges. Chir. **41**, 232 (1912).
Rosenthal, W. S., A. M. Dawson, J. de Groote, S. Sherlock: The effect of acetazolamide (Diamox) on ammonia metabolism in liver disease. Am. Ass. for the study of liver diseases, annual meeting 1956. Gastroenterology **33**, 286 (1957).

Sandblom, P., C. A. Ekman: Treatment of portal hypertension in children. Arch. Dis. Childh. **36**, 61 (1957).
Sandkühler, St.: Über Plasmaproteine. Dtsch. med. J. **13**, 266 (1962).
Sapirstein, M. R.: Effect of glutamic acid on central action of amminum ion. Proc. Soc. exp. Biol., New York **52**, 334 (1943).
Scherer, J.: Liebigs Ann. Chem., Pharm. **40**, 1 (1841), zit. n. Riva.
Schettler, G.: Fortschr. Med. **82**, 535 (1964), zit. n. Nordmann.
Schiff, M.: Travaux du laboratoire de physiologie de Genéve. Ligature de la vein porte. Rev. méd. Suisse rom. **1**, 38 (1881).
Schiff, L.: Diseases of the liver. Lippincott Company, New York-Philadelphia 1956.
Schimassek, H., W. Gerok: Die Leber als Regulationsorgan für die Plasmakonzentration der freien Aminosäuren. (Untersuchungen an der isoliert perfundierten Rattenleber). Klin. Wschr. **44**, 409 (1966).
Schlenker, C.: Zur Bestimmung der Blutammoniak-Konzentration bei chronischen Leberkrankheiten. Dissertation, Bonn 1963.
Schoenheimer, R., S. Ratner, D. Rittenberg: Studies in protein metabolism, metabolic activity of body proteins investigated with L(-) leucine containing 2 isotopes. Biol. Chem. **130**, 703 (1939).
Schreiber, H. W.: Zur Pathophysiologie und Chirurgie des Pfortaderhochdruckes. Ein klinischer und experimenteller Beitrag zur Frage: porto-kavale Seit-zu-Seit oder End-zu-Seit Anastomose? (Habilitationsschrift) Langenbecks Arch. klin. Chir. **300**, 187 (1962).
Schreiber, H. W.: Erkennung und Behandlung der akuten gastrointestinalen Blutungen und des portalen Hochdrucks bei organischen Leberschäden. Ref. 128. Tagg. d. Vereinigung Niederrhein.-Westf. Chirurgen, 2.3.1963.
Schreiber, H. W., H. Breuer: Morphologische, enzymologische und toxämische Frühfolgen nach portokavaler Anastomose. Langenbecks Arch. klin. Chir. **304**, 707 (1963).
Schreiber, H. W., K. H. Schriefers, G. Eßer, W. M. Bartsch: Spätergebnisse nach 150 direkten portokavalen Anastomosen. Dtsch. med. Wschr. **89**, 2185 (1964).
Schreier, K.: Über die diagnostische und therapeutische Bedeutung der Aminosäuren. Medizin. **51**, 1367 (1958).
Schreier, K., H. L. Karch: Über den Einfluß von chirurgischen Eingriffen auf den Aminosäurenstoffwechsel. Langenbecks Arch. klin. Chir. **280**, 516 (1955).
Schreier, K., H. Plückthun: Untersuchungen über den Gehalt an freien Aminosäuren im Serum und Urin. Z. Biochem. **320**, 447 (1949).
Schreier, K., H. G. Sattelberg: Untersuchungen über den Aminosäurenstoffwechsel bei Erkrankungen der Leber. Dtsch. med. Wschr. **76**, 868 (1951).
Schriefers, K. H.: Untersuchungen zur Auswirkung des Pfortaderhochdrucks der Leberzirrhose und portokavaler Anastomosenoperationen auf den Kreislauf. (Habilitationsschrift) Ergebnisse Chir., Orthop. **48**, 103 (1966).
Schwartz, R. P., E. Lehmann, J. Hammond, J. M. Seibel, F. Goldson: Failure of monosodium glutamate in treatment of hepatic coma. Gastroenterology **30**, 869 (1956).
Schwartz, Ch., E. B. Scott, R. L. Ferguson: Anat. Rec. **110**, 313 (1951), zit. n. Müting.
Schwiegk, H.: Untersuchungen über die Leberdurchblutung und den Pfortaderkreislauf. Naunyn-Schmiedeberg's Arch. exp. Path. Pharm. **168**, 693 (1932).
Schwiegk, H.: Normale und pathologische Physiologie des Pfortaderkreislaufes. Verh. Dtsch. Ges. Verdauungs- u. Stoffwechselkrkh. 13. Tagg., Bad Homburg 1955, Thieme-Verlag, Stuttgart 1955.
Scott, E. B.: A.M.A. Arch. Path. **58**, 129 (1954), zit. n. Müting.
Scott, E. B., Ch. Schwartz: Proc. Soc. exp. Biol. Med. **84**, 271 (1953), zit. n. Müting.

Sedgwick, C., H. A. Hume: Analysis of 42 shunt procedures for portal hypertension. Arch. Surg., Chicago **78**, 359 (1959).

Seegmiller, J. E., R. Schwartz, C. S. Davidson: The plasma ammonia and glutamine content in patients with hepatic coma. J. clin. Invest. **33**, 984 (1954).

Seligson, D.: Biochemical considerations of the liver. in: L. Schiff, Diseases of the liver, Lippincott Company, New York-Philadelphia 1956.

Senn, A., A. H. Blakemore: Neun Jahre Ösohagusvarizenbehandlung durch portale Dekompression. Erfahrungen und Ergebnisse. Chirurg **26**, 217 (1955).

Shay, H., D. C. H. Sun: Massive necrosis of the liver following iproniazid. Ann. Intern. Med. **49**, 1246 (1958).

Sherlock, S.: Diseases of the liver and biliary system. Blackwell-Verlag, Oxford 1955.

Sherlock, S.: Liver failure. Brit. Med. Bull. **13**, 136 (1957).

Sherlock, S.: Diseases of the liver and biliary system. 2nd. Ed., Thomas-Verlag, Springfield Illinois 1958.

Sherlock, S.: Pathogenesis and management of hepatic coma. Am. J. Med. **24**, 805 (1958).

Sherlock, S.: In F. A. Jones: Modern trends in gastroenterology, Butterworth-Verlag, London 1958.

Sherlock, S., W. H. J. Summerkill, A. M. Dawson: The treatment and prognosis of hepatic coma. Lancet **2**, 689 (1956).

Sherlock, S., W. H. J. Summerskill, L. W. White, E. A. Phear: Portal systemic encephalopathies neurological complications of liver disease. Lancet **2**, 453 (1954).

Siede, W.: Therapie des Leberkoma. Gastroenterlogia **90**, 291 (1958).

Siede, W.: Virushepatitis und Folgezustände. Barth-Verlag, Leipzig 1958.

Siede, W.: Fortschritt und Problematik der Lebertherapie. Internist **3**, 52 (1962).

Singh, J. D., J. A. Barclay, W. T. Cooke: Blood-ammonia levels in relation to hepatic coma and administration of glutamic acid. Lancet **1**, 1004 (1954).

Slyke, D. D. van: The present significance of the amino-acids in physiology and pathology. Arch. Int. Med. **19**, 56 (1917).

Slyke, D. D. van, R. A. Phillips, P. B. Hamilton, R. M. Archibald, P. H. Futcher, A. Hiller: J. biol. Chem. **150**, 481 (1943), zit. n. Martini.

Spackman, D. H., W. Stein, S. Moore: Automatic recording apparatus for use in the chromatography of amino acids. Analyt. Chem. **30**, 1190 (1958).

Spellberg, M. A.: Diseases of liver. Grune u. Stratton, New York-London 1954.

Spengler, G. A., G. Riva: Die Bedeutung der Serumeiweißuntersuchung in der Leberdiagnostik. Schweiz. med. Wschr. **93**, 1358 (1963).

Sporn, M. B., W. Dingman, A. Defalco, R. K. Davies: The synthesis of urea in the living rat brain. J. Neurochem. **5**, 62 (1959).

Sprinson, D. B., D. Rittenberg: Rate of interaction of amino acids of diet with tissue proteins. J. Biol. Chem. **180**, 715 (1949).

Stalder, G., H. Vetterli-Buchner, H. Berger: Untersuchungen über den renalen Rückresorptionsmechanismus für Aminosäuren. Klin. Wschr. **38**, 278 (1960).

Stary, Z., H. Bodur, F. Batiyok: Die Blutsenkungsgeschwindigkeit als Funktion des Glucoproteingehaltes im Blutplasma. Schweiz. med. Wschr. **81**, 1273 (1951).

Stefenelli, N.: Die Korrelation zwischen dem Albumingehalt und der Cholinesteraseaktivität des Blutserums und ihre Beurteilung bei Albuminverlust .Klin. Wschr. **39**, 1019 (1961).

Stein, W. H., S. Moore: The free amino acids of human blood plasma. J. biol. Chem. **211**, 915 (1954).

Stolnikow, J. J.: Die Stelle der Vv. hepaticarum im Leber- und im gesamten Kreislauf. Pflügers Arch. ges. Physiol. **28**, 255 (1882).

Strabenau, J. R., K. S. Warren, D. P.

Rule: J. clin. Invest. **38**, 373 (1959), zit. n. Martini.

Strecker, H. J.: Glutamic acid glutamine. in: D. Richter, Metabolism of the nervous system. Pergamon Press, New York **1957**, 459.

Summerskill, W. H. J., E. A. Davidson, S. Sherlock, R. E. Steiner: The neuropsychiatric syndrom associated with hepatic cirrhosis and extensive portal collateral circulation. Quart. J. Med. **25**, 245 (1956).

Summerskill, W. H. J., S. J. Wolfe, C. S. Davidson: The metabolism of ammonia and alpha-keto-acids in liver disease and hepatic coma. J. clin. Invest. **36**, 361 (1957).

Takata, M.: Far Eastern A. Trop. Med. Trans., 6th Congr., **1**, 667 (1925), zit. n. Hallmann.

Tannhauser, S. J.: Stoffwechsel und Stoffwechselkrankheiten. Bergmann-Verlag, München 1929.

Tannhauser, S. J.: Stoffwechsel und Stoffwechselkrankheiten. 2. Aufl., bearbeitet von N. Zöllner, Thieme-Verlag, Stuttgart 1957.

Tansini, J.: Ableitung des portalen Blutes durch die direkte Verbindung der V. portae mit der V. cava. Neues operatives Verfahren. Zbl. Chir. **36**, 937 (1902).

Taubmann, G.: Über exogene Leberschäden. Münchn. med. Wschr. **100**, 1829 (1958).

Taylor, F. W., D. Rosenbaum: The case against hepatic arterial ligation for Ass. **151**, 1066 (1953). portal hypertension. J. Am. med.

Telfer, T. P., K. W. Denson, D. R. Wright; A 'new' coagulation defect. Brit. J. Haem. **2**, 308 (1956).

Thölen, H., F. Bigler: Pathogenetische Beziehungen zwischen urämischem und hepatischem Koma. Dtsch. med. Wschr. **87**, 1188 (1962).

Thölen, H., F. Bigler, A. Heusler, H. Staub: Therapie des Leberkomas mit Coenzym A, Alpha-Liponsäure und Diphosphopyridinnukleotid. Dtsch. med. Wschr. **87**, 2488 (1962).

Tiselius, H.: The mouving boundary method of studying the electrophoresis of proteins. Nova Acta Regiae Soc. Scientiarum Upsaliensis, Series IV, Vol. 7, Fasc. **11**, 1 (1930).

Übermuth, H.: Indikation und Kritik der Shuntoperation beim portalen Hochdruck. Bruns' Beitr. klin. Chir. **208**, 122 (1964).

Ungeheuer, E.: Portale Hypertension und ihre Komplikationen. (Habilitationsschrift) Ergebn. Chir. Orthop. **39**, 1 (1955).

Vannotti, A.: A prospos de l'anastomose porto-cave chez le cirrhotique. Présentation de malades. Helv. med. Acta **25**, 298 (1958).

Varay, A., M. Masson: Ammoniurie und Leberkrankheiten. Gastroenterologia, Basel **86**, 421 (1956).

Vidal, M.: Traitement chirurgical des ascite. Assoc. Franc. de Chir., 16. Kongr., Paris 21.10.1903. Ref. Presse méd. **11**, 747 (1903).

Vigneaud, V. du, J. P. Chandler, M. Cohn, G. B. Brown: The transfer of the methyl group from methionine to choline and creatinine. J. Biol. Chem. **134**. 787 (1940).

Waaler, B. A.: Contact activation of antihemophilic factors. VII. Int. Kongr. Haem. Bd. 22, Teil 2, **363**, 987 (1958).

Wagle, S. R.: The influence of growth hormone, cortisol and insulin on the incorporation of amino acids into protein. Arch. Biochem. **102**, 373 (1963).

Walker, R. M.: Portacaval anastomosis. Lancet **1**, 57 (1957).

Walker, R. M.: Die portale Hypertension. Thieme-Verlag, Stuttgart 1960.

Walshe, J. M.: Disturbances of amino acid metabolism following liver injury. Quart. J. Med. **22**, 483 (1953).

Walshe, J. M.: The effect of glutamic acid on the coma of hepatic failure. Lancet **1**, 1075 (1953).

Walshe, J. M.: Glutamic acid in hepatic coma. Lancet **1**, 1235 (1955).

Walshe, J. M., L. de Carli, C. S. Davidson: Some factors influencing cerebral ammonia production in relation to hepatic coma. Clin. Sci. **17**, 27 (1958).

Walshe, J. M., L. de Carli, C. S. Davidson: Some factors influencing cerebral oxydation in relation to hepatic coma. Clin. Sci. **17**, 11 (1958).

Walshe, J. M., B. Senior: Disturbances of cystine metabolism in liver disease. J. clin. Invest. **34**, 302 (1955).

Wantz, G. E., M. A. Payne: Experience with portacaval shunt for portal hypertension. New Engl. J. Med. **265**, 721 (1961).

Ware, A. G., J. L. Fahey, W. H. Seegers: Platelet extracts, fibrin formation an interaction of purified prothrombin and thromboplastin. Am. J. Physiol. **154**, 140 (1948).

Webster, L. T., C. S. Davidson: The effect of sodium glutamate on hepatic coma. J. clin. Invest. **35**, 191 (1956).

Webster, L. T., C. S. Davidson, G. J. Gabuzda: Relation of azotemia to blood 'ammonium' in patients with hepatic cirrhosis. Arch. int. Med. **103**, 15 (1959).

Webster, L. T., G. J. Gabuzda: Ammonia uptake by extremities and brain in hepatic coma. J. clin. Invest. **37**, 414 (1958).

Weil-Malherbe, H.: Significance of glutamic acid for the metabolism of nervous tissue. Physiol. Rev. **30**, 495 (1950).

Weltmann, O., C. V. Medvei: Z. Klin. Med. **118**, 670 (1931), zit. n. Hallmann.

Wewalka, F.: Beziehungen zwischen Störungen des Aminosäurestoffwechsels und Leberkrankheiten. Acta hepato-splenol. **4**, 137 (1956).

Wewalka, F.: Lebercirrhose und Serumproteine. (Mit besonderer Berücksichtigung atypischer Fälle). Z. Inn. Med., Wien **42**, 85 u. 145 (1961).

Whipple, A. O.: The problem of portal hypertension in relation to the hepatosplenopathie. Ann. Surg. **122**, 449 (1945).

Whipple, G. H.: The dynamic equilibrium of body proteins. Thomas-Verlag, Springfield 1956.

Wieland, Th., E. Fischer: Naturw. **35**, 29 (1948), zit. n. Emmrich.

Wildhirt, E.: Der heutige Stand der Therapie toxisch degenerativer Leberkrankheiten. Therapie der Gegenwart **100**, 237 (1961).

Wildhirt, E.: Pharmakotherapie der Leber-Galle-Erkrankungen. Ärztl. Fortbildung **16**, 236 (1966).

Witte, S.: Die Bedeutung der Blutgerinnungsfaktoren für die Funktionsdiagnostik der Leber. Internist **1**, 285 (1960).

Witte, S., P. Dirnberger: Klinische Untersuchungen über die Gerinnungsfaktoren Prothrombin, Faktor V, Faktor VII bei Lebererkrankungen und ihre Beeinflussung durch Vitamin K und Synkavit. Klin. Wschr. **31**, 781 (1953).

Wu, Ch., J. L. Bollmann, H. R. Butt: Changes in free amino acids in the plasma during hepatic coma. J. clin. Invest. **34**, 845 (1955).

Wülfing, D., G. Eßer: Die Behandlung der dekompensierten, ascitesbildenden Lebercirrhose. Langenbeck's Arch. klin. Chir. **303**, 404 (1963).

Wuhrmann, F.: Die prognotische Bedeutung des Albumingehaltes im Blutserum für die Praxis. Schweiz. med. Wschr. **89**, 343 (1959).

Wuhrmann, F.: Die pathophysiologische Bedeutung der Bluteiweiße im Krankheitsgeschehen. Bibl. haem. **11**, 79 (1960).

Wuhrmann, F., F. Leuthardt: Takata-Reaktion und Bluteiweißfraktion. Klin. Wschr. **17**, 409 (1938).

Wuhrmann, F., H. H. Märki: Pathogenese und klinische Bedeutung der Dysproteinämien. Materia Medica Nordmark **14**, 227 (1962).

Wuhrmann, F., H. H. Märki: Dysproteinämien und Paraproteinämien. 4. Aufl., Schwabe-Verlag, Basel-Stuttgart 1963.

Wuhrmann, F., Ch. Wunderly: Die Bluteiweißkörper des Menschen. 3. Aufl., Schwabe-Verlag, Basel 1957.

Young, P. C., C. R. Burnside, H. C. Knowles, L. Schiff: J. Lab. clin. Med. **50**, 11 (1957), zit. n. Martini.

Young, W. K., J. V. V. Johnson, H. E.

Ticktin, J. F. Fazekas: Effect of combined administration of ammonium-binding substances in hepatic encephalopathy. Am. J. med. Sci. **238**, 96 (1959).

Zenker, R., R. Berchtold: Chirurgie des portalen Gefäßsystems. Dtsch. med. J. **9**, 281 (1958).

Zenker, R., R. Berchtold: Über Indikationen zur operativen Behandlung des Pfortaderhochdruckes. Internist **1**, 147 (1960).

Zimmermann, H. J., R. J. Korn: Am. J. med. Sci. **231**, 177 (1956), zit. n. Zöllner u. Birk.

Zöllner, N.: Tannhauser, Stoffwechsel und Stoffwechselkrankheiten. 2. Aufl., Thieme-Verlag, Stuttgart 1962.

Zöllner, N., P. Birk: Die Bestimmung des Blutammoniaks und ihre Ergebnisse bei Leberkrankheiten. Klin. Wschr. **37**, 570 (1958).

Sachverzeichnis

A

Accelerin 40
Äpfelsäure 76, 77, 78, 80, 81, 113, 120, 127, 130, 131, 146, 153
Albumin 6, 7, 8, 16, 18, 19, 20, 23, 53, 54, 55, 56, 133, 136, 143, 144, 147
Albumin-Globulin-Quotient 24
Albuminsynthese 19, 20
Aldosteronantagonisten 151, 154, 155
Aliphatische Aminosäuren 85
Alkalose 69, 155
Alpha-Globuline 6, 8, 24, 25, 26, 32
Altersgrenze 57
Aminosäurenabbau 66, 84
Aminosäurenausscheidung 84
Aminosäuren bei biliärer Zirrhose 100, 103, 107
— bei Fleischbelastung 114, 118, 120, 121, 122, 123, 124, 125, 126, 127, 128, 129, 131, 132, 141, 143, 146
— bei Leberzirrhose 88, 90, 91, 92, 93, 94
— beim Hund 137, 138, 139, 140
— bei Pfortaderhochdruck 94, 98, 99, 100, 101, 102, 103, 104, 113, 114, 115, 119, 120, 121, 122, 123, 124, 125, 126, 127, 128, 129, 130, 131, 145
— bei prähepatischem Block 104, 107, 108
— bei Varizenblutungen 103, 104, 106, 107, 108, 123, 130, 146
Aminosäurenbelastung 80, 82
Aminosäuren-Belastungstest 95, 111, 114, 115, 116, 117, 119, 120, 121, 122, 123, 124, 125, 126, 127, 128, 129, 130, 131, 146, 153
Aminosäuren-Eigenschaften 85, 86, 87, 88
Aminosäuren im Blutplasma 89
— im Leberkoma 91, 92, 105, 108, 124, 146
— im Therapieversuch 95, 111, 114, 115, 116, 117, 119, 120, 121, 122, 123, 124, 125, 126, 127, 128, 129, 131, 146
— in zentralen Gefäßen 109, 113, 126, 130, 138, 139, 143, 145
— nach koronario-kavaler Anastomose 105
— nach porto-kavaler Anastomose 94, 96, 98, 99, 100, 101, 102, 103, 112, 114, 116, 117, 118, 120, 121, 122, 123, 124, 125, 126, 127, 128, 129, 130, 131, 139, 140, 143, 145
— nach porto-cavaler Anastomose beim Hund 140
— nach Shuntoperation 94, 96, 98, 99, 100, 101, 102, 103, 104, 105, 112, 114, 116, 117, 118, 119, 120, 121, 122, 123, 124, 125, 126, 127, 128, 129, 130, 131, 139, 143, 145
— nach spleno-renaler Anastomose 101, 104
Aminosäurenumsatz 6, 11, 13, 15, 57, 58, 83
Ammoniak bei Fleischbelastung 132, 137, 143, 145
— bei Lebergesunden 63, 71
— bei Leberzirrhose 57, 64
— beim Hund 57, 58, 135, 136, 137
— bei Pfortaderhochdruck 57, 72, 75, 76, 144, 152
— bei Verschlußikterus 74
Ammoniakbelastung 66
Ammoniakbildung 65, 66
Ammoniakentgiftung 67, 75, 77, 78, 80, 81, 130
Ammoniak im Leberkoma 74, 81
— im Therapieversuch 75, 79, 80, 81, 131, 145
— in Gefäßbahn 60
— in Organen 60
Ammoniakintoxikation 69
Ammoniak in zentralen Gefäßen 72, 75, 76, 135
— nach porto-kavalen Anastomosen 57, 74, 79, 137, 144, 145, 152
Ammoniakreduzierung 152, 153
Ammoniakumsatz 65, 66, 69
Ammoniumchlorid 155
Antibiotika 152, 155

Antihämophiles Globulin (Faktor VIII) 39
Arbeitsfähigkeit Shuntoperierter 150
Arginin 75, 76, 77, 80, 81, 113, 120, 127, 130, 131, 146, 153
Aromatische Aminosäuren 85
Arterio-venöse Differenz des Ammoniakgehaltes 73, 143, 144
Arterio-venöse Differenz freier Aminosäuren 106, 108, 109, 110, 111, 125, 130, 137, 145
Aspartat 75, 76, 77, 81, 153
Aszites 1, 2, 8, 57, 151, 155
Aszitespunktion 151

B

Barbiturate 154
Belastungstests 11
Beta-Globuline 6, 8, 24, 27, 34
Biliäre Zirrhose 8, 100, 103, 107
Bilirubin 32, 34, 36, 37, 38, 53, 55, 147, 149
Bluteiweißbild 28
Blutgerinnung 37, 39, 40
Blutgerinnungsfaktoren 6, 11, 12, 13, 37, 53, 144, 147, 149
Blutgerinnungsschema 39
Blutgerinnungsstatus 41
Blutsenkungsreaktion 28, 29, 30, 54
Blutungsgefahr 3
Blutungsintervall 12
Blutzellen 6

C

Chlorothiazid 155
Cholin 155
Cholinesterase 19, 55, 147, 149
Christmas-Faktor (Faktor IX) 39, 40, 42, 50, 51
Convertin 40

D

Darmbakterieneinwirkung 60, 62
Darmentleerung 153
Diabetes mellitus 10, 111, 151
Diagnostik 6, 9, 13
Diät 155
Diuretika 151
Duodenalsonde 154
Dysproteinämie 13, 23, 29, 53, 133, 143

E

*Eck*sche Fistel 1, 58, 59, 61
EEG bei Enzephalopathien 149
Eisen 6
Eiweißabbau 66
Eiweißbelastung 135, 136, 137
Eiweißdefizit 8
Eiweißsynthese 6, 7, 13, 24, 53, 57, 58, 84
Eiweißtoleranz 155
Elektrolyte 32
Elektropherogramm 11, 15, 17, 19, 28, 133, 134
— beim Hund 133, 134
Elektrophorese 14
Entgiftungsfunktion der Leber 1, 57, 58, 59, 79, 80, 149, 151, 154
Enzephalopathie 9, 60, 61, 62, 69, 82, 130, 131, 133, 142, 143, 145, 147, 148, 149, 150, 152, 153, 154, 155
Essentielle Aminosäuren 82

F

Fermente 6, 10, 80, 81, 83, 84
Fett 6, 151, 155
Fleischbelastung 95, 114, 118, 120, 121, 122, 123, 124, 125, 126, 127, 128, 129, 131, 132, 135, 136, 137, 141, 143, 145, 146
Fleischintoxikation 59, 61, 133, 141
Fibrin 40
Fibrinogen (Faktor I) 29, 37, 39, 40
Fibrinolyse 40
Fibrinstabilisierender Faktor (Faktor XIII) 39
Fisteloperation 1, 58, 59, 61

G

Gamma-Globuline 6, 7, 21, 22, 23, 27, 29, 30, 32, 33, 34, 53, 54, 55, 133, 143, 144, 146, 149
Gesamteiweiß 16, 133, 134, 135, 136
— beim Hund 133, 134, 135, 136
Glukoplastische Aminosäuren 85
Glukose 151

Glutaminsäure 152
Glykogen 6, 9
Grenzfall 57, 147
Grenzwerte 54, 55, 56, 57

H

Hageman-Faktor (Faktor XII) 39, 40, 50
Harnstoff 61, 84
Harnstoffausscheidung 68
Harnstoffsynthese 60, 62, 63, 68, 80
Harnstoffzyklus 11, 68, 75, 77, 80, 81, 152, 153
Heparinumsatz 6
Hormone 83
Hospitalisierung 12
Hund 11, 58, 59, 60, 95, 132, 145
Hypersplenie 51

I

Indikationsstellung 1, 2, 9, 11, 12, 13, 16, 23, 33, 35, 54, 55, 56, 57, 144, 147
Intoxikation 1, 59, 60, 142, 143, 145

K

Kalzium 37, 39, 40
Ketoplastische Aminosäuren 85
Kohlehydrate 6, 155
Kollateralgefäße 1, 58, 60, 62, 81
Kontraindikation 23
Koronario kavale Anastomose 95, 105
Kortison 154

L

Läppchenplastik 3
Leberbelastungsfähigkeit 10, 149
Leberdurchblutung 9, 10
Lebereiweiß 6
Lebereiweißsynthese 149
Leberfunktion im Eiweißstoffwechsel 70
Leberfunktionsstörungen 6, 150
Leberkoma 57, 59, 61, 69, 71, 74, 81, 82, 130, 133, 142, 143, 145, 150, 152, 153, 154, 155
Leberleistung 147
Leberresektion 61
Leberschädliche Substanzen 154
Leberschutztherapie 151
Letalität 9, 12, 16, 19, 20, 23, 31, 36, 37, 45, 54, 55, 56, 147

M

Malat 75, 76, 77
Methionin 6, 7, 69, 152, 154

N

Nierenversagen 1
Normalbereich freier Aminosäuren 96, 97
Notindikation 12

O

Ödeme 151
Operationserfolg 11
Operationsfähigkeit 150
Operationstechnik 3
Organprotein 8
Ornithin 153

P

Papierchromatographie 15
Papierelektrophorese 15, 27
Peptide 6
Phenacetin 154
Plasmaalbumin 30
Plasmaeiweiß 6
Plasma-Thromboplastin-Antecedent (Faktor XI) 39, 40, 42, 50
Portalgefäßsystem 7
Porto-kavale Anastomosen beim Hund 132, 133, 134, 135, 145
Postoperative Therapie nach Shuntoperationen 155, 158
Proaccelerin (Faktor V) 37, 39, 40, 45, 47, 48, 55, 56, 144, 147
Proconvertin (Faktor VII) 39, 40, 43, 45, 46, 47, 55, 56, 144, 147
Prognose 20, 29
Prophylaxe gegen Enzephalopathie 150
Prophylaktische Shuntoperation 9, 147
Protein-Halbwertzeit 8
Proteinstoffwechsel 151
Proteinsynthese 6, 7, 83, 84, 133

Prothrombin (Faktor II) 37, 39, 41, 42, 43, 44, 45, 46, 47, 55, 56, 144, 147
Punktesystem 57

Q

Quecksilberdiuretika 155

R

Rezidivblutungen 3, 9
Risiko 144
Risikominderung 56, 147

S

Selektion 56, 150
Serumeiweißfraktionen 12, 13, 14, 53, 134, 135, 143, 144
— beim Hund 135, 143
Serum-Komplex 45, 50, 51, 56
Serum-Labilitätsreaktionen 11, 12, 13, 28, 32, 34, 53, 144
Serumproteine 6, 13, 15, 17, 28
Splenoportogramm 57
Spleno-renale Anastomosen 2, 95, 101, 104
Steroide 6, 154
Stoffwechselentgleisung 150, 151
Stuart-Prower-Faktor (Faktor X) 39, 40, 42, 45, 46, 48, 49, 56

T

Takata-Reaktion 30, 31, 37, 38, 53, 55, 56, 144, 147, 149
Testuntersuchungen 58, 75, 79, 80, 81
Therapie 6, 9, 11, 13, 16, 58, 59, 130, 150, 155, 158
Therapieschaden 12, 57, 148
Thioctsäure 154
Thrombin 47
Thrombokinase (Faktor III) 37, 39, 40, 47, 49
Thrombozyten 45, 46, 51, 52, 53, 56
Thrombozytenfaktoren 40
Thrombuselastizität 45, 51, 53, 56
Thymol-Trübungsreaktion 34, 35, 37, 38
Tierexperiment 1, 58, 83, 95, 132
Toxine 152
Toxizität 11

U

Ulkuskrankheit 147

V

Varizenblutung 2, 30, 60, 62, 95, 103, 153
Verschlußikterus 35, 74
Vitamine 6

W

Weltmann-Koagulationsband 30, 31, 32, 33, 35, 37, 38

Z

Zitronensäurezyklus 69, 77
Zuckerstoffwechsel 10

Disk-Elektrophorese

Theorie und Praxis der diskontinuierlichen Polyacrylamidgel-Elektrophorese von **H. Rainer Maurer.** Mit einem Geleitwort von Erich Hecker. Mit 82 Abbildungen, 15 Tabellen, 1 Ausschlagtafel und 578 Literaturangaben. Oktav. XVI, 221 Seiten. 1968. Plastik DM 36,—
(Arbeitsmethoden der modernen Naturwissenschaften. Hrsg. von Kurt Fischbeck)

Dünnschichtchromatographie

in der Aminosäure- und Peptid-Chemie von **György Pataki.** Mit 128 Abbildungen, 52 Tabellen, 1 Ausschlagtafel und 463 Literaturangaben. Oktav. XX, 250 Seiten. 1966. Plastik DM 38,—
(Arbeitsmethoden der modernen Naturwissenschaften. Hrsg. von Kurt Fischbeck)

Die Technik und die Bedeutung der Haptoglobine und Gm-Gruppen

in Klinik und Gerichtsmedizin von **Otto Prokop** und **Gerhard Bundschuh.** Mit einem Beitrag von Hildegard Falk. Mit 78 Abbildungen und 4 mehrfarbigen Tafeln. Groß-Oktav. VIII, 193 Seiten. 1963. Plastik DM 38,—

Praktikum der Physiologischen Chemie

von **Peter Siegmund, Ernst Schütte** und **Friedrich Körber.** Oktav. Mit 49 Abbildungen. XVI, 287 Seiten. 1968. Plastik flexibel DM 19,80

Lehrbuch der Physiologischen Chemie

von **Franz Leuthardt.** Begründet von S. Edlbacher. 15., neubearbeitete Auflage. Mit 76 Abbildungen und 1 Bildtafel. Groß-Oktav. XVI, 912 Seiten. 1963. Plastik DM 42,—

Einführung in die Zelldiagnostik

des menschlichen Knochenmarks und Blutes für medizinisch-technische Assistentinnen und Studierende von **Ilse von Riesen und Marianne Albrecht.** Mit einem Vorwort von Heinz Schlag. Groß-Oktav. 4 Farbtafeln und 32 Seiten erläuterndem Text. 1957. DM 16,80

Allgemeine Mikrobiologie

Leitsätze für Studienende und Ärzte. Von **Ulrich Schneeweiß.** Unter Mitarbeit von **Eva-Maria Fabricins.** Mit 111 Abbilbungen und 47 Tabellen. XII, 343 Seiten. 1968. Plastik flexibel DM 20,—

Spezielle Mikrobiologie

Leitsätze für Studierende und Ärzte. Von **Ulrich Schneeweiß.** Uuter Mitarbeit von **Eva-Maria Fabricius.** Groß-Oktav. Mit 158 Abbildungen und 39 Tabellen. XII, 477 Seiten. 1968. Plastik flexibel DM 30,—

Walter de Gruyter & Co · Berlin 30

FSC
www.fsc.org
MIX
Papier | Fördert gute Waldnutzung
FSC® C083411

Zeitfracht Medien GmbH
Ferdinand-Jühlke-Straße 7
99095 Erfurt, Deutschland
produktsicherheit@kolibri360.de